唾液・唾液腺

徹底レクチャー

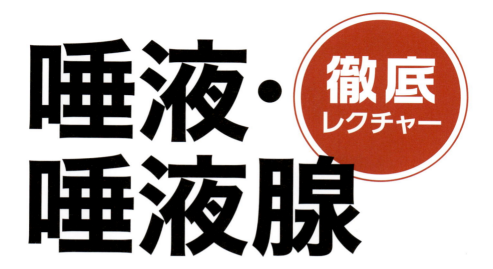

日本唾液腺学会 編

監修
吉原 俊雄

編集協力
芝 紀代子／長尾 俊孝
村上 政隆／横山 繁生

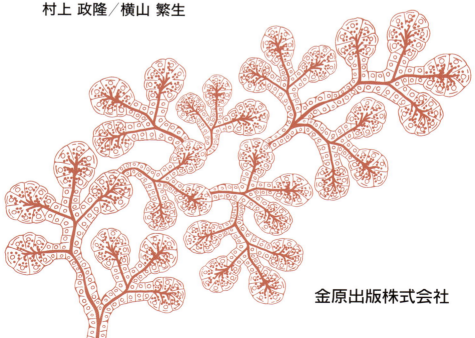

金原出版株式会社

「徹底レクチャー 唾液・唾液腺」
の発刊にあたり

　このたび唾液，唾液腺に関連する様々な事象を幅広く理解するために「徹底レクチャー 唾液・唾液腺」を日本唾液腺学会の編集のもと発刊する運びとなりました。

　日本唾液腺学会は1956年に「唾液腺ホルモン研究会」という名称で発足し，「唾液腺シンポジウム」を経て，1987年に名称を「日本唾液腺学会：Japan Salivary Gland Society」と改定し今日に至っております。

　これまで数多くの素晴らしい研究者の方々が本学会を支え，発展してきましたが，その領域をみるに解剖学，生理学，生化学，薬理学，病理学，耳鼻咽喉科学，歯科口腔外科学，内科学，保健医療学，家政学，食物栄養学，畜産学，製薬企業研究所など，実に多岐にわたっています。

　2005年には本学会より設立50周年記念事業として「唾液腺腫瘍アトラス」（金原出版）が発刊され，病理診断医のみならず，各分野の多くの先生方に愛読され，格別の評価を頂いてまいりました。2015年に本学会の設立60周年の節目として，「唾液と唾液腺に関する新たな書籍」の必要性を感じ，その発刊・企画をスタートさせました。その目的は唾液のもつ機能的意義，唾液腺の解剖，生理，生化学の基礎，さらに唾液腺に発生する多彩な疾患群の病態，複雑な組織像を呈する唾液腺腫瘍の病理，そしてこの分野における最新の知見など幅広いテーマを包括し，本書を通じて多くの方々に理解を深めてもらうことにあります。過去，唾液や唾液腺に関するテキスト，冊子はいくつか散見されましたが，本書は長らく本学会を支えてきた会員と，唾液腺研究や臨床に関わる各領域の基礎研究者・医療教育者，病理医，臨床医という多くの分野の専門家が一同に集い協力して完成した書籍です。画期的試みであることは言うまでもありませんが，執筆者，執筆協力者，役員一同，他に類をみない内容のものと自負しております。

　基礎的な知識から最先端の事項まで唾液，唾液腺に関する項目が判りやすく解説されています。本冊子が唾液・唾液腺に関わる方々や，唾液腺に興味をもたれている方々に新しいメッセージとなること，また日常の研究・診療に直接役立つものとなりますことを心より祈念しております。

　最後にこのたびの発刊にあたりご協力頂きました日本唾液腺学会役員および会員の皆様，学会事務局並びに御茶ノ水事業会，金原出版（株）の皆様に本学会を代表して心より深謝申し上げます。

2016年12月吉日

日本唾液腺学会理事長
東都文京病院耳鼻咽喉科部長
東京医科大学耳鼻咽喉科・頭頸部外科学分野客員教授

吉原　俊雄

執筆者一覧

監修

吉原　俊雄	東都文京病院耳鼻咽喉科部長
	東京医科大学耳鼻咽喉科・頭頸部外科学分野客員教授

編集協力

芝　　紀代子	文京学院大学名誉教授
長尾　俊孝	東京医科大学人体病理学分野主任教授
村上　政隆	自然科学研究機構生理学研究所准教授
横山　繁生	大分大学医学部診断病理学講座教授

執筆者（執筆順）

芝　　燁彦	昭和大学名誉教授
	サンライズ歯科医院院長
芝　紀代子	文京学院大学名誉教授
下村　弘治	西武学園医学技術専門学校科長
今村　泰弘	松本歯科大学歯科薬理学講座講師
王　　宝禮	大阪歯科大学細菌学講座教授
大草　亘孝	大阪歯科大学歯科法医学室講師
村上　政隆	自然科学研究機構生理学研究所准教授
松尾　龍二	岡山大学大学院医歯学総合研究科教授
吉垣　純子	日本大学松戸歯学部生理学講座教授
谷村　明彦	北海道医療大学歯学部薬理学分野教授
石川　　透	帯広畜産大学基礎獣医学研究部門教授
柏俣　正典	朝日大学歯学部歯科薬理学分野教授
吉原　俊雄	東都文京病院耳鼻咽喉科部長
	東京医科大学耳鼻咽喉科・頭頸部外科学分野客員教授
山村　幸江	東京女子医科大学耳鼻咽喉科講師
長尾　俊孝	東京医科大学人体病理学分野主任教授
浦野　　誠	藤田保健衛生大学医学部病理診断科Ⅰ准教授
小川　郁子	広島大学病院口腔検査センター診療准教授

髙田　　隆	広島大学大学院医歯薬保健学研究院 口腔顎顔面病理病態学研究室教授	
草深　公秀	静岡県立静岡がんセンター病理診断科医長	
湊　　　宏	金沢医科大学臨床病理学教室教授	

執筆協力者

天野　　修	明海大学歯学部形態機能成育学講座教授
石黒　　洋	名古屋大学総合保健体育科学センター教授
栗原　琴二	明海大学歯学部形態機能成育学講座講師
澁川　義幸	東京歯科大学生理学講座准教授
杉谷　博士	日本大学生物資源科学部教授
瀬尾　芳輝	獨協医科大学医学部生理学教授
橋本　貞充	東京歯科大学教養系研究室教授
林　　　徹	朝日大学歯学部歯科薬理学分野助教
古家喜四夫	名古屋大学先端ナノバイオデバイス研究センター特任教授
細井　和雄	徳島大学名誉教授

目次

第 I 章　唾液の基礎知識 ………… 芝 燁彦・芝 紀代子　　*001*

1　唾液の分泌 …………………………………………………… *001*
　　1. 唾液分泌のメカニズム　*001*
　　2. タンパク質の分泌　*002*

2　唾液腺の種類 ………………………………………………… *002*
　　1. 大唾液腺　*004*
　　2. 小唾液腺　*006*

3　唾液の生理作用 ……………………………………………… *007*
　　1. 唾液の分泌量と成分　*007*
　　2. 唾液の生理作用　*007*

4　唾液の採取法・保存法 ……………………………………… *010*
　　1. 混合唾液の安静時唾液採取法　*010*
　　2. 単一唾液の安静時唾液採取法　*012*

5　唾液分泌量と緩衝能および pH …………………………… *014*
　　1. 唾液分泌量　*014*
　　2. 唾液緩衝能　*016*
　　3. 唾液の pH　*018*

6　唾液の化学成分 ……………………………………………… *018*
　　1. 唾液の有機成分　*018*
　　2. 唾液の無機成分　*024*
　　3. 唾液の炭水化物　*026*
　　4. その他の成分　*026*

7　唾液に含まれる細菌類 ……………………………………… *030*
　　1. 細菌の種類　*030*
　　2. デンタルプラーク　*030*
　　3. 歯周病の原因菌　*030*

第 II 章　唾液の検査　　　037

1　検査試料としての唾液の特徴　　　王 宝禮　037

1. 唾液検査の変遷　*037*
2. 唾液検査の特徴　*038*
3. 唾液検査の現況と予測される可能性　*040*

2　唾液検査におけるヘルスケアとその診断　　　芝 紀代子・下村 弘治　041

1. 唾液検査のストレスマーカー測定とその意義　*041*
2. 唾液の喫煙マーカーとその有用性　*046*
3. 唾液の味覚マーカーとその有用性　*050*
4. 唾液のドライマウスマーカーとその有用性　*052*
5. 唾液を用いた多種多様なヘルスケアサービス　*056*

3　唾液検査とその有用性　　　今村 泰弘・王 宝禮・大草 亘孝　062

1. 歯科領域の唾液検査　*062*
2. 唾液による遺伝子検査　*066*
3. 唾液による個人識別　*066*

第 III 章　唾液腺の基礎　　　村上 政隆　　　073

1　唾液腺の形態　　　073

2　唾液の水と電解質　　　083

1. 水　*083*
2. 電解質　*083*

3　唾液のタンパク質　　　086

1. 分泌信号の伝達機構　*086*
2. 細胞内情報伝達　*089*

4　水輸送　　　095

5　電解質輸送（経細胞水電解質輸送）　　　098

6　エネルギー供給　　　100

7　開口分泌 ……………………………………………………… *105*
1. 分泌タンパク質の合成と貯蔵　*105*
2. 開口分泌の過程　*106*
3. アポクリン分泌　*106*

8　傍細胞輸送 ……………………………………………………… *107*

9　微小循環系 ……………………………………………………… *108*

10　形態形成と組織工学 ………………………………………… *108*

11　将来に向けて ………………………………………………… *110*

第Ⅳ章　唾液腺疾患の臨床　　*115*

1　多彩な唾液腺疾患 ……………………………………… 吉原　俊雄　*115*
1. 炎症性疾患　*115*
2. 難治性疾患　*115*
3. 腫瘍性疾患　*116*
4. 唾石症　*116*

2　唾液腺・非腫瘍性病変 ………………………… 吉原　俊雄・山村　幸江　*116*
1. 線維素性唾液管炎　*116*
2. がま腫　*118*
3. 唾液腺症　*118*
4. シェーグレン症候群　*120*
5. IgG4関連唾液腺病変　*124*
6. 木村病（軟部好酸球性肉芽腫症）　*128*
7. HIV関連唾液腺疾患　*129*
8. その他の疾患　*131*

3　耳下腺腫瘍の診断と治療 ……………………………… 吉原　俊雄　*134*
1. 術前診断　*134*
2. 治療　*136*

4　新しい検査・治療法―唾液腺内視鏡 ………………… 吉原　俊雄　*138*
1. 手術手技　*138*
2. 合併症　*139*

第 V 章 唾液腺腫瘍の病理　　*141*

1 病理診断の役割 ……………………………………… 長尾 俊孝　*141*
1. 病理診断とは　*141*
2. 唾液腺腫瘍の臨床病理学の実際　*142*
3. 唾液腺腫瘍の病理診断　*143*

2 悪性腫瘍 …………………浦野 誠（1～7），小川 郁子・高田 隆（8～12）　*146*
1. 腺房細胞癌　*146*
2. 分泌癌　*147*
3. 粘表皮癌　*149*
4. 腺様嚢胞癌　*151*
5. 多型腺癌　*152*
6. 上皮筋上皮癌　*154*
7. 明細胞癌　*155*
8. 基底細胞腺癌　*156*
9. 唾液腺導管癌　*158*
10. 筋上皮癌　*160*
11. 多形腺腫由来癌　*161*
12. その他のまれな悪性腫瘍　*163*

3 良性腫瘍 ……………………………………………… 草深 公秀　*172*
1. 多形腺腫　*172*
2. 筋上皮腫　*175*
3. 基底細胞腺腫　*177*
4. ワルチン腫瘍　*179*
5. オンコサイトーマ　*180*
6. その他のまれな良性腫瘍　*182*

4 腫瘍様病変 …………………………………………… 湊　　宏　*184*
1. 硬化性多嚢胞性腺症　*184*
2. 結節性オンコサイト過形成　*185*
3. 腺腫様過形成　*186*
4. 壊死性唾液腺化生　*187*
5. 介在部導管過形成性/病変　*188*
6. 嚢胞性病変（非腫瘍性）　*189*

索引 ……………………………………………………………………………… *201*

Column

人類のもった疑問 ……………………………… 村上 政隆　*082*

環境と食性と唾液腺 …………………………… 村上 政隆　*111*

Topics

寄生生物の個人識別への応用 ………………… 大草 亘孝・王 宝禮　*071*

唾液腺腫瘍における遺伝子異常 ……………… 草深 公秀　*194*

Key word 解説

※本文中，茶色の破線アンダーライン部分は key word を示します

1. 自律神経 *003*	24. タンパク質 *019*
2. 唾液の分泌 *003*	25. ラクトフェリン *023*
3. 水分の分泌 *003*	26. 高プロリンタンパク質 *023*
4. 開口分泌 *004*	27. LD *023*
5. タンパク質の分泌 *004*	28. ペルオキシダーゼ *025*
6. 大唾液腺 *005*	29. リゾチーム *025*
7. 小唾液腺 *005*	30. 無機成分 *025*
8. ムチン *008*	31. HCO_3^-（重炭酸イオン）*025*
9. ハイドロキシアパタイト *009*	32. カルシウム *027*
10. パロチン *009*	33. フッ素 *027*
11. 混合唾液採取 *011*	34. グルコース *027*
12. ストロー法 *011*	35. 脂質 *028*
13. ロール法 *011*	36. アンモニア *028*
14. 耳下腺唾液 *014*	37. 潜血 *029*
15. 耳下腺唾液採取法 *014*	38. 細菌 *031*
16. 口蓋腺唾液 *014*	39. 通性嫌気性グラム陽性球菌 *032*
17. 顎下腺唾液採取法 *015*	40. レンサ球菌 *032*
18. 舌下腺唾液採取法 *015*	41. デンタルプラーク *032*
19. 口蓋腺唾液採取法 *015*	42. レッドコンプレックス *032*
20. 唾液分泌量 *017*	43. ストレス *043*
21. 顔側面部近赤外計測装置 *017*	44. コルチゾール *043*
22. 唾液緩衝能 *017*	45. クロモグラニン A *045*
23. 唾液の pH *017*	46. メラトニン *047*

#	項目	ページ
47	タール	049
48	ニコチン	049
49	一酸化炭素	049
50	コチニン	049
51	味覚	051
52	電気味覚検査法	051
53	濾紙ディスク法	051
54	唾液中の亜鉛	051
55	味覚障害	053
56	ドライマウス	053
57	サクソンテスト	055
58	ガム法	055
59	吐唾法	055
60	ワッテ法	057
61	水分量	057
62	湿潤度	057
63	多項目唾液検査用装置	057
64	バイオマーカー	059
65	遺伝子検査	059
66	アルコール代謝関連遺伝子検査	061
67	肥満関連遺伝子検査	061
68	ブルー・スターチ法	069
69	ゲル内二重拡散法	069
70	沈降電気泳動法	069
71	ABO式血液型	069
72	耳下腺	078
73	顎下腺	078
74	舌下腺	078
75	混合腺	078
76	唾液腺の神経支配	078
77	分泌終末部	079
78	導管	079
79	原唾液	079
80	タイト結合	079
81	デスモゾーム	080
82	ギャップ結合	080
83	筋上皮細胞	080
84	細胞間分泌細管	080
85	介在部導管	080
86	線条部導管	081
87	排出導管	081
88	顆粒導管	081
89	交感・副交感神経の活動と唾液分泌	085
90	分泌型IgA	090
91	糖タンパク質	090
92	アミラーゼ	090
93	カリクレイン	091
94	神経成長因子	091
95	上皮成長因子	091
96	血液型物質	091
97	舌リパーゼ	091
98	シスタチン	092
99	スタテリン	092
100	粘膜の機械受容器	092
101	味受容器	092
102	一次中枢における興奮性神経伝達物質	093
103	一次中枢における抑制性神経伝達物質	093
104	反射性唾液と無刺激唾液	093
105	細胞内Ca^{2+}動員	093
106	サイクリックAMP	094
107	機械刺激とプリン受容体	094
108	ムスカリン受容体とアドレナリン受容体の相互作用	094

109	最終唾液	*096*
110	経細胞成分と傍細胞成分	*096*
111	浸透流(今井の実験)	*097*
112	アクアポリン	*097*
113	K^+チャネル	*098*
114	TMEM16A Cl^-チャネル	*098*
115	$Na^+/K^+/2Cl^-$共輸送体	*099*
116	Na^+/H^+交換輸送体	*099*
117	Cl^-/HCO_3^-交換輸送体	*099*
118	その他のNa^+依存性輸送体	*102*
119	エネルギーとエネルギー流	*102*
120	P-31 NMR法	*102*
121	ローマン反応	*102*
122	核磁気共鳴法	*103*
123	電解質のNMR法	*103*
124	能動輸送と受動輸送	*103*
125	Na^+/K^+ ATPaseのみ活性化している状態	*104*
126	開口分泌の分子機構とSNAREタンパク質	*106*
127	形態形成,分枝	*109*
128	唾液腺の進化	*110*
129	線維素性唾液管炎	*119*
130	がま腫	*119*
131	唾液腺症	*119*
132	シェーグレン症候群	*121*
133	IgG4関連唾液腺病変	*125*
134	木村病	*129*
135	HIV関連唾液腺疾患	*131*
136	唾液腺腫瘍	*137*

Key word 担当

担当者	ページ
芝　樺彦 芝　紀代子	1〜42
芝　紀代子 下村　弘治	43〜67
大草　亘孝 王　宝禮	68〜71
村上　政隆	72〜75, 77〜80, 82〜88, 91, 93, 109〜111, 119〜125
松尾　龍二	76, 89, 100〜104
吉垣　純子	81, 90, 92, 94〜99, 126
谷村　明彦	105〜108, 115
石川　透	112〜114, 116〜118
柏俣　正典	127, 128
吉原　俊雄	129〜131, 133, 134, 136
吉原　俊雄 山村　幸江	132, 135

第Ⅰ章 唾液の基礎知識

1 唾液の分泌

1. 唾液分泌のメカニズム

　唾液腺は<u>自律神経</u>である交感神経と副交感神経の二重支配を受けるが，唾液腺の自律神経支配は拮抗支配ではなく，いずれも<u>唾液分泌</u>が促進される．自律神経の最高中枢は視床下部にある．唾液分泌を促進する刺激は主に味覚で，求心路は脳神経の顔面神経（Ⅶ）と舌咽神経（Ⅸ）を経て，延髄の孤束核に入力する．舌下腺と顎下腺への副交感神経の遠心路は顔面神経，耳下腺の遠心路は舌咽神経に由来する．

（1）交感神経・副交感神経（図1）
①交感神経
　交感神経は胸髄，腰髄の側角に存在する細胞体から前根を通って末梢に分布する．交感神経終末からノルアドレナリン（NA）が分泌され，腺房細胞の基底側膜のアドレナリン受容体に結合すると，ムチンなどの唾液タンパク質が分泌される．

②副交感神経
　副交感神経は，中脳，橋・延髄，仙髄から発し，末梢に分布する．副交感神経終末から神経伝達物質のアセチルコリン（ACh）が分泌される．アセチルコリンが腺房細胞の基底側膜のムスカリン受容体に結合すると，血漿中の水が唾液成分として分泌される．

（2）水分の分泌（図2）

　アセチルコリンがムスカリン受容体と結合すると，受容体に結合しているGqタンパクがホスホリパーゼCを活性化する．ホスホリパーゼCはリン脂質の一つであるホスファチジルイノシトール4,5-二リン酸（PIP_2）を分解する．その結果，脂質であるジアシルグリセロール（DAG）と糖質であるイノシトール1,4,5-三リン酸（IP_3）が生じる．IP_3が細胞内の小胞体上IP_3受容体に作用すると，

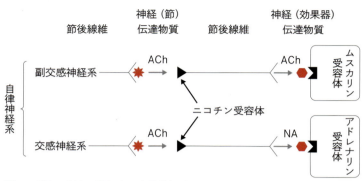

図1　唾液の分泌に関与する自律神経系

小胞体から Ca^{2+} イオンの放出が起こる。Ca^{2+} の増加により，管腔側の細胞膜にある Cl^- チャネルが開き，腺腔内に Cl^- が分泌される。腺腔内の Cl^- 濃度上昇により Na^+ が血管側から細胞間隙を通って腺腔内に移動して，塩化ナトリウム（NaCl）となり腺腔内の浸透圧が上昇する。それを薄めようと，細胞間隙またはアクアポリン（水チャネル）によって，水が腺腔内に移動し，<u>水分の分泌</u>となる。これが唾液腺腔に溜まった唾液である。

またDAGはプロテインキナーゼC（PKC）を活性化し，少量のタンパク質分泌を引き起こす。

2. タンパク質の分泌（図2）

交感神経終末から分泌されたノルアドレナリンが，β受容体と結合する。β受容体が刺激されると，Gタンパクを介してアデニル酸シクラーゼが活性化され，細胞内のATPからcAMPを生成する。cAMPはcAMP依存性プロテインキナーゼ（PKA，Aキナーゼ）を活性化する。PKAにより分泌顆粒の<u>開口分泌</u>に関連する複数のタンパク質がリン酸化され，<u>タンパク質の分泌</u>が引き起こされる。

2　唾液腺の種類

唾液腺は<u>大唾液腺</u>（耳下腺，顎下腺，舌下腺）と<u>小唾液腺</u>（口唇腺，口蓋腺，舌腺，頬腺，臼後腺）とに大別される。大唾液腺は口腔内に開口する管をもち，

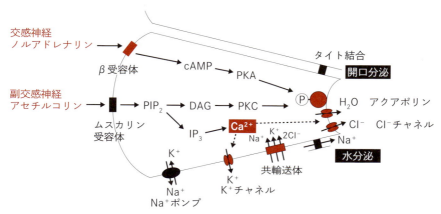

図2 水の分泌とタンパク質の分泌
（田隈泰信：口腔生物学各論 唾液腺．天野 修，草間 薫（編），学建書院，p57，2006 より）

▶▶▶ 自律神経

脊椎動物の末梢神経系の1つ。生体の意志とは無関係に，内臓，血管，腺などの機能を自動的に調節する神経系で，さらに交感神経と副交感神経の二つの異なる神経系によって支配されている。交感神経は起きている時や緊張している時の神経であり，副交感神経は寝ている時やリラックスしている時の神経で，この2つは，1つの器官に対して互いに相反する働きをしている。しかし唾液腺に関しては，いずれも促進で，交感神経優位のときは，粘液成分が多い唾液分泌が促進され，副交感神経優位のときは漿液成分が多い唾液を促進する。

▶▶▶ 唾液の分泌

唾液の分泌は交感神経，副交感神経の二重支配を受け，口の中に食物が入ると機械的刺激や味覚などによって反射的に唾液が分泌される無条件反射，および食べ物をみたり，においをかいだり，連想するだけで唾液が分泌される条件反射により分泌される。1日の唾液分泌量は1〜1.5Lで，安静時唾液は顎下腺：耳下腺：舌下腺：小唾液腺が65％：23％：4％：8％の割合であるが，刺激唾液は耳下腺の分泌量が増大し，50％以上になる。

▶▶▶ 水分の分泌

生物は水そのものを能動輸送できないので，唾液腺は能動輸送によって電解質を濃縮し，濃度勾配の力で水を分泌する。管腔側細胞膜に存在する Cl^- チャネルが活性化すると，Cl^- は管腔へと流出する。Na^+ は管腔の電気的中性を保つために管腔に移動する。Na^+ と Cl^- の動きが浸透圧の勾配を生み，その結果，水が分泌される。このステップは細胞内の Ca^{2+} によってコントロールされている。

管を通じて唾液を口腔内に出す．小唾液腺は口腔内の粘膜に広く分布し，唾液腺の出口が粘膜に開いている．

1. 大唾液腺（図3）

(1) 耳下腺（parotid gland）

耳下腺は頬部皮膚の直下にあり，外側面では，上縁は頬骨弓，後縁は胸鎖乳突筋前縁，前縁は咬筋のほぼ中央に位置した逆三角形で，深部は顎関節に達し，全体ではくさび型をした最大の唾液腺である．

内部は顔面神経の耳下腺神経叢が貫通し，神経叢を境に浅部と深部を区別するが，組織構造上の違いはない．排泄導管（ステンセン管）は咬筋を貫き上顎第一，第二大臼歯付近に対向する頬粘膜（耳下腺乳頭）に開口する．

組織学的には，耳下腺は純漿液性の小型の腺房を多数もつ小葉内結合組織に脂肪細胞を多数含むのが大きな特徴であり，アミラーゼを含む漿液性唾液を分泌する．導管系では発達した長い介在部と線条部が特徴的で，小葉内の導管のほとんどをこの両者が占めている．

(2) 顎下腺（submandibular gland）

顎下腺は顎骨下縁と顎舌骨筋前腹・後腹に囲まれた顎下三角で，不正三角形または楕円形をしており，上面は顎舌骨筋，下面は広頸筋に，外側面は下顎骨内側面の顎下腺下に接している．排泄導管（ワトソン管）は後部からでて，顎舌骨筋の上面を通って舌下小丘に開口する．

顎下腺は大唾液腺全体の約70％の唾液を分泌する．薄い皮膜と多くの小葉からなり，小葉内には主に漿液性の腺房と，一部に漿液半月を有する混合性の腺房が存在している．したがって全体では漿液性が優先する混合腺である．

▶▶▶ **開口分泌**

腺房細胞内で分泌タンパクは合成され，分泌顆粒に貯蔵される．分泌の合図がくると分泌顆粒は腺腔側膜に融合し，出口を作ってタンパク質を外に放出する．このシステムを開口分泌という．

▶▶▶ **タンパク質の分泌**

ノルアドレナリンがβ受容体に結合すると，アデニル酸シクラーゼが活性化されて，ATPからcAMPが産生される．細胞内濃度が高まると次にタンパク質のリン酸化を引き起こし，タンパク質の分泌を引き起こす．分泌タンパク質は小胞体膜上で合成される．小胞体膜上にはリボソームが結合しており，そこで合成されたタンパク質は小胞体の内腔に入り，ゴルジ体を通過して小胞となり，細胞膜と融合して，タンパク質を細胞外に放出する．

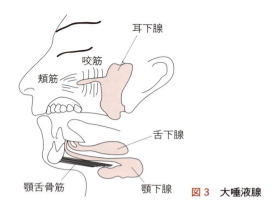

図3 大唾液腺

(3) 舌下腺 (sublingual gland)

舌下腺は舌下隙と呼ばれる顎舌骨筋と舌筋，下顎骨に囲まれた領域に存在する不正三角形の薄い腺である．舌下腺は大舌下腺と小舌下腺と呼ばれる区域に分かれており，それぞれが独立した導管をもって口腔内に開口する．大舌下腺管（バ

▶▶▶ **大唾液腺**

ヒトでは耳下腺，顎下腺そして舌下腺と左右3対の大唾液腺があり，これらの大唾液腺は口腔の外部に存在し，唾液を口腔に排出する導管をもっている．耳下腺は耳前部から頬部ならびに下顎後方部の皮下に広がる最大の唾液腺で，耳下腺から分泌される唾液は漿液性である．顎下腺は顎下部に位置しており，分泌される唾液は漿液性唾液と粘液性唾液の混合性で，粘稠性は比較的少ない．舌下腺は舌下部粘膜下に存在し，分泌される唾液は粘液性唾液で粘稠である．

▶▶▶ **小唾液腺**

大唾液腺以外に，小唾液腺が口腔粘膜下に600～1,000個存在し，そのすべてが粘液腺である．小唾液腺が存在する部位によって，口唇腺，舌腺，口蓋腺，頬腺，舌口蓋腺，臼後腺などの名称がつけられている．

▶▶▶ **耳下腺** parotid gland

第Ⅲ章78頁参照．

▶▶▶ **顎下腺** submandibular gland

第Ⅲ章78頁参照．

▶▶▶ **舌下腺**

第Ⅲ章78頁参照．

ルトリン管）は舌下小丘に，小舌下腺管（リビナス管）は 10〜20 本の細かい導管で舌下ヒダに開口する。大舌下腺と小舌下腺は組織構造上明らかな相違は認められない。

舌下腺は耳下腺や顎下腺とは明らかに異なる組織像を呈し，粘液細胞が主体でわずかな漿液細胞を含んだ混合性の腺房からなる小葉で構成されている。全体として粘液性優位の混合腺である。導管系では介在部および線条部の発達は極めて悪く，排出導管が小葉内導管のほとんどを占める。

2. 小唾液腺

(1) 口唇腺 (labial gland)

口唇腺は口唇粘膜の直下にある小唾液腺で，多数の導管が直接口唇粘膜に開口する。腺組織は口輪筋の筋組織の間に散在することもある。口唇腺は混合腺で，漿液半月をもつ混合性の腺房が多数認められている。存在場所により上唇腺と下唇腺とに分類される。

(2) 口蓋腺 (palatine gland)

口蓋腺は硬口蓋および軟口蓋の粘膜固有層に散在する小唾液腺である。しかし，硬口蓋の前方部付にはほとんど存在せず，第一大臼歯の後方に多数存在している。軟口蓋部では，骨格筋線維の間にも散在する。腺房は粘膜細胞だけからなるものがほとんどであるが，ごく少数の漿液細胞を認めることがある。腺全体としては粘液腺または粘液性の非常に優位な混合腺である。

(3) 舌腺 (lingual gland)

舌腺は舌下面に存在し，場所により前舌腺，エブネル腺，後舌腺に分類され，それぞれ独立した小唾液混合腺である。

① **前舌腺** (anterior lingual gland, Blandin Nuhn gland)

ブランディンヌーン腺ともいい，舌尖部の舌下面付近にある左右一対の小唾液腺である。

② **エブネル腺** (von Ebner gland)

有郭乳頭および葉状乳頭の周囲の粘膜固有層にある小唾液腺で，その導管は乳頭周囲の溝の底部に開口する漿液腺である。

③ **後舌腺** (posterior lingual gland)

舌根部の粘膜固有層に散在する小唾液腺で，粘液性がほとんどを占める混合腺である。

(4) 頬腺 (buccal gland)

耳下腺の開口部である耳下腺乳頭の付近の頬粘膜の固有層から頬筋の筋組織

表1 唾液の生理作用

1) 消化作用
2) 粘膜保護作用
3) 自浄作用
4) 抗菌・免疫作用
5) pH緩衝作用
6) 再石灰化作用
7) 溶媒作用
8) 内分泌作用

間，または頬筋外側の結合組織に散在する小唾液腺である。

(5) 臼後腺 (retromolar gland)

臼歯腺ともいい，最後臼歯（第三または第二大臼歯）の後方の臼後三角付近の歯槽粘膜の固有層内に散在する粘液性の小唾液腺である。

3 唾液の生理作用

1. 唾液の分泌量と成分

唾液は消化管で最初に分泌される消化液であり，食物の摂取によって多量に分泌される。もちろん食事以外の安静時のときでも，少しずつ分泌されており，成人で1日約1～1.5Lにも達する。

唾液は水99.5％，無機質0.2％，有機質0.3％から構成されており，これらの物質により多彩かつ重要な機能を発揮している。

2. 唾液の生理作用 (表1)

(1) 消化作用 (図4)

唾液のα-アミラーゼ（プチアリン）の作用により，食物中のデンプンをマルトース，マルトトリオース，α臨界デキストリンに加水分解する。さらに膵臓の酵素により分解されたのち，腸粘膜で六単糖のグルコース，ガラクトース，フルクトースに分解され，速やかに吸収される。

(2) 粘膜保護作用

唾液に含まれる粘液性タンパク質のムチンの働きによる。ムチンは糖鎖の占め

る割合が高いため，膜の乾燥を抑える保湿効果に優れ，また食物などに刺激に対して口腔粘膜を保護する作用もある。

(3) 自浄作用
　唾液は歯の表面に付着した食物残渣やプラークを物理的に洗い流す。また唾液タンパク質は唾液を泡立てるので，それによって自浄作用が促進される。

(4) 抗菌・免疫作用
　口腔内には常在菌が存在し，バランスのとれた一定の細菌叢を維持している。外部から口腔内に侵入した細菌は唾液中の抗微生物作用を有するラクトフェリン，リゾチーム，免疫グロブリンの分泌型 IgA（sIgA），IgG および IgM などにより増殖が阻止される。

(5) pH 緩衝作用
　唾液の pH は主に唾液に含まれる炭酸（H_2CO_3）と重炭酸イオン（HCO_3^-）の比率で決まる。口腔内は通常 pH 6.8〜7.0 で中性に保たれている。

(6) 再石灰化作用
　唾液中に含まれるエナメル質の主成分であるハイドロキシアパタイトが，脱灰されたエナメル質表面に沈着し再石灰化を促す。

(7) 溶媒作用
　唾液に食物中の味物質が溶解することによって，味蕾の味細胞に結合し，味覚を感じることができるようになる。

(8) 内分泌作用
　唾液にはパロチン（唾液腺ホルモン）のほか上皮成長因子（epidermal growth factor：EGF）や神経栄養因子（nerve growth factor：NGF）などの多種の細胞増殖因子を含む生理活性物質が含まれている。これらが直接的に口腔粘膜や消化管粘膜に作用し，創傷治癒に働くほか，粘膜から吸収されて血管系に入り，ホルモン様作用を発揮する。

▶▶▶ **α-アミラーゼ**

　第Ⅲ章 90 頁参照。

▶▶▶ **ムチン**

　ムチンは大半がセリンあるいはスレオニンからなる 10〜80 残基のペプチドの繰り返し構造であるコアタンパクのセリンまたはスレオニンの水酸基に対し，糖鎖の還元末端の N-アセチルガラクトサミンが α-O-グリコシド結合により高頻度で結合してできた巨大分子の総称である。糖鎖はムチンの分子量の 50％以上を占めるため，保水性と潤滑性に優れており，口腔粘膜とエナメル質を覆う物理的なバリア形成する。

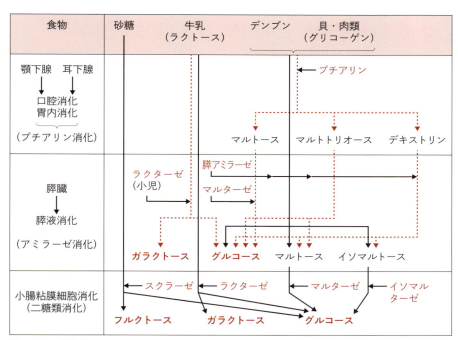

図4 糖の消化作用
(阿部喜代司, 原 諭吉, 岡村直道, 他：臨床検査学講座 生化学 第2版. 医歯薬出版, p63, 2006 より)

> ▶▶▶ **分泌型 IgA** (sIgA)

第Ⅲ章 90 頁参照。

> ▶▶▶ **ハイドロキシアパタイト**

ハイドロキシアパタイトは $Ca_{10}(PO_4)_6(OH)_2$ で示される塩基性リン酸カルシウムで, 人の骨の 60％, 歯のエナメル質の 96％, 象牙質の 70％ がハイドロキシアパタイトからできている。

> ▶▶▶ **パロチン**

パロチンは唾液に含まれる成長ホルモンの一種である。パロチンは耳下腺と顎下腺から分泌されるが, 耳下腺 (parotid gland) からの分泌が多いため, パロチンという学名が与えられた。パロチンは特殊なタンパク質性の化学物質であるが, その化学構造はまだ明らかにされていない。パロチンには, 骨や歯の再石灰化を助ける効果, 皮膚の新陳代謝を活発にする効果など, 身体中を若返らせる効果がある。

4 唾液の採取法・保存法

　唾液成分分析には安静時の混合唾液を用い，唾液分泌量の測定には安静時および刺激唾液時の混合唾液を用いる。混合唾液採取のほか，単一の唾液を採取する場合もある。

1. 混合唾液の安静時唾液採取法

(1) 混合唾液採取法
①ストロー法
　ストロー法は口腔内に溜まった唾液を一回飲み込んだ後，頭を前に傾けさせ，口腔底に溜まった唾液を口唇からストローを用いてチューブに流し込む方法である。ストローは市販のものを適当な長さに切って使用してもよいが，IBL 社の Sali Cap，サリメトリックス (SALIMETRICS) 社の Saliva Collection Aid (SCA；ポリプロピレン製，直径 12 mm×長さ約 55 mm) (図5) を用いる方が一般的である。

　【注意点】口にストローをくわえながら唾液を出すと泡ばかりになるので，口腔底にある程度溜まってからストローをくわえて唾液を出させる。

②ロール法
　ロール法は口の中にロールを入れ唾液を含ませた後，唾液を含ませたロールを遠心分離によって唾液を抽出する方法である。ザルスタット (SARSTEDT) 社 (図6) およびサリメトリックス社が開発した唾液採取用器具 (図7) を用いるのが一般的である。

　ロールの素材はコットンを使ったものが最初に登場したが，唾液成分測定値にコットン成分が干渉することもあるため，近年では PP/PE 重合体（ポリプロピレン/ポリエチレン）が用いられている。また子供や新生児用のものも販売されているが，誤飲しないようにロールに糸がついていたり，ロール自体を細く，長くしたりと工夫されている。

　【注意点】測定成分に影響しないロールを選ぶことが大切である。

(2) 唾液採取の留意点
　唾液分泌量は日内変動があるので，常に同じ時間に採取することが望ましい。一般的に午前9時〜11時に行うのがよい。

　【被験者への注意事項】
　①歯科治療後 48 時間以内の唾液採取は控える。
　②唾液採取の 12 時間前からアルコール類の摂取および喫煙をしない。
　③唾液採取 30 分前から食事，糖分・酸度の高い飲み物やカフェイン飲料の摂

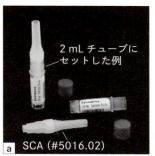

SCA：唾液採取チューブ
Cryovial：保存容器

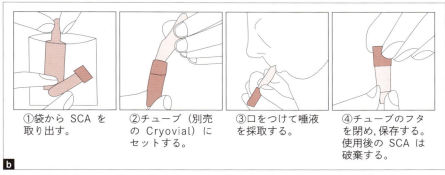

①袋からSCAを取り出す。
②チューブ（別売のCryovial）にセットする。
③口をつけて唾液を採取する。
④チューブのフタを閉め，保存する。使用後のSCAは破棄する。

図5　サリメトリックス社のSaliva Collection Aid（SCA）とCryovialおよび採取法
（http://www.funakoshi.co.jp/contents/877 より）

※本ページ掲載の製品はすべて研究用です。

▶▶▶ 混合唾液採取

混合唾液（全唾液）とは大唾液および小唾液腺から分泌されたものが口腔内に貯留したもので，混合唾液には，歯肉溝滲出液や，剝離した口腔粘膜上皮，白血球，口腔内常在菌，食物残渣などが含まれる。ストロー法やロール法などで簡便に採取できることから，検査材料としてよく用いられている。

▶▶▶ ストロー法

混合唾液の採取法で口腔内に溜まった唾液を1回飲みこんだ後，頭を前に傾け，口腔底に溜まった唾液を口唇からストローを用いてチューブに流し込む方法である。

▶▶▶ ロール法

混合唾液の採取法で，口の中にロールを入れ唾液を含ませた後，唾液を含ませたロールを遠心分離により唾液を抽出する方法である。

取および歯磨きはしない。
(3) 保存方法
①できる限り速やかに冷凍（−20℃以下）で保存する。もし冷凍（−20℃以下）保存ができない場合は，一時的に冷蔵（4℃）で保存し，採取当日にできるだけ早く冷凍保存する。
②−20℃以下の冷凍保存で約3カ月間，−80℃以下の冷凍保存では約9カ月間保存できる。
③凍結融解の繰り返しは避け，解凍は測定直前に行う。
④ムチンの前処理
- チューブに採取した唾液を凍結する。
- 測定当日に室温で解凍した後，ボルテックスにかけよく混ぜたのち，遠心分離（3,000 rpm，15分）をする。
- 上清のみをピペットで吸引する。

2. 単一唾液の安静時唾液採取法

近年は単一唾液の採取はほとんど行われなくなっている。その原因として挙げられるのは採取方法が困難なことである。

(1) 耳下腺唾液採取法

耳下腺唾液採取器として久保木式 採唾器 PAT YK-Ⅰ型が三東医科工業（株）で販売されている。耳下腺唾液採取法としてもっとも多く用いられているのは吸引カップ法である。そのほかポリエチレンカテーテル法があり，また両方を組み合わせた方法もあるが，いずれも無菌的な単一唾液の採取法である。

①吸引カップ法

採取器（図8）の採取部は二重の半球状であり，内環の部分を耳下腺開口部にあてる。外環の吸着部を注射器または水流ポンプで陰圧にし，その部位で固定し，内環にたまってくる唾液を氷冷した試験管に採取する（図9）。この方法は被験者にとって無痛で，しかも多量の唾液の採取が容易である。このとき唾液の分泌を促進するためレモンドロップあるいは梅干しなどすっぱいものをなめさせるか，5％クエン酸液を舌の上に5滴ほど垂らすとよい。

②ポリエチレンカテーテル法

直径 0.5〜1.5 mm のポリエチレンカテーテルを開口部から導管中に 1〜2 mm 挿入し，流出してくる唾液を採取する方法である。この方法は被験者に疼痛を与えるという欠点がある。

4 唾液の採取法・保存法

製品名	サリベット（コットン）	サリベット（クエン酸含有）	サリベット（化学合成繊維）	サリキッズ	サリソフト
キャップの色	白	緑	青	赤	黄
スポンジの素材	コットン	コットン（クエン酸含有）	化学合成繊維	PP/PE 重合体	
サイズ	長さ 95 mm×口径 16.8 mm				
素材	本体：PP，キャップ：LD-PE				

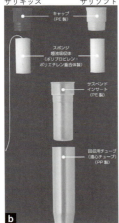

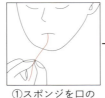

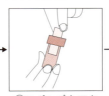

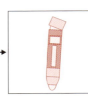

① スポンジを口の中に含み，唾液を染み込ませます（40〜90秒）。

② スポンジを口より取り出し，サスペンドインサートに入れます*1。

③ サスペンドインサートを回収用チューブに入れ，キャップをしっかり押し締めます。

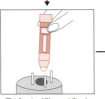

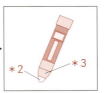

④ 遠心機で遠心（1,500〜3,000×g. 約2分間）し，唾液を得ます。

⑤ 唾液中の残渣物は末底（*2）に溜まり，その上部（*3）が清澄唾液になります。

*1 サリキッズの保持紐は中に入れるかハサミなどで切り離してください。

図6 ザルスタット社の唾液採取用スポンジと採取法
（http://www.funakoshi.co.jp/contents/791 より）

製品名	用途
Salimetrics Oral Swab (SOS)	成人用
Salimetrics Children's Swab (SCS)	6歳未満の幼児，高齢者用
Salimetrics Infant's Swab (SIS)	6カ月未満の乳幼児

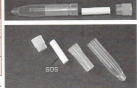

Oral Swab：唾液採取用ロール

図7 サリメトリックス社の唾液採取用器具
（http://www.funakoshi.co.jp/contents/877 より）　　　※本ページ掲載の製品はすべて研究用です。

(2) 顎下腺唾液および舌下腺唾液採取法

　顎下腺唾液および舌下腺唾液の採取法は耳下腺唾液と同様に吸引カップ法，ポリエチレンカテーテル法がある。

　顎下腺・舌下腺唾液採取器として久保木式採唾器 PAT YK-Ⅱ型が三東医科工業（株）で販売されている。

(3) 口蓋腺唾液（小唾液腺）採取法

　口蓋腺唾液を採取するための S-Y 式カップ採取法および毛細管吸引法がある。

① S-Y 式カップ採取法

　芝らが開発した器具（S-Y 式カップ）を用いる方法である。S-Y 式カップ（図10）は歯科用ピンセットの先端に半円形のカップを接着したものである。口蓋部表面をエアーで乾燥させた後，収斂材（0.2％酸化亜鉛液）で口蓋部表面を刺激し，口蓋部に水滴のごとくにじみでてくる口蓋腺唾液を S-Y 式カップですくい取るようにして採取する（図11）。

5　唾液分泌量と緩衝能および pH

1. 唾液分泌量

　唾液分泌には，外的な刺激がなくても持続的に分泌される安静時唾液と，咀嚼

▶▶▶ 耳下腺唾液

　耳下腺唾液はステンセン管（ステノン管）という導管を経て，耳下腺乳頭から口腔内に分泌される漿液性の唾液である。

▶▶▶ 耳下腺唾液採取法

　吸引カップ法とポリエチレンカテーテル法がある。多く用いられているのは吸引カップ法で，久保木採唾器 PAT YK-Ⅰ型として市販されている。ポリエチレンカテーテル法は被験者に疼痛を与えるという欠点がある。

▶▶▶ 口蓋腺唾液

　口蓋腺は小唾液腺の一つで，軟口蓋の粘膜固有層と硬口蓋の粘膜下組織に散在し，そこから分泌される口蓋腺唾液は非常に粘液性優勢の混合唾液である。

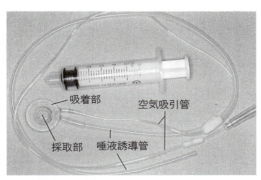

図8 吸引カップ法

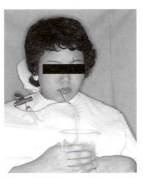

図9 吸引カップ法による耳下腺唾液採取

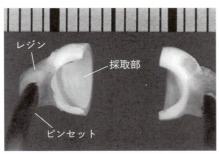

図10 S-Y式カップ

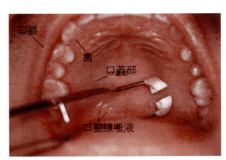

図11 S-Y式カップによる口蓋腺唾液採取

▶▶▶ 顎下腺唾液採取法

耳下腺唾液と同様に吸引カップ法とポリエチレンカテーテル法がある。

▶▶▶ 舌下腺唾液採取法

耳下腺唾液と同様に吸引カップ法とポリエチレンカテーテル法がある。

▶▶▶ 口蓋腺唾液採取法

口蓋部表面をエアーで乾燥したのち，0.2％酸化亜鉛液で収斂させることにより，口蓋腺表面に水滴のように口蓋腺唾液がにじみ出てくる。口蓋腺用に開発したS-Y式カップですくい取るようにして採取する。

や味覚など口腔内に加えられるさまざまな刺激により分泌される刺激時唾液との2種類がある。

(1) 安静時唾液
　安静時混合唾液は日内リズムがあり，睡眠中は低く，夕方高いといわれているが，分泌量は平均すると 0.3～0.4 mL/分である。安静時唾液分泌速度に影響を及ぼす要因として，最も大きいのが，体内水分量である。体内水分量が 8% 減少すると，唾液分泌速度はほぼゼロになるといわれている。また座位より立位，暗いところより明るいところの方が，分泌速度が増加するといわれている。

(2) 刺激時唾液
　刺激の性質によっても異なるが，分泌量は約 7 mL/分といわれている。咀嚼，味覚，嗅覚および嘔吐などで分泌速度が増大する。

(3) 分泌量の検査 (第Ⅱ章 54 頁) 参照)
　口腔乾燥症に対する検査方法に採用されている。
　①安静時唾液を用いる方法：吐唾法，ワッテ法
　②刺激時唾液を用いる方法：サクソンテスト，ガム法

(4) 顔側面部近赤外計測装置 (WOT-S20 [HITACHI]) による測定 (図 12)
　唾液分泌量に相関する血液量変化を計測する顔側面部近赤外計測装置が日立(株) より開発され，販売されている。

2. 唾液緩衝能

(1) 唾液緩衝能とは
　唾液緩衝能とは，口腔内の pH に変化が生じたとき，例えば飲食などにより酸性に傾いた場合，正常な範囲内に戻すために，唾液が緩衝液として作用する働きのことである。唾液緩衝能の低い人ほど口腔内が酸性になる時間が長く，不快な症状が出やすくなる。口腔内の pH は安静時に 6.8～7.0 と中性 (pH 7) に近い値である。ヒトの唾液の緩衝能は重炭酸塩緩衝系，リン酸塩緩衝系，タンパク質の 3 つの緩衝システムによって調整されているが，そのうち 85～95% が主に腺細胞の代謝により生じた CO_2 を有効利用した炭酸・重炭酸緩衝系 ($CO_2 + H_2O \leftrightarrow H_2CO_3 \leftrightarrow H^+ + HCO_3^-$) に依存している。

　唾液に含まれる重炭酸イオン (HCO_3^-) がプラーク中より放出された水素イオン (H^+) と反応し，炭酸が生成される。その炭酸をペリクル内に含まれる炭酸脱水素酵素が分解し，水と二酸化炭素となる。

　唾液中の重炭酸イオン濃度が増すと唾液の pH も上昇するが，その重炭酸イオン濃度は唾液分泌量に強く依存するため，唾液分泌量が多いと緩衝能が高く，少

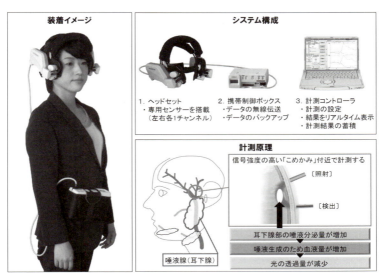

図 12 顔側面部近赤外計測装置
（http://www.hitachi-hightech.com/products/images/10238/WOT-S20_131031.pdf より）

▶▶▶ 唾液分泌量

唾液は，正常な状態では 1 日に 1〜1.5 L 程度分泌され，刺激が加わらない安静時唾液は，700〜800 mL 程度分泌される。

▶▶▶ 顔側面部近赤外計測装置

（株）日立ハイテクノロジーが開発した装置で，顔の側面の唾液腺（耳下腺）近辺に専用センサーをあてることにより，唾液分泌量に相関する血液量変化を，無侵襲でリアルタイムに計測・表示できる。

▶▶▶ 唾液緩衝能

口腔内の pH に変化が起きたとき，正常な範囲に口腔内を保とうと唾液が緩衝液として作用することである。ヒトの唾液の緩衝能は重炭酸塩系，リン酸塩系，タンパク質の 3 つの緩衝系によって調整されており，このうち 85〜95 ％が重炭酸塩系による。唾液中の重炭酸イオン濃度の増加により唾液の pH は上昇する。重炭酸イオン濃度は唾液分泌量に強く依存するので，唾液分泌量が多いと緩衝能が高くなり，少ないと緩衝能が低くなる。

▶▶▶ 唾液の pH

唾液の pH は平均 6.8 と中性だが，食べたり飲んだりすると，食物飲料の酸や口腔内細菌が出す酸により酸性に傾き，歯からミネラル成分が溶け出しやすい状態になる。それに対して，ややアルカリ性の唾液は，口の中を洗浄，希釈，緩衝する作用がある。

ないと緩衝能は低くなる。

(2) 唾液緩衝能検査

①試験紙, 試験管法

一定量の酸が含まれた試薬と唾液を混じ色調の変化をみる方法
- オーラルテスターバッファ〔トクヤマデンタル〕（図 13）
　　スポイトで 0.5 mL の唾液を判定チューブに入れ, 栓をした後, 4〜5 回振ったのち 30 分以内にカラーチャートで判定する。
- Dentobuff Strip〔オーラルケア〕
- CRT バッファ〔白水貿易〕
- シーエーティー 21 バフ〔ウエルデント〕

②pH メータによる方法

- チェックバフ〔HORIBA〕（図 14）
　　採取した唾液をハンディ型 pH メータのセンサ上に載せ, 初期 pH を測定し, 更に酸溶液を唾液に滴下して混合し, 混合後の最終 pH を読み取る。この値により, 唾液緩衝能を 3 段階（強い, 普通, 弱い）で評価する。

3. 唾液の pH

通常, 口腔内の pH はほぼ中性だが, 何らかの原因によって pH 緩衝作用がうまく働かずに口腔内が酸性に傾くと歯が溶け, 虫歯になりやすい。
- オーラルペーパーテスト〔サンデンタル〕（図 15）
　　唾液を pH 試験紙にしみこませ, 色見本より pH を目視で判定する。

6　唾液の化学成分

1. 唾液の有機成分

唾液の 99.5％は水分であり, 残りの 0.5％は有機成分（0.3％）と無機成分（0.2％）である。これらの成分は種々の要因によって影響を受けるが, 特に唾液の分泌速度による影響は大きく, また混合唾液における各唾液腺からの分泌割合は刺激の度合いによっても異なってくる。唾液の果たす機能は大きく, 歯や口腔粘膜に対する保護作用, 食物の消化や味覚感知, 微生物に対する抗菌作用などを担っているが（表 2）, これらの作用は唾液に含まれるさまざまなタンパク質（表 3）が大きな

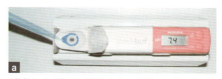

唾液を 0.25 mL 滴下する。唾液の pH が表示される。

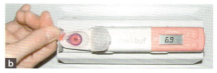

酸溶液を滴下して混合する。

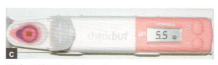

混合が終了したところ。

図14 チェックバフによる唾液緩衝能の評価方法
(http://www.horiba.com/uploads/media/R29-15-074_01.pdf より)

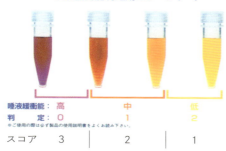

図13 唾液緩衝能(オーラルテスターバッファ)
(渋谷耕司氏より提供)

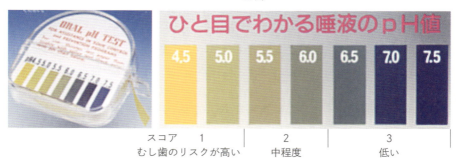

図15 唾液 pH(オーラルペーパーテスト) (渋谷耕司氏より提供)

▶▶▶ タンパク質

唾液の 0.5% がタンパク質などの有機物で,タンパク質濃度としては血漿の 1/50 程度である。主なタンパク質は,唾液に粘性を与えるムチン,免疫グロブリンの分泌型 IgA,溶菌作用のあるリゾチームの活性を高める役割を果たすラクトフェリン,デンプンを分解して低分子デキストリン,マルトース,グルコースなどを生じさせる α-アミラーゼ,微生物の細胞壁を破壊して,溶菌させるリゾチームなどがある。

表2 抗微生物活性を示す唾液タンパク質

抗細菌	抗真菌	抗ウイルス
リゾチーム	ヒスタチン	シスタチン
ラクトフェリン	デフェンシン	デフェンシン
カルプロテクチン	クロモグラニンA	ムチン
パーオキシダーゼ		SLPI
クロモグラニンA		
シスタチン		
ヒスタチン		
デフェンシン		
VEGh		
SLPI		

(Ito T, Komiya-Ito A, Okuda K, et al. Murine monoclonal antibody which can distinguish cystatins SA1 and SA2. Mol Immunol 2005；42：1259-1263 より)

役割を果たしている。

(1) タンパク質

主な有機成分はタンパク質である。血漿成分由来（耳下腺唾液で約20％）のもののほか唾液固有のタンパク質も存在する。タンパク質濃度としては血漿の1/50程度である。歯周病患者，歯肉炎患者では唾液タンパク質およびアルブミン濃度は健常者に比べ高値になると報告されている[1]。

①γ-グロブリン

主に分泌型IgAであり，そのほかにIgG，IgMが存在する。分泌型IgAは約20 mg/Lである。いずれも抗微生物タンパク質であり，その役割として，分泌型IgAは微生物の付着を阻害し，IgGおよびIgMは微生物の貪食作用の増大と考えられている。

②ムコタンパク質（図16）

漿液性ムコタンパク質はN-アセチルグルコサミン（GlcNAc）とアスパラギン（Asn）がN-グリコシド結合したもので，粘液性のムコタンパク質はN-アセチルガラクトサミン（GalNAc）とセリン（Ser）あるいはスレオニン（Thr）とがO-グリコシド結合したもので，ムチン（mucin）と呼ばれている。ムコタンパク質は，細胞の保護や潤滑物質としての役割を担っている。

③ラクトフェリン

鉄結合性の糖タンパク質で，1分子につき2原子の鉄を結合する。アポラクト

表3 混合唾液のタンパク質

成分	含有量（安静時）
タンパク質（g/L）	1.34±1.10
アルブミン（mg/L）	25
γ-グロブリン（mg/L）	50
ムコタンパク質（mg/L）	450
ラクトフェリン（μg/mL）	5〜10
ヒスタチン	
高プロリンタンパク質（mg/L）	0〜80
高チロシンタンパク質（スタテリン）（mg/L）	16〜147
シスタチン（mg/L）	40〜140
β-ディフェンシン	
クロモグラニンA	
アグルチニン	

（Michael Edgar, et al. 唾液 歯と口腔の健康 第3版. 渡部茂（監訳），医歯薬出版，2008より改変）

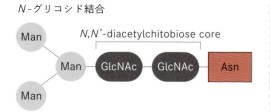

図16 ムコタンパク質

▶▶▶ 分泌型IgA

第Ⅲ章90頁参照。

▶▶▶ ムチン

本章8頁参照。

フェリン（鉄がない状態）が病原菌必須の鉄を奪うことにより，細菌（特にグラム陽性菌，グラム陰性菌）の発育を抑制する。また近年，ラクトフェリンが鉄結合に依存せずに抗菌作用，抗ウイルス作用，抗炎症作用を示すことも明らかとなっている。

④ヒスタチン

　カンジダ菌に対して抗真菌作用を有するタンパク質である。唾液中に存在する10種類以上のヒスタチンのうち，ヒスタチン5が最も強い抗真菌作用を示す。

⑤カルシウム-反応性タンパク質

　ハイドロキシアパタイトに吸着するタンパク質をカルシウム-反応性タンパク質と呼び，いくつかの種類がある。

　a. 高プロリンタンパク質：唾液タンパク質のおよそ70％を占める高プロリンタンパク質はプロリン（Pro）を25～40％含むほか，グリシン（Gly），アスパラギン酸（Asp），グルタミン酸（Glu）を多く含む。特に耳下腺唾液に多くみられる。ヒト唾液でほぼ過飽和であるリン酸カルシウム塩の沈殿を防ぐ役割を果たしている。

　b. 高チロシンペプチド（スタテリン）：Pro，Gly，Asp，Gluとチロシン（Tyr）を16.3％含み，耳下腺唾液に多い。高プロリンタンパク質と同様な働きをする。

　c. 高ヒスチジンタンパク質（ヒスタチン）：Pro，Gly，Glu，Aspが多く，そのほかヒスチジン（His），アルギニン（Arg）を多く含む。耳下腺唾液や顎下腺唾液に存在し，抗菌作用をもつ。

⑥シスタチン

　ヒスチジン残基を多く含む抗菌ペプチドである。歯周病患者で高値とする報告[1]と，低値とする報告[2]がある。

⑦β-ディフェンシン

　粘膜上皮から分泌される塩基性ペプチドである。グラム陰性細菌表層のリポポリサッカライドと結合し，細菌の細胞壁の透過性を亢進することにより，抗菌作用を示す。

⑧クロモグラニンA

　副腎髄質クロム親和性細胞や交感神経ニューロンから分泌される酸性糖タンパク質である。唾液中のクロモグラニンAはストレスマーカーの指標とされているが，抗微生物作用などの生物学的活性を示す。

⑨アグルチニン

　細胞凝集素ともいい，唾液中のアグルチニンは糖タンパク質，分泌型IgA，フィブロネクチン，レクチン，β_2-ミクログロブリンなどからなる。アグルチニンはある種の細菌などに含まれる血球を凝集させ，細菌は口腔粘膜に付着できな

(2) 酵素

唾液中の酵素の種類は30種を超える。歯周病と唾液酵素との関係を調べたTodorovicらの報告によると，CK，LD，AST，ALT，γ-GT，ALP，ACPの7項目において健常者の値より歯周病患者の値の方が有意に高値であると報告している[3]。またNomuraらは歯周病のスクリーニング検査項目にLDを採用している[4]。数ある酵素のうち，最も多く含まれるのはα-アミラーゼで，全唾液腺が産生するタンパク質の約40〜50％である。

① α-アミラーゼ

唾液腺α-アミラーゼ（プチアリン）は炭水化物分子の中間からα1→4結合を切るendo型酵素（図17）で，マルトース，イソマルトース，デキストリンに分解することができる。これらは胃，膵臓，小腸を通過する間に種々の酵素により消化され，グルコース，ガラクトース，フルクトースなどの単糖類に消化される。α-アミラーゼの80％は耳下腺由来で，残りは顎下腺由来であり，口腔内では食物中の糖の消化や炭水化物を含む食物残渣を取り去る働きをする。

▶▶▶ **ラクトフェリン**

ラクトフェリンは乳，涙，唾液，血液などに存在する感染防御機能をもったタンパク質である。ラクトフェリンは，ヒトの母乳，特に初乳に最も多く含まれており，乳幼児の健康維持のために必要な成分である。また，母乳以外にも唾液や涙，鼻汁など体内の外分泌液，粘膜液中に存在し，外部から侵入する細菌やウイルスからの攻撃を防ぐ防御因子の一つである。

▶▶▶ **高プロリンタンパク質**

高プロリンタンパク質は唾液タンパク質のおよそ70％を占めている。カルシウム結合能が高いため，エナメル質のハイドロキシアパタイトに結合してペリクルを形成する作用がある。

▶▶▶ **LD lactate dehydrogenase**

LD（酵素番号1.1.1.27；乳酸脱水素酵素）は，可逆的に〔ピルビン酸＋$NADH_2$ ⇔ L－乳酸＋NAD^+〕の反応を触媒する。ピルビン酸の乳酸への変換は，酸素が欠乏または供給不足のときに起こる解糖系の最終反応である。LDはほとんどの組織や臓器に分布する逸脱酵素で，分子量13.5万の心筋型のHと，骨格筋型のMと称される2種類のサブユニットから成る4量体である。

▶▶▶ **α-アミラーゼ**

第Ⅲ章90頁参照。

②ペルオキシダーゼ

ペルオキシダーゼはヘム酵素である。細菌や細胞に由来する H_2O_2 の存在下で SCN^-，Br^- あるいは I^- などの化合物を酸化する。ペルオキシダーゼには唾液ペルオキシダーゼ（シアロペプチダーゼとも呼ばれる）とミエロペプチダーゼという2種類が存在する。

シアロペルオキシダーゼは耳下腺・顎下線より分泌され，ミエロペルオキシダーゼは白血球由来・歯肉溝より分泌される。全唾液中のペルオキシダーゼの30～75％を占めるのはミエロペプチダーゼである。機能には抗微生物作用と防御作用がある。

a. 抗微生物作用

H_2O_2 によるチオシアン酸イオン（SCN^-）の酸化を触媒し，ハイポチオシアン酸イオン（$OSCN^-$）を生成する。

$$H_2O_2 + SCN^- \xrightarrow{\text{ペルオキシダーゼ}} OSCN^- + H_2O$$

$OSCN^-$ は唾液のpHが6.0以下の酸性になるとハイポチオシアン酸（HOSCN）となり，これがイオン型よりも強力な抗微生物作用を有する。

b. H_2O_2 の毒性から宿主のタンパク質や細胞を防御する機能

③リゾチーム

リゾチームは大唾液腺，小唾液腺，歯肉溝滲出液および白血球より分泌される酵素で，ムラミダーゼとも呼ばれ，細菌の細胞壁のペプチドグリカン層等に存在する N-アセチルムラミン酸と N-アセチルグルコサミン間の β-1,4-ムラミド結合を加水分解する。細菌の細胞壁を構成する多糖類を加水分解する作用をもっており，この作用があたかも細菌を溶かしているようにみえることから溶菌酵素とも呼ばれている。

2. 唾液の無機成分 (表4)

主な無機成分は Na^+，Cl^-，K^+，Ca^{2+}，HCO_3^- そして無機リン酸である。これに少量の Mg^{2+}，SCN^-，F^-，I^-，Br^-，Cu^{2+} が含まれる。

①浸透圧を調節する無機成分：Na^+，Cl^-，K^+，HCO_3^-

HCO_3^- は炭酸脱水素酵素の存在下で二酸化炭素とその水和物の代謝生成物として唾液腺細胞で生成される。主に，導管部において能動輸送によって分泌される。

②エナメル質のハイドロキシアパタイトの安定性：pH，Ca^{2+}，PO_4^{3-}，フッ素

歯は表面をエナメル質で覆われているが，エナメル質の96％がハイドロキシ

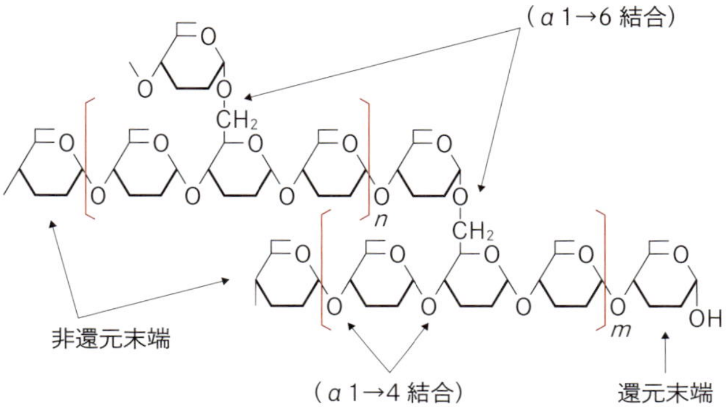

図17 α-アミラーゼの作用機序

▶▶▶ ペルオキシダーゼ peroxidase

ペルオキシダーゼ（酵素番号 1.11.1.7）はヘムタンパク酵素の一種で，ペルオキシド構造を酸化的に切断して2つのヒドロキシル基に分解する酵素〔ROOR' + 電子供与体（$2e^-$）+ $2H^+$ →ROH + R'OH〕である。ミトコンドリアの電子伝達系には，スーパーオキシドアニオン（O_2^-）などの有害な活性酸素種が常に発生している。これらはまずスーパーオキシドジスムターゼによって過酸化水素に変換される。ペルオキシダーゼはこの過酸化水素を分解し，原子状酸素をアスコルビン酸，フェノール類などのような受容体に渡す触媒の役割を果たす。

▶▶▶ リゾチーム lysozyme

リゾチーム（酵素番号 3.2.1.17）は細菌細胞壁のムコペプチドなどに存在する N-アセチルムラミン酸（MurNAc）と N-アセチルグルコサミン（GlcNAc）間の β-1,4結合間を加水分解する酵素で，溶菌酵素ともいわれている。ヒトの身体にはリゾチームがあちこちに存在しているが，特に，涙や唾液，鼻水の中にたくさん含まれており，感染防御の働きをしている。

▶▶▶ 無機成分

無機化合物は有機成分以外の化合物であり，炭素を含まないものをいう。唾液の主な無機成分は Na^+，Cl^-，K^+，Ca^{2+}，HCO_3^- そして無機リン酸である。

▶▶▶ HCO_3^-（重炭酸イオン）

唾液の正常な緩衝能は pH が 5～7 で，4以下では緩衝能が低い。唾液の緩衝作用の 85～95％は，重炭酸塩系による。唾液に含まれる重炭酸イオン（HCO_3^-）がプラークから放出された水素イオンと反応し炭酸（H_2CO_3）が生成される。炭酸はペリクル内に含まれる炭酸脱水素酵素の作用によって，水と CO_2 になる。

CO_2（二酸化炭素）+ H_2O（水）⇔ H_2CO_3（炭酸）⇔ HCO_3^-（重炭酸イオン）+ H^+（水素イオン）

アパタイトでできており，その下の象牙質の約70％がハイドロキシアパタイトでできている。ハイドロキシアパタイトは，カルシウム10分子に対して，リン酸6分子からなる硬い結晶である。エナメル質の部分が酸によって侵されることにより虫歯になる。エナメル質には神経がなく，虫歯になっても痛みは感じないが，その下の象牙質には神経があるので，痛みを感じる。

　酸によって溶かされたエナメル質は唾液の中に含まれるカルシウムやリン酸によって再石灰化される。この時，フッ素が加わるとより強いエナメル質構造（フルオロアパタイト）になり，そのため虫歯を約50％も予防できる。
③ペルオキシダーゼの抗菌性：SCN^-，Br^-およびI^-
④唾液アミラーゼの活性化因子：Cl^-
⑤歯質の強化：フッ素

3. 唾液の炭水化物

(1) グルコース

　混合唾液中のグルコース濃度：5〜10 mg/L

　唾液中の糖はタンパク質と結合した形で存在しているので，遊離の糖は極めて少なく，グルコースは血中の1/50〜1/100ほどである。糖尿病患者では唾液中のグルコースは増える。

(2) 血液型物質

　混合唾液中の血液型物質濃度：10〜20 mg/L

　ヒトの唾液の約80％は血液型物質を分泌する。血液型物質は大唾液腺では顎下腺や舌下腺唾液に多く含まれ，耳下腺唾液にはほとんど含まれていない。小唾液腺の方が顎下腺の数倍多く分泌される。

4. その他の成分

(1) 脂質

　脂質に関する情報は少なく，役割も明らかではないが，総脂質量は20 mg/L程度で，トリグリセリドが2/3を占め，残りはリン脂質と糖脂質である。

(2) アンモニア

　混合唾液中のアンモニア濃度：0.6〜0.7 mmol/L

　唾液中のアンモニアはグラム陽性菌はじめグラム陰性菌など多くの口腔内細菌が非特異的に産生する。口腔内を洗口した吐出液（3 mLの水で10秒間軽くすすいだ液）の総菌数とアンモニア濃度には正の相関関係が認められることから，アンモニアが口腔清潔度検査法として用いられている（図18）。

表4 混合唾液中の無機成分

成分	含有量
pH	6.7
重炭酸塩（mM）	5.0
ナトリウム（mM）	4〜6
カリウム（mM）	22
カルシウム（mM）	1.5〜4
塩化物（mM）	15
無機リン酸（mM）	6
マグネシウム（mM）	0.2
SCN（ロダン塩）（mg/dL）	15
フッ素（μg/dL）	8〜25
ヨウ素（μg/dL）	4〜24
臭素	
銅	
アンモニア（mg/dL）	12

（大塚吉兵衛，榊　鉄也，安孫子宜光：唾液と唾液腺．スタンダード生化学・口腔生化学　第3版，池尾　隆，加藤靖正，近藤信夫，他（編），学建書院，pp344-364，2016 より改変）

▶▶▶ カルシウム

　ムシ歯菌が出した酸によって歯のカルシウムやミネラルが溶け出すが，唾液にはカルシウムやミネラルを歯に補充し，修復する働きがある，これを再石灰化作用という．

▶▶▶ フッ素

　フッ素の作用は歯質の強化によって酸に溶けにくい状態にすることである．歯の主成分であるハイドロキシアパタイトに対してフッ素は化学的に結合し，酸に対して非常に抵抗力のあるフルオロアパタイトの形成を促進する．そのほか脱灰の抑制，再石灰化の促進，細菌の抑制などが知られている．

▶▶▶ グルコース

　混合唾液中のグルコース濃度は血中の1/50〜1/100ほどで5〜10 mg/Lである．微量のため高感度測定法が望まれていたところ，採血をしなくても唾液で血糖値を測ることができるバイオチップが米国ブラウン大学で開発された．

▶▶▶ 血液型物質

　第Ⅲ章91頁参照．

【検査法】

簡易水質検査試験紙（ヤマト科学）アクアチェックAにより測定することも可能である．吐出液に検査紙を入れ30秒間攪拌する．過剰の水分を振り払い，さらに30秒後に検査紙を反転しプラスチックを通して色の変化を色見本より評価する（図19）．

(3) 潜血

歯肉炎，歯周病によって破壊された歯周組織から出る血液は初期の段階では肉眼では観察できない．唾液潜血反応試験紙を用いて唾液中の潜血濃度を調べ，肉眼では見えない出血をチェックする．

【検査法】

・ペリオスクリーン〔サンスター〕

金コロイド標識した抗ヒトヘモグロビン・モノクローナル抗体（マウス）を利用し，免疫学的に唾液または洗口吐出液中のヘモグロビンを検出する試薬である．約5分後に赤紫色のラインの有無を判定する（図20）．

抗ヒトヘモグロビン・モノクローナル抗体を使用しているので，食餌由来の他動物種ヘモグロビンの影響を受けず，ヒトヘモグロビンのみ特異的に反応する．

▶▶▶ 脂質

トリグリセリド，コレステロール，遊離脂肪酸などが含まれているが，脂質に関する情報は少ない．近年，非侵襲性で採取できるということから，血清コレステロールと相関する唾液コレステロールの測定，老化，糖質代謝異常，脂質代謝異常などを診断する手段として，小胞輸送や信号受容などの機能部位と考えられている唾液の脂質ラフト〔細胞膜で特定の脂質分子（スフィンゴ脂質やコレステロールなど）とタンパク質が集まった微小領域〕の測定などの研究がなされている．

▶▶▶ アンモニア

唾液中のアンモニアは，口腔内の総細菌数と比例し，口臭の原因であることから，オーラルケアの検査項目として測定されている．また肝機能障害，腎機能障害でもアンモニア臭が生じることから，全身症状を知る手段にもなりえる．

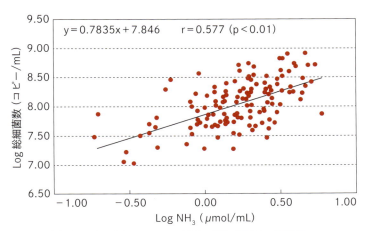

図18 高齢者の吐出液中アンモニア濃度と総細菌数との関連性
(石川正夫,山崎洋治,森田十誉子,他:洗口吐出液中のアンモニア濃度および濁度を指標とした口腔清潔度検査について.口腔衛生会誌 2009;59:93-100 より)

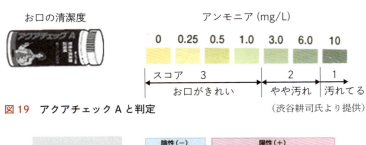

図19 アクアチェックAと判定
(渋谷耕司氏より提供)

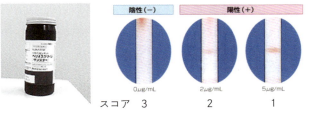

図20 潜血(ペリオスクリーン)
(渋谷耕司氏より提供)

▶▶▶ **潜血**

　歯周病のリスクを調べる検査として測定されている.歯肉炎,歯周病によって破壊された歯周組織から出る血液は初期の段階では肉眼では見えない.唾液潜血反応試験紙を用いて唾液中の潜血濃度を調べる方法があり,血液中のヘモグロビン濃度を色調の変化を3段階(-,+,++)に分類,(+)以上で歯周病のリスクありと判定する.

7 唾液に含まれる細菌類

1. 細菌の種類

　口腔内に分泌される際の唾液は無菌状態であるが，口腔内は温度，湿度，豊富な栄養など，細菌が繁殖するのに極めて良好な環境であるため，口腔内の唾液中には1mLあたり10^8〜10^9個の生菌が存在する。しかし細菌数は一日中常に一定ではなく，唾液の分泌量に影響され，起床時が最も多く，食事後は減少するなど種々変化している。細菌の種類は非常に多く，未同定の細菌を含め約700種類の細菌が生息している。

　通常細菌は唾液中では増殖せず，口腔粘膜面のみで増殖することから唾液中の細菌叢は口腔粘膜面に付着している細菌叢を反映している。それゆえ歯肉炎や歯周炎やその他の粘膜の炎症などが生じると唾液中の細菌の種類や総数が変化する。

　唾液の菌叢は通性嫌気性グラム陽性球菌が46.2％と最も多く，次いで偏性嫌気性グラム陰性球菌が15.9％，偏性嫌気性グラム陽性球菌13.0％，通性嫌気性グラム陽性桿菌11.8％の順である（表5）。

　通性嫌気性グラム陽性球菌の中では，レンサ球菌が41.2％を占めており，頬粘膜での主要菌種である *S. salivarius* 菌が40〜60％と最も多く，次いで *S. mitior* 菌が30〜50％，*S. sanguis* 菌が10〜30％である。これらの細菌叢は舌の細菌叢と類似しており，歯垢中，歯肉溝中の細菌叢とは類似していない（表5）。

2. デンタルプラーク

　主な細菌の生息部位であるデンタルプラークは典型的なバイオフィルムで，さらに，歯肉縁上と縁下プラークとでは菌叢が異なり，前者では通性嫌気性グラム陽性レンサ球菌を中心に，グラム陽性桿菌が共存する。歯肉縁上プラークは歯面に形成されるもので，主にレンサ球菌を中心とした通性嫌気性グラム陽性菌で構成される。歯肉縁下プラークは，やや複雑であるものの，類似の細菌が検出される。しかし，プラーク量の増加と共に歯肉縁下プラークでは偏性嫌気性グラム陰性桿菌の比率が増し，歯周炎などの原因となる（図21）。

3. 歯周病の原因菌

　わが国の歯周病の罹患率は20歳台で約7割，30〜50歳台で約8割，60歳台で約9割といわれている。歯周病の早期発見は健康寿命延伸につながる。

　歯周病病原細菌として，*P. gingivalis*（*P. g.*）菌，*T. forsythia*（*T. f.*）菌，*T. denticola*

表5 口腔内各部位の細菌群

細菌群	部位			
	舌	唾液	歯垢	歯肉溝
通性嫌気性グラム陽性球菌	44.8	46.2	28.2	28.8
レンサ球菌	38.3	41.2	27.9	27.1
S. mutans	(0～1)	(0～1)	(0～50)	(0～30)
S. sanguis	(10～20)	(10～30)	(40～60)	(10～20)
S. mitior	(10～30)	(30～50)	(20～40)	(10～30)
S. salivarius	(40～60)	(40～60)	(0～1)	(0～1)
S. milleri	(0～1)	(0～1)	(3～25)	(14～56)
ブドウ球菌	6.5	4.0	0.3	1.7
偏性嫌気性グラム陽性球菌	4.2	13.0	12.6	7.4
偏性嫌気性グラム陰性球菌	16.0	15.9	6.4	10.7
通性嫌気性グラム陰性球菌	3.4	1.2	0.4	0.4
通性嫌気性グラム陽性桿菌	13.0	11.8	23.8	15.3
偏性嫌気性グラム陽性桿菌	8.2	4.8	18.4	20.2
通性嫌気性グラム陰性桿菌	3.2	2.3	ND	1.2
偏性嫌気性グラム陰性桿菌	8.2	4.8	10.4	16.1
Fusobacterium	0.7	0.3	4.1	1.9
黒色集落形成性菌*	0.2	ND	ND	4.7
非黒色の *Prevotella*	5.1	2.4	4.8	5.6
Campylobacter	2.2	2.1	1.3	3.8
スピロヘータ	ND	ND	ND	1.0

*Porphyromonas と *Prevotella*
数字は全培養生菌数に対する％，（ ）は全レンサ球菌に対する％，NDは検出されないか1％以下を表わす．
好気性菌─生育のために酸素を必要とする細菌
嫌気性菌─生育に酸素を必要としない細菌
　　偏性嫌気性菌─大気レベルの濃度の酸素に暴露することによって死滅する細菌
　　通性嫌気性菌─酸素存在下でも生育できる細菌
(Hamada S, Slade HD. Biology, immunology, and cariogenicity of Streptococcus mutans. Microbiol Rev 1980；44：331-384 および Socransky SS, Manganiello SD. The oral microbiota of man from birth to senility. J Periodontol 1971；42：485-496 を参考に作成)

▶▶▶ **細菌**

　人の口腔内には約700種類の細菌が生息しており，ほとんど歯を磨かない人では1兆個もの細菌が住み着いているといわれている．口の中の汚れや細菌は，唾液のもつ自浄作用によって洗い流されるが，加齢によって唾液の分泌量が減ることで，さらに細菌が定着しやすくなる．

（*T. d.*）菌，*A. actinomycetemcomitance*（*A. a.*），*P. intermedia*（*P. i.*），*F. nucleatum*（*F. n.*）などが知られているが，重度の歯周病に関連するといわれている *P. g.* 菌，*T. f.* 菌，*T. d.* 菌の３つの細菌は<u>レッドコンプレックス</u>と呼ばれている（図22）。

（1）*S. mutans* 菌の半定量法

①**オーラルテスターミュータンス**〔トクヤマデンタル〕

培養の必要がなく，*S. mutans* 菌のみをモノクローナル抗体を利用して，感度よく４段階で測定できる方法で，しかも唾液採取から判定まで約20分で完了する。

②**ミューカウント**〔昭和薬品化工〕

S. mutans 菌選択培地としてバシトラシン，亜テルル酸カリウムと蔗糖を賦与した液体培地を用いて，*S. mutans* 菌の壁付着性をみたものである。

▶▶▶ **通性嫌気性グラム陽性球菌**

通性嫌気性菌とは酸素が存在しても，存在しなくても増殖できる菌である。この菌には酸素存在下では呼吸，酸素非存在下では発酵をする菌と酸素の存在に関わらず発酵だけを行う菌が存在する。細胞壁をもつ細菌は，さらにグラム染色によってグラム陽性菌とグラム陰性菌に分類され，細菌を形から分類すると球菌，桿菌，らせん菌の三つに大きく分類される。

唾液中には通性嫌気性グラム陽性球菌が最も多い。

▶▶▶ **レンサ球菌**

レンサ球菌とはレンサ球菌属（*Streptococcus* 属）に属するグラム陽性球菌である細菌の総称である。球菌が直鎖状に配列して増殖し，光学顕微鏡下で観察すると連なった鎖のようにみえる。グラム陽性球菌のもう一つのブドウ球菌がブドウの房状に配列するので，それに対比してレンサ（連鎖）球菌と名付けられた。

▶▶▶ **デンタルプラーク**

デンタルプラーク（歯垢）は歯の表面に付着する白色や黄白色のネバネバした物質で，バイオフィルム（biofilm）の一種である。歯に付着した歯垢を放置すると，唾液の中のカルシウムなどと結びついて石灰化し歯石になる。歯石の上には歯垢がたまりやすく，細菌が増殖して歯周病を進行させる要因になり，歯を支える歯槽骨の吸収が進み，やがて歯が抜けてしまう。

▶▶▶ **レッドコンプレックス**

レッドコンプレックス（red complex）とは口腔内に生息している細菌のうち，歯周病との関連性が最も高い３菌種を指す。３菌種とは *Porphyromonas gingivalis*，*Tannerella forsythensis*，*Treponema denticola* のことである。

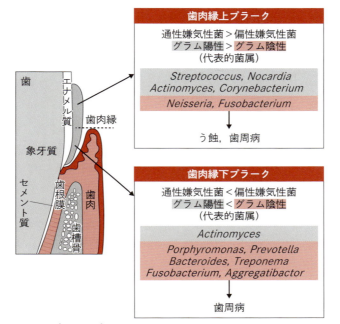

図21　デンタルプラーク
（http://www2.dent.nihon-u.ac.jp/g.microbiology/oral_infection/index.html より）

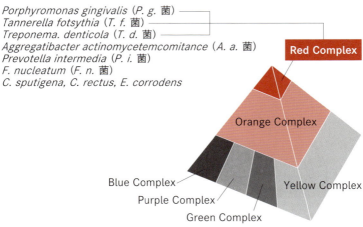

図22　歯周病の3つのリスク因子
（http://www.gcdental.co.jp/clinicalconv/pdf/no129.pdf より転載許諾申請中）

(2) *S. mutans* 菌, *S. Lactobacillus* 菌のう蝕原性菌の検出

①RDテスト「昭和」〔昭和薬品化工〕

　スクロース培地中で通気を遮断し 37℃で培養すると，唾液中の *S. mutans* 菌，*S. Lactobacillus* 菌などのう蝕原性菌は速やかに活性化され指示薬レサズリンを変色させる。

②CRT バクテリア〔白水貿易〕

　唾液中の *S. mutans* 菌，*S. Lactobacillus* 菌を 37℃，48 時間培養することにより検出する。

(3) *P. g.* 菌, *T. d.* 菌および *T. f.* 菌の 3 菌種の歯周病原菌を検出

①バナペリオ〔白水貿易〕

　綿棒などで舌の奥をこすって検体を採取し，バナカードの検体塗布膜に塗りつけ，バナプロセッサーで，55℃，5 分反応を行う。歯肉縁下プラーク中の *P. g.* 菌，*T. d.* 菌および *T. f.* 菌の 3 菌種がもつ BANA 分解活性（*N*-benzoyl-DL-arginine-naphytylamide 活性）を検出することによりこれらの存在を調べる。

(4) Dentocult シリーズ〔オーラルケア〕での検出（表 6, 図 23）

　Dentobuff：唾液の緩衝能を調べる。
　Dentocult SM：ミュータンスレンサ球菌の検出
　Dentocult LB：ラクトバチルス菌の検出
　Dentocult CA：カンジダ菌（義歯装着者に多い）の検出

(5) 受注検査

①サリバチェックラボ〔ジーシー〕

　受注検査システムで，所定の検査キットに入れて郵送すると歯周病原細菌検査として *P. g.* 菌, *T. d.* 菌, *T. f.* 菌, *A. a.* 菌, *P. i.* 菌, う蝕関連細菌検査として *S. mutans* 菌, *S. sobrinus* 菌, *S. Lactobacillus* 菌の測定を行う。

②BML〔ビー・エム・エル〕

　歯周病関連菌検査：唾液を用いて PCR-インベーダー法により，*A. a.* 菌, *P. g.* 菌, *P. i.* 菌, *T. f.* 菌, *T. d.* 菌, *F. nucleatum*（*F. n.*）の測定を行う。

　う蝕関連検査：唾液を用いて，培養法により，総レンサ球菌数，ミュータンス菌数（含ソブリヌス菌），う蝕菌比率，乳酸桿菌数の測定を行う。

　日和見感染菌検査：高齢者の口腔清掃状況の確認のために唾液を用いて培養法により，日和見感染菌である MRSA, MSSA, 緑膿菌, β 溶連菌, 肺炎球菌, *H. influenzae*, *K. pneumoniae*, *S. marcescens*, *B. catarrhails*, カンジダの 10 種類を測定する。

（芝　燁彦・芝　紀代子）

表6 Dentobuff Dentocult 検査キットによる検査

品名	目的・内容	操作	判定
① Dentobuff Strip	唾液分泌量と緩衝能	①パラフィンワックス咀嚼→唾液採取（5分間）	ハイリスク 0.5 mL/分未満 リスク 0.5〜0.8 mL/分 ローリスク 0.9〜1.1 mL/分 ノーリスク 1.2 mL/分以上
		②滴下し，5分後緩衝能	緩衝能低：黄色 緩衝能中：緑色 緩衝能高：青色
② Dentocult SM	う蝕細菌数 (S. mutans)	ストリップで表面を5回なぞる（口唇で余分な唾液除去） ストリップを試験管に入れ37℃，2日培養	クラス3 10^7/mL レベル クラス2 10^6/mL レベル クラス1 10^5/mL レベル クラス0 10^2/mL 以下
③ Dentocult LB	乳酸菌数	唾液を培地に流し37℃，4日培養	クラス3 100万/mL 以上 クラス2 10万/mL クラス1 1万/mL クラス0 1千/mL 以下
④ Dentocult CA	カンジダ数	唾液を培地に流し37℃，2日培養	クラス3 100万/mL 以上 クラス2 10万/mL クラス1 1万/mL クラス0 1千/mL 以下

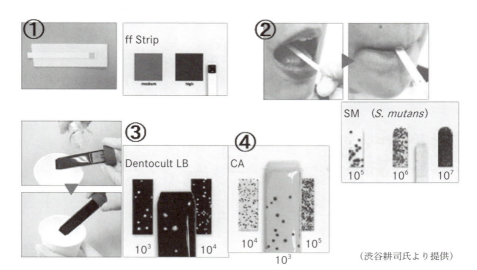

（渋谷耕司氏より提供）

図23 Dentocult 唾液検査キット（SM，LB，CA および Dentobuff Strip）

文献

1) Henskens YM, van der Velden U, Veerman EC, et al. Protein, albumin and cystatin concentrations in saliva of healthy subjects and of patients with gingivitis or periodontitis. J Periodontal Res 1993；28：43-48.
2) Ito T, Komiya-Ito A, Okuda K, et al：Murine monoclonal antibody which can distinguish cystatins SA1 and SA2. Mol Immunol 2005；42：1259-1263
3) Todorovic T, Dozic I, Vicente-Barrero M, et al. Salivary enzymes and periodontal disease. Med Oral Patol Oral Cir Bucal 2006；11：E115-119.
4) Nomura Y, Tamaki Y, Tanaka T, et al. Screening of periodontitis with salivary enzyme tests. J Oral Sci 2006；48：177-183.
5) 口腔細菌学談話会（編）：歯学微生物学　第5版，医歯薬出版，1992.
6) 石川達也，高江州義矩（監訳）：唾液の科学．一世出版，1998.
7) 森本俊文，山田好秋，二ノ宮裕三，他（編）：基礎歯科生理学．医歯薬出版，2014.
8) 渡部　茂（監訳）：唾液　歯と口腔の健康　第3版．医歯薬出版，2008.
9) 大塚吉兵衛，榊　鉄也，安孫子宜光：唾液と唾液腺．スタンダード生化学・口腔生化学　第3版，池尾　隆，加藤靖正，近藤信夫，他（編），学建書院，pp344-364，2016.
10) 天野　修，草間　薫（編）：口腔生物学各論　唾液腺．学建書院，2006.
11) 鴨井久一，花田信弘（監修）：歯科医師・歯科衛生士のための唾液検査ハンドブック．ヒョーロン・パブリッシャーズ，2008.

第Ⅱ章 唾液の検査

1 検査試料としての唾液の特徴

1. 唾液検査の変遷

　唾液を採取し，検査試料にしようとする試みの歴史は長い．唾液は大きく分けて全唾液（混合唾液），耳下腺唾液，顎下腺唾液があり，それぞれの唾液腺から採取されて検査に用いられてきた．初期の唾液検査では，唾液分泌量，pH，比粘度，比重，プチアリン含有量などが計測されていた[1]．

　唾液採取には，摂食に伴う味覚などの刺激により唾液分泌が促進するこの摂食時の全唾液分泌量測定法として，Edgar らによる chew-and-spit 法が用いられてきた[2]．この方法は一口量の食品を咀嚼し，嚥下閾に達した時に嚥下せずに吐き出し，この唾液の混入した食塊の重量と摂取した食品重量の差をもって全唾液分泌量とするものである．現在は全唾液については，①自然流出法，②吐き出し法，③吸引する法，がある[1]．

　一方，耳下腺唾液採取には 1916 年の Lashley の論文では二重環採唾器（耳下腺用）が報告されている[3]．その後，材質などの点で部分的改良はされたが，耳下腺唾液採取は基本的にはこの形である．二重環採唾器は図 1 のようにプラスチックまたは金属製の二重カップと 2 本のチューブからなる．外環の空気をゴム球などで排除することで口腔粘膜に接着させ，内環で耳下腺のステンセン管開口部をおおい，流出する耳下腺唾液をチューブに導いて採取する．

　1955 年の Schneyer の分割採唾器は舌下腺唾液と顎下腺唾液とを別々に採取するものである[4]（図 2）．この分割採唾器は，同一個人ならば繰り返し使用でき，舌下腺・顎下腺唾液の総流速，純粋な舌下腺・顎下腺唾液の総流速，純粋な舌下腺唾液の組成を知る目的には非常に便利な装置である．しかし，この分割採唾器には，即日採取できないという欠点があるので，この点を改善するために型の異なったいくつかの「舌下部トレー」がある（図 3）．

現在，ガム法やワッテ法など安静時唾液，刺激時唾液のそれぞれにスタンダードな唾液採取法があるものの，長らく適切な唾液採取法が確立されていなかった。全唾液は，剝離上皮や口腔細菌に汚染されているために検査検体として不適切であるとされ，唾液腺の開口部から純唾液を採取することが必要とされた時期もあるが，純唾液の採取には専用の採唾器が必要であり，採取に苦痛を伴いやすいことから，現在は特殊な疾患の検査以外は行われていない。

　わが国の歯科臨床で行われている唾液検査を要約すると**表1**のようになる[5]。口腔乾燥症を適切に診断するためには，自覚的口腔乾燥症状の評価と唾液分泌量の測定が重要であり，自覚的口腔乾燥症状の評価にはvisual analog scale（VAS）法が，刺激時唾液分泌量（stimulated whole saliva：SWS）の測定にはガム法とサクソンテストが，安静時唾液分泌量（unstimulated whole saliva：UWS）の測定には吐唾法を用いるのが一般的である。

2. 唾液検査の特徴

　臨床医学の分野には，「血液学」があり，貧血や白血病などの血液疾患の診断や治療など内科的に非常に重要な分野を扱っている。それに対して，歯学の学問領域には「唾液学」はない。歯学部，歯科大学では，唾液に関しては体系的な唾液の講義が行われておらず，生化学，予防歯科学，口腔衛生学で少し触れる程度である。歯科領域では，唾液による診断を必要とする疾患が少ないと思われていたこともあり，独立した学問としての「唾液学」が発展しにくかったのがその要因である[6]。

　近年の研究の進歩により，唾液が健康の維持増進のための多くの機能をもっていること，血液や尿にひけを取らない生体情報を有していることが続々と報告されている。口腔領域では，う蝕，歯周病，口臭，口腔乾燥症，一部の口腔粘膜疾患は唾液と密接に関連しており，これらの疾患のリスク診断，特に予防と治療後に良好な予後を導くためには，唾液から口腔内科的に有益な情報を得ることも重要である。以下に唾液の検査の長所と短所をまとめる[5,6]。

【長所】
①被験者にほとんど侵襲を与えないで検体採取ができるので，日常歯科診断などの合間に簡単に実施できる。
②日内変動（概日リズム circadian rhythm）や心理的要因をはじめ，数多くの変動因子があるが，逆にその事実はいろいろな因子を反映し得るということであり，それらの適切な解析がなされるならば，より微妙な検査ができる可能性がある。

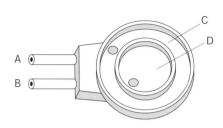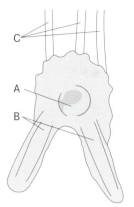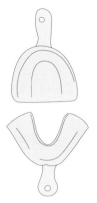

図1 Lashleyの二重環採唾器
内環Dを耳下腺開口部に適合させ,外環C内の空気をAからゴム球などで排気して頬粘膜に接着させ,Bにチューブを連結して唾液を採取する。

図2 Schneyerの分割採唾器
空隙Aは顎下腺開口部に,空隙Bには舌下ヒダを適合させ,空隙に各々連結したチューブ(C)から顎下腺,舌下腺唾液を別々に採取しようとする装置である。

図3 既製の舌下部トレー

表1 歯科臨床で行われている唾液検査

1. う蝕に関するもの
   唾液量と緩衝能:う蝕関連菌の菌数と酸産生能
2. 歯周病に関するもの
   唾液中の潜血量:歯周病関連菌の有無と菌数
   唾液中の酵素量(ALP, LDHなど)
3. ストレスに関するもの
   唾液中のタンパク質(アミラーゼ,クロモグラニンA)
   ホルモン(コルチゾールなど)
4. 口腔内か領域のもの
   安静時唾液量(吐き出し法,ワッテ法)
   刺激時唾液量(サクソンテスト,ガム法)

③スクリーニングテストとして多人数に対応しやすい。
④今後,唾液に関する特定の因子によって,病的状態,ならびに遺伝的因子を含めた個人的素因を検出できる可能性がある。
⑤唾液の診断的価値として,唾液に変化を与える全身疾患,唾液腺疾患,う蝕と歯周病の予測と診断が可能である。

【短所】
① 唾液は外分泌液であるため，恒常性を維持するために何重ものフェールセーフ機構を備えた血液とは異なり，変質しやすい。
② 量や成分に日内変動が認められる。
③ 加齢や更年期障害，シェーグレン症候群，薬剤性ドライマウスなどの口腔乾燥症の患者から採取するのは難しいことが多い。

3. 唾液検査の現況と予測される可能性

　唾液の分泌は，交感神経・副交感神経支配であり，分泌量に日内変動や精神的要因が認められる。そのため，採取時間帯や条件を一定にする必要がある。また，特定の唾液マーカーにおける被験者間の絶対値の比較による評価はあまり意味がなく，同一被験者における測定値の時系列的変化で評価することが主となる。この点が血液中のさまざまなマーカーと大きく異なる[1]。

　例えば，唾液中の物質には短期間で変動しやすい酵素（アミラーゼ，LDH，AST，SOD，ALPなど）やホルモンとその代謝産物，電解質などがあり，一方，変動しにくいものとして大部分の唾液タンパク質と無機成分の一部がある。しかし，そのマーカーが変動しやすいものなのか，変動しにくいものなのかについては，エビデンスがまだ不十分なものや実態が不明なものも多く，今後の研究の蓄積が必要である[5]。

　つまり，唾液腺では腎機能のクレアチニンに匹敵するような機能の指標となる物質が確定されていない。血液中の薬物および生理活性物質の動態を，唾液を用いて一定の条件で測定するには，解決すべき点が残されている。さらに今後解決すべき点は，唾液中に増減する物質の正しい値を出すためのバイアスとなる因子を明らかにすることである[7]。

　近年，米国の国立衛生研究所は最初のプロジェクトを「唾液・口腔液による診断のための技術開発」であると公表した。唾液による診断の分野に焦点を絞ることは，歯周病，う蝕，口腔がん，自己免疫疾患，心臓疾患などの全身疾患のみならず，薬物適応性のモニタリング，薬物動態学，薬物ゲノム，そしてバイオテロリスによってまきちらされた炭疽菌や化学物質など死に至る危険な物質の同定のために，非常に大きなインパクトがあるからである。その後，現在ではエイズ検査のための唾液によるHIV抗体検査キットが広く普及している[8]。

　今後はテクノロジーの発展により，マイクロ・ナノテクノロジーによる半導体微細加工技術を応用したマイクロ流体チップ（ラボチップ法 lab-on-a-chip）検査による唾液の解析[9]，キャピラリー電気泳動・質量分析装置により唾液中の全イ

表2 歯科新病名案（2015年日本歯科医学会）

唾液分泌異常
糖尿病性歯周炎
口腔機能低下症
口腔機能発育（発達）不全
認知障害性口腔機能障害
細菌性口臭症/老人性歯科口臭症
ストレス性顎関節症
咀嚼機能不全症
口腔細菌増加（増殖）症
口腔加齢症候群

オン性物質（500種類以上）のノンターゲット解析がなされて[10]，唾液を1滴垂らすだけで短時間に口腔癌，乳癌，膵臓癌をはじめ，多くの疾患マーカーを同時に定量できるようになるであろう。やがて，全身疾患における唾液検査が体系化され，血液検査や尿検査のように一般の病院でごく当たり前に行われるようになることが予測される。血液検査から唾液検査に移行する検査項目も多数出てくるはずである。人間ドックでも唾液採取がルーティンな検査の一つになっているものと思われる。

2015年に日本歯科医学会の専門分科会，認定分科会が協議を行い新病名案が発信された。その中で「唾液分泌異常」があげられた（**表2**）。この病名を厚生労働省が認めたなら，唾液検査が医療保険に導入されることになる可能性が大きくなる。

（王　宝禮）

2 唾液検査におけるヘルスケアとその診断

1. 唾液検査のストレスマーカー測定とその意義

(1) ストレス (stress)

ストレス学説を唱えたのはハンガリー系カナダ人の生理学者 Hans Selye（1907～1982年）である。Selyeはストレスを外部環境からの刺激によって起こる歪みに対する非特異的反応と考え，ストレッサーはストレスを引き起こす外部環境からの刺激と定義した。

(2) ストレスの伝達経路（図4）

　すべてのストレッサーは，まず大脳新皮質でキャッチされ，刺激の種類に応じた神経伝達物質が分泌される。それによって視床下部から副腎皮質刺激ホルモン放出ホルモン（CRH）が分泌される。

① 内分泌系（視床下部～下垂体～副腎皮質系）（hypothalamic-pituitary-adrenal axis：HPA Axis）

　CRH 分泌→脳下垂体から副腎皮質刺激ホルモン（ACTH）分泌→副腎皮質から副腎皮質ホルモン（コルチゾール）分泌

　HPA 系はコルチゾールの分泌が過剰にならないように，CRH や ACTH の分泌を抑制するネガティブフィードバック機構を備えている。

② 自律神経系（視床下部～交感神経～副腎髄質系）（sympathetic-adrenal-medullary axis：SAM Axis）

　CRH 分泌→自律神経が活動，交感神経からノルアドレナリン分泌→その刺激を受け副腎髄質からアドレナリン・ノルアドレナリン分泌

③ 免疫系

　内分泌系で分泌されるコルチゾール，自律神経系で分泌されるアドレナリン，ノルアドレナリンが過剰に分泌されることにより，免疫の働きを抑制する作用をもたらす。

(3) ストレスマーカーの試料としての唾液の特徴

　現代の社会では精神的ストレスから神経精神疾患になる人が増え，すでに深刻な社会問題になっている。ストレスがさまざまな疾患の引き金になることも事実としてとらえられている。医療・福祉の分野のみならず教育現場でも，いち早くストレスを見つけるための手段として，ストレスマーカー測定がさかんになってきた。

　ストレスマーカーの試料としてふさわしいのは非侵襲で採取可能な体液である。そういった意味から，尿，唾液，涙液などの試料が考えられるが，一番簡便に採取できるのは唾液である。誰でも採取でき，しかも特別な採取器具を必要としないなどの利点もある。

(4) 唾液で測定されるストレスマーカー

① HPA 系

a．コルチゾール

　ステロイド骨格をもつ副腎皮質ホルモンである。炭水化物，脂肪，およびタンパク質代謝を制御するなど，生体にとって必須のホルモンだが，ストレスに対しても反応して分泌されるため，ストレスホルモンとも呼ばれている。

　血中コルチゾールの80％はコルチコイド結合グロブリンと，10％はアルブミ

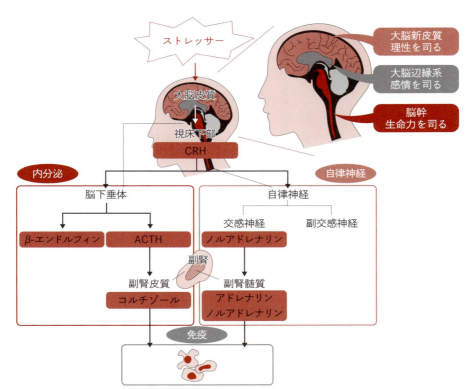

図4 ストレスの伝達経路
β-エンドルフィンは，別名脳内麻薬とも呼ばれ，痛みや不安，緊張を和らげる効果をもつ．
（https://www.japa.org/?page_id=6951 より）

▶▶▶ **ストレス**

　ストレス学説の提唱者はハンガリー系カナダ人の生理学者ハンス・セリエ（Hans Selye 1907～1982年）である．Selyeはストレスを「生体に加えられる外部環境からの刺激，環境因子」と定義し，物理的（寒冷・騒音等），化学的（薬物・化学物質等），生物的（炎症・感染等），精神的（怒り・緊張・不安等）なストレスの原因となる刺激があるとした．近年，特に問題となっているのは，精神的ストレッサーである．

▶▶▶ **コルチゾール**

　コルチゾールには副腎皮質ホルモンである糖質コルチコイドの一種で，炭水化物や糖の代謝，脂肪の代謝，タンパク質の代謝など，さまざまな栄養素の代謝を促進する作用がある．また炎症を抑える作用や免疫機能への作用もあり，人の生命維持に必要不可欠なホルモンである．コルチゾールはストレスに反応して分泌されるため，ストレスホルモンとも呼ばれている．

ンと結合している結合型だが，これらは活性が低く，活性があるのは遊離型コルチゾールである。その点唾液コルチゾールは血中の遊離型しか現れないので，血中の遊離型コルチゾールを反映する。コルチゾールはストレスマーカーとして古くから測定されている。

【測定上の注意点】
　コルチゾールは朝高く，夜低いという日内変動があるので，覚醒直後の唾液採取が適当である。季節では秋季に高く，夏季に低い傾向がある。

【測定法】
　唾液コルチゾール測定キット（EIA 法）が市販されている。
　・YK241 コルチソール（唾液）EIA〔矢内原研究所〕
　・Cortisol Salivary Immunoassay Kit Salimetrics〔funakoshi〕

b. デヒドロエピアンドロステロン（Dehydroepiandrosterone：DHEA），デヒドロエピアンドロンドロステロンサルフェート（Dehydroepiandrosterone sulfate：DHEA-S）

　DHEA は主に体内の副腎皮質で分泌されるステロイドホルモンで，その 99％以上が硫酸抱合体（DHEA-S）として存在している。DHEA は副腎で合成された後にテストステロン，エストロゲンなどの性ホルモンに変換される。

　DHEA は，コルチゾールと同様に，早朝に最も多く，次第に減少していく概日リズムがみられる。また，視床下部・下垂体・副腎系の活動や副腎皮質刺激ホルモンに影響され，ストレス状況下で産生量が上昇する。ただし，うつ病患者でコルチゾールと DHEA の分泌に違いがあり，DHEA のみ高値だったところから，うつ病の生物学的指標として有用であるとされる。

【測定法】
　・Salivary DHEA Immunoassay Kit Salimetrics〔funakoshi〕
　・Salivary DHEA-S Immunoassay Kit Salimetrics〔funakoshi〕

②SAM 系
a. クロモグラニン A

　クロモグラニン A は副腎髄質に存在するクロム親和性細胞内のクロム親和性顆粒（クロマフィン顆粒）から分離された酸性の糖タンパク質である。クロモグラニン A は，主に副腎髄質クロム親和性細胞をはじめとする神経内分泌細胞に存在し，カテコールアミンの貯蔵や分泌に関与している。

　クロモグラニン A はカテコールアミンの分泌を反映することから，交感神経─副腎髄質の自律神経系で活動を示すマーカーとされる。また顎下腺導管部に存在し，自律神経刺激により唾液中に放出されることが明らかとなったことにより，

精神的ストレスマーカーとして一番多く測定されている成分である。
【測定法】
- YKO70：Human Chromogranin A EIA キット〔矢内原研究所〕：合成ペプチドを抗原として用い，クロモグラニンA分子を特異的に認識する抗体作成して構築されたEIA法

b. α-アミラーゼ

アドレナリンやノルアドレナリンが作用する受容体にはα受容体とβ受容体があり，唾液腺のβ受容体に作用することにより，α-アミラーゼなどのタンパク質の分泌が亢進される。簡便で手軽に測定できる検査機器が発売されたことから広く測定されるようになってきた。

【測定法】（図5）
- 唾液アミラーゼモニター（旧ココロメーター）〔NIPRO〕：唾液アミラーゼが試験紙に含まれるα-2-クロロ-4-ニトロフェニル-ガラクトピラノシルマルトサイド（Gal-G2-CNP）を加水分解し，2-クロロ-4-ニトロフェノール（CNP）を生成する。生成したCNPによる試験紙の反射光強度を測定し，アミラーゼ活性値に換算する。
- Salivary α-Amylase Assay Kit Salimetrics〔funakoshi〕

③免疫系

a. 分泌型免疫グロブリンA（secretory immunoglobulin A：sIgA）

SIgAは涙腺，唾液腺，乳腺，呼吸器系，泌尿生殖器系，消化管の粘膜細胞近傍のBリンパ球により産生され，細胞内部を通過し，粘液性分泌物として分泌

▶▶▶ クロモグラニンA

クロモグラニンAは主に副腎髄質クロム親和性細胞をはじめとする神経内分泌細胞に存在し，カテコールアミンの貯蔵や分泌に関与する可溶性タンパク質である。血中のクロモグラニンAは神経・内分泌腫瘍，特に褐色細胞腫や下垂体腫瘍で高値になることから，腫瘍マーカーになり得る。また，顎下腺導管部にクロモグラニンAが存在し，自律神経刺激によって唾液中に出現してくるので，唾液クロモグラニンA量が精神的ストレスマーカーの指標とされる。

▶▶▶ α-アミラーゼ

第Ⅲ章90頁参照。

▶▶▶ sIgA

第Ⅲ章90頁参照。

される免疫グロブリンである。唾液中には多量のsIgAが含まれており，口腔や肺，消化管などの器官を外来微生物による感染から守っている。

唾液腺から唾液中へのsIgA分泌は，粘液免疫系の影響だけでなく，自律神経の影響を受けており，特に交感神経刺激により，唾液中にsIgA濃度が分泌される。

【測定法】
・Secretory Immunoglobulin A Salivary Immunoassay Kit Salimetrics〔Funakoshi〕

④メラトニン

メラトニンは脳の松果体から分泌されるホルモンで，体内時計に働きかけることで，覚醒と睡眠を切り替えて自然な眠りを誘う作用があり，睡眠ホルモンとも呼ばれている。

コルチゾールとともにメラトニンも概日リズムを有しており，この障害は不登校の一因であるとも考えられている。長根と野村の研究においてコルチゾール分泌量とメラトニン分泌量を用いて概日リズムの安定，不安定タイプ判別の指標に用いられると報告している（図6）。

2. 唾液の喫煙マーカーとその有用性

(1) 喫煙の社会的問題

わが国は「たばこの規制に関する世界保健機関枠組条約（FCTC）」を2004年6月に批准したにもかかわらず，多くの分野でいまだに不十分な履行にとどまっている。2012年7月に策定された健康日本21《第2次》においては，未成年者の**喫煙**防止の目標に加えて「成人喫煙率の減少」と「受動喫煙防止」の数値目標，「妊娠中の喫煙をなくす」という目標が新たに盛り込まれた。

(2) たばこの煙の種類

たばこの煙には3種類あり，主流煙，副流煙，呼出煙である。
主流煙：直接吸いこむ煙
副流煙：たばこの先から出る煙
呼出煙：喫煙者が吐き出す煙

発生する有害物質は主流煙より副流煙のほうが多い物質もある（図7）。また主流煙は酸性であるが，副流煙はアルカリ性のために（主流煙の何十倍ともいわれるアンモニアが含まれているため），目や鼻の粘膜を刺激することがある。

(3) たばこの煙の成分

たばこの煙に含まれる化学物質はわかっているだけで4,000種類以上に及ぶといわれている。これらのうち，約200種類の物質が人体に有害で，発がん物質を含む種類は約60種を超える。

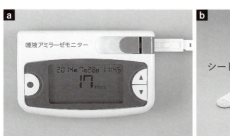
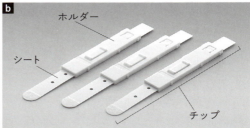

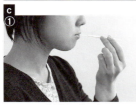
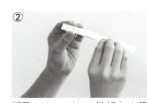
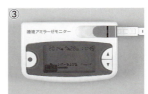

シートの先端を舌下部に入れ，唾液を採取します（約30秒）。

採取したシートの後部を1段階引っ張り，シート先端部分をホルダー内に収めます。カチッといったら完了です。

チップをセットすると電源が入ります。

図5　唾液アミラーゼモニターの操作手順　（http://med.nipro.co.jp/index「唾液アミラーゼ測定」より）
a. 本体
b. チップ
c. 使用方法

典型的安定タイプ
コルチゾール分泌量
午前8時＞午後8時 or 午後0時
メラトニン分泌量
午後8時 or 午前0時＞午前8時
疲労感尺度
身体的，心理的疲労感が
大学生平均より少ない

不安定タイプ
コルチゾール分泌量
午前8時＜午後8時 or 午後0時
メラトニン分泌量
午後8時 or 午前0時＜午前8時
疲労感尺度
身体的，心理的疲労感が
大学生平均より多い

図6　概日リズムの安定・不安定タイプ判別指導
（長根光男，野村正彦：千葉大学教育学部研究紀要　2006；54：25-30 より）

▶▶▶ **メラトニン**

　メラトニンは松果体から分泌され，概日リズム（サーカディアンリズム）形成や生殖機能調節に関与するホルモンである。日中，強い光を浴びるとメラトニンの分泌は減少し，夜，暗くなってくると分泌量が増え，脈拍・体温・血圧などが低下し，眠りを誘う。規則正しく生活することで，メラトニンの分泌する時間や量が調整され，人の持つ体内時計の機能，生体リズムが調整される。

たばこの三大有害物質は<u>タール</u>，<u>ニコチン</u>および<u>一酸化炭素</u>であるが，そのほかアンモニア，ホルムアルデヒド，トルエン，フェノール，カドミウム，シアン化水素，ベンゼン，ダイオキシンなどである。ただし，今日国際的に標準化され有効性が確認されている試験方法で測定できる煙成分は，タール，ニコチンおよび一酸化炭素の3種である。

(4) たばこの煙の主な有害成分
①タール
　たばこの葉に含まれている有機物質が熱分解されて，生じたものがタールである。タールには，発がん物質のベンツピレンをはじめ，アミン類など数十種類の発がん性物質が含まれている。

②ニコチン
　ニコチンは，中枢神経系に作用し，少量摂取だと興奮作用があり，大量摂取では鎮静作用がある。たばこを吸うことによって，ニコチンが肺から吸収され，全身に広がり，それによって，間接的には血管収縮作用をもたらす。

　ニコチンの大半は肺から肺胞に入るが，残りは口腔の粘膜や唾液に溶けて胃の粘膜などから吸収され，さらに血液中に入り各臓器に運ばれていく。吸収されたニコチンは肝臓のCYP2A6により，80％は<u>コチニン</u>に代謝され，トランス3′-水酸化コチニンと無毒な物質にかわり，その70～80％が腎臓から排泄される。血中のニコチンの半減期は約2～3時間であるが，コチニンの場合は約17時間である（図8）。

③一酸化炭素（CO）
　一酸化炭素は，赤血球中のヘモグロビンと結合しCO-Hb（一酸化炭素ヘモグロビン）として血中に存在し，全身に運ばれ，肺から排出される。通常，血液中の一酸化炭素ヘモグロビンの半減期は3～4時間である。肺から吸い込まれた酸素はヘモグロビンと結合し全身に運ばれるが，一酸化炭素はヘモグロビンとの結合能が酸素に比べ200倍以上も強いため，一酸化炭素によって，ヘモグロビンと酸素の結合が妨げられ，赤血球の酸素運搬能力が低下し，酸欠状態を生じる。

(5) 唾液コチニンの測定法
①ニコアラート唾液テスト NicAlert Saliva Test〔製造元；Nymox Pharmaceutical CO. 輸入販売元；セティ〕
【目的】
　48時間以内の被験者がたばこの煙にさらされたかを唾液中のコチニン量で測定する医療機関向けの研究用試薬。ニコチンは体内の半減期が短いので，その代謝物であり，半減期が長いコチニンを測定するものである。

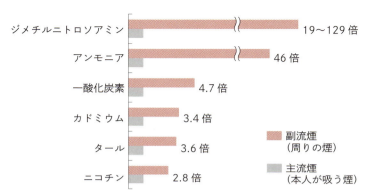

図7　主流煙の濃度を1とした時の副流煙の濃度
（厚生労働省　健康ネット　厚生省編，禁煙の生理・薬理　喫煙と健康，48.1992より）

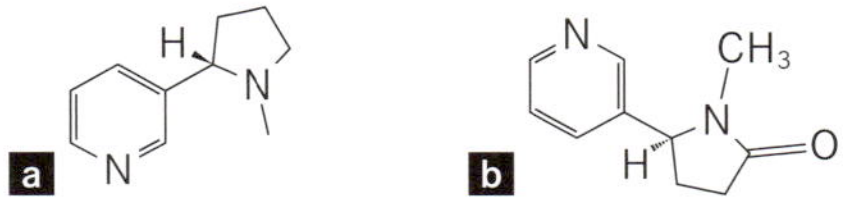

図8　ニコチン（a）とコチニン（b）の構造式

▶▶▶ タール

　タールは植物樹脂（ヤニ）であり，たばこの煙に含まれる有害物質の総称である。たばこを吸った時にフィルターや歯を茶色くする粘着性のもので，いわゆるヤニのこと。喫煙を行うことによって，たばこの葉に含まれている有機物質が熱分解されて発生するタールには，発がん物質ベンツピレンをはじめ，アミン類など数十種類の発がん性物質が含まれている。

▶▶▶ ニコチン nicotine

　タバコ属（ニコチアナ）の葉に含まれる天然由来の物質で，揮発性のある無色の油状液体である。即効性の非常に強い神経毒性をもつ。ニコチン自体に発がん性はないが，代謝物であるニトロソアミンに発がん性がある。

▶▶▶ 一酸化炭素（CO）

　タールやニコチンとともに，一酸化炭素もたばこに含まれる体に悪影響を及ぼす物質である。通常，血液中の酸素はヘモグロビンと結合して全身に運ばれるが，一酸化炭素は酸素に比べて200倍以上もヘモグロビンと結び付きやすい性質がある。一酸化炭素があると酸素がヘモグロビンと結合することができず，全身に酸素が行き渡らなくなってしまう。

▶▶▶ コチニン cotinine

　タバコ属に含まれるアルカロイドで，ニコチンの代謝物質でもある。

測定原理:イムノクロマト法
検出感度:10 ng/mL

3. 唾液の味覚マーカーとその有用性

(1) 味覚の感知(図9)

舌には嚥下機能,構音機能,味覚機能と3つの機能がある。味覚には甘味,塩味,酸味,苦味,そしてうま味という基本味が存在している。

舌の表面は舌乳頭と呼ばれる小さな突起がたくさん存在する。舌乳頭には有郭乳頭,葉状乳頭,茸状乳頭,糸状乳頭と4種類あるが,このうち,糸状乳頭以外の3つの乳頭に味蕾があり,味物質が唾液中に溶出した後に,味蕾によって味が感知される。

味蕾で感知された情報は,延髄にある孤束核と呼ばれる部分に伝わり,そこからさらに大脳に伝わって,味として認識される。

味覚障害はその経路に何らかの異常があると考えられる。およその味覚障害の原因は体や血液中の亜鉛不足だといわれている。味蕾は1カ月周期で生まれ変わっているが,亜鉛が不足すると,味蕾が合成できなくなる。

(2) 味覚障害に関する検査

①電気味覚検査法

味覚に関係する神経(鼓索神経,舌咽神経,大錐体神経)に通電し,金属味を感じる時の通電流値を測定する。主に,味覚を感じる神経の左右差を調べる検査で,理論的には中枢(脳),内耳(耳の奥),末梢(神経の末端部分)のどの辺りの障害かを特定することができるとされている。

・電気味覚計 TR-06 〔リオン〕

②濾紙ディスク法

直径5 mm の濾紙に,濃度の異なる味液(ショ糖,食塩,酒石酸,キニーネ)を浸し,味覚を感じる神経があるところに置き,味覚を検査する。

・濾紙ディスク検査用キット・テーストディスク〔三和化学〕

(3) 唾液の亜鉛測定

唾液中の亜鉛濃度は低いが,メタロアッセイ低濃度亜鉛測定 LS キット〔funakoshi〕を用いることにより測定できる。マイクロプレートリーダーでの測定で,測定範囲は 1〜60 μg/dL である。

(4) 味覚障害

禁煙,加えて大きな問題となっているのが投与薬剤による味覚障害である。味覚障害を起こす薬剤は残念ながら,数多くあるので,薬剤服用後は注意を要す

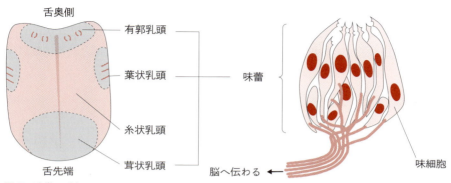

図9 味覚の感知
(http://www.zenshakyo.org/kokorotokarada/feature/feature13.html より)

▶▶▶ 味覚

ヒトは舌乳頭上に存在する味蕾で味を感じ取り，ニューロンを通して脳で味覚を知覚している。味蕾は味覚受容体細胞と支持細胞から形成されており，味覚は味覚受容体細胞の先端に位置する化学的受容体に物質が結合することで検出される。味覚には生理学的に甘味，塩味，酸味，苦味，旨味の5基本味と呼ばれるものがある。

▶▶▶ 電気味覚検査法

わが国の医療施設で行われている味覚検査法には，電気味覚検査法および濾紙ディスク法がある。電気味覚検査法は微量の電流で舌を刺激して味覚を感じる神経の反応を調べる検査で，舌の前方，後方，上あごの後方の3か所を，左右に違いが生じていないかを調べる。味覚伝導路の異常が中枢（脳），内耳（耳の奥）そして末梢（神経の末端部分）のどの部位の障害かを特定することができる。

▶▶▶ 濾紙ディスク法

味覚の感じ方を調べる検査である。所定の部位に甘い，塩辛い，酸っぱい，苦いの4つの味の溶液を浸した小さな"濾紙"を置き，どの味質であるかを答えてもらう。それぞれの味ごとに5段階にわけた濃度の違うものを用意してあるので，どの程度の味覚を感じることができるのか調べることができる。

▶▶▶ 唾液中の亜鉛

亜鉛の役割は多彩で，酵素の成分として，インスリンの生成や機能，精子形成などの生殖能にも関与する。また亜鉛は唾液にも含まれており，舌の味蕾を形成する成分の一つである。味覚障害は亜鉛不足により唾液中の亜鉛含量の低下と味蕾の形態的変化が原因となっていることが多いと考えられている。

る（詳細は『重篤副作用疾患別対応マニュアル　薬物性味覚障害』厚生労働省2013年3月参照　http://www.pmda.go.jp/files/000145452.pdf）。

また食欲不振の患者には唾液分泌量の低下と味覚障害がみられ，特に加齢に伴い，塩味に対する感度が低下するといわれている。

4. 唾液のドライマウスマーカーとその有用性

(1) ドライマウスとは

ドライマウスは薬や病気などの原因によって唾液が減少し，唾液の質が変化する疾患で口腔乾燥症と呼ばれる病気である。わが国のドライマウスの患者数は800〜3,000万人いると推定されている。肺炎は死亡原因の第3位で，90％以上が65歳以上の高齢者である。その原因の一つには唾液分泌低下に伴う誤嚥が考えられる。ドライマウスにより唾液のもつ抗菌作用や洗浄作用が低下し，さらに，湿潤・潤滑あるいは消化作用などの低下により，摂食嚥下機能に影響を及ぼすのである。

(2) ドライマウスの原因

①薬の副作用（表3）

投与薬剤の副作用によりドライマウスになることがある。薬剤を飲み始めたら急に喉が渇くようになった場合は，薬剤に原因がある可能性が高い。

②筋肉の低下

噛むことにより唾液腺が刺激され，唾液腺の周りの筋肉が動き，唾液腺から唾液が分泌される。柔らかいものばかり食べていると，あまり噛まなくなりドライマウスになりやすい。

③ストレス

緊張すると交感神経が優位に働き，粘液成分が多い唾液分泌が促進され，逆にリラックスすると副交感神経が優位に働き，漿液成分が多い唾液分泌が促進する。常にストレスで緊張しているとドライマウスになりやすい。

④口呼吸

口呼吸では，口の中の粘膜が呼吸によって乾燥してしまう。口呼吸から鼻呼吸へと変えていけばドライマウスの解消につながる。

⑤シェーグレン症候群

中高年の女性に多い自己免疫疾患で，日本では約50万人いるといわれている。

⑥放射線治療の後遺症

癌などによって頭や首などの近くに放射線治療を行った場合，唾液腺の破壊により，ドライマウスになることがある。

表3 ドライマウスの原因となりうる主な薬剤

種類	薬剤
抗うつ薬	アナフラニール，トリプタノール，ルジオミール
抗不安薬，睡眠導入薬	セルシン，デパス，ハルシオン
抗精神病薬	セレネース，コントミン，ヒルナミン
抗てんかん薬	テグレトール
抗パーキンソン薬	パーロデル，ドプス，シンメトレル
降圧薬，抗不整脈薬	ノルバスス，アダラード
抗アレルギー薬	ポララミン，アタラックス，アレジオン
消化性潰瘍治療薬	タケプロン
抗コリン薬	ブスコパン，バップフォー
気管支拡張薬	メプチン，テオドール

（http://ginza-dental.jp/drymouth/index.html より改変）

▶▶▶ **味覚障害**

　味覚障害は薬物性のもののほか，末梢・中枢の神経障害，亜鉛不足，口腔乾燥症などの口腔疾患や全身疾患，放射線治療後などにより引き起こされる．味覚障害の一番の原因は薬剤性で，これは薬剤と亜鉛のキレート作用が原因であると考えられている．すべての味覚障害のうち，薬物によって起こる割合は約1/4と高頻度にみられる．現在，味覚障害そのものを治療する薬はないが，亜鉛製剤を3～6カ月服用すると約70％の確率で味覚障害に有効であることがわかってきた．

▶▶▶ **ドライマウス**

　常に口の中が乾いている状態が3カ月以上続いている場合をドライマウスと診断する．ひどくなると，口の中がうずくような痛み・ただれ・ひび割れ・出血などの症状が出てくる．ドライマウスは，糖尿病・腎臓疾患・薬剤の副作用，老化，ストレスなどさまざまな要因により唾液が減ってしまうことで起こるが，唾液が減ることの三大要因は加齢，薬剤の副作用，噛む力の低下であることがわかっている．

⑦**老化**
　加齢に伴って，唾液腺の機能低下と周囲の筋力の低下により唾液分泌量が減少し，ドライマウスになる。
⑧**糖尿病**
　糖尿病になると大量に尿が出て脱水症状となり，口や喉も渇きやすくドライマウスになる。
⑨**更年期障害**
　唾液腺を含む外分泌腺は性ホルモンの影響を受けやすいので，女性ホルモンが減少する更年期の女性はドライマウスになりやすい。

(3) ドライマウスの検査（表4）
　口腔乾燥症に対する検査方法と診断基準に準じた検査を行う。
①**刺激唾液の測定**
a. サクソンテスト
　あらかじめ重量を測定した規格ガーゼを2分間噛み，前後の重量差で分泌量を測定する。2 g/2 分以下は唾液量減少と判定。
b. ガム法
　チューインガムを10分間噛み，分泌された唾液をコップに集める。計量器に移して唾液量を計量する。10 mL/10 分以下は唾液量減少と判定。

②**安静時唾液量**
a. 吐唾法
　椅子に座らせて，10分間，紙コップに唾液を出す。計器に唾液を移して唾液量を計量する。1 mL/10 分間以下は唾液量減少と判定。
b. ワッテ法
　あらかじめ重量を測定したロールワッテを舌下部に留置して，30秒後あるいは60秒後に取り出して，再び重量を測る。前後の重量差で分泌量を測定する。0.1 g/30 秒以下，0.2 g/60 秒以下は唾液量減少と判定する

③**水分量・湿潤度**
a. 水分量
　口腔水分計（ムーカス［ライフ］）を用いて測定する。本法は静電容量式センサーでインピーダンス値を共振周波数を用いて測定する装置である。表示される数値は実際の水分量ではなく，それを反映した相対値である。約2秒で計測できる。数値は30以上は正常で，25未満の場合は重度乾燥と判定する。
b. 湿潤度
　湿潤度検査紙（エルサリボ［ライオン］）（図10）用いて粘膜上の唾液湿潤度を

表4 口腔乾燥症に対する検査方法と診断基準

刺激時唾液	
サクソンテスト	乾燥したガーゼを2分間咀嚼して，吸湿した唾液を測定する。 2g以下は陽性[*]。
ガム法	チューインガムを10分間噛む。 分泌された唾液が10mL以下であれば陽性[*]。 10〜7mLは軽度，7〜3mLは中等度，3mL以下は高度
安静時唾液	
吐唾法	椅子などに患者を座らせて，10分間，紙コップなどの容器に唾液を出してもらう。 1mL/10分間以下は唾液量減少
ワッテ法	舌下部にロールワッテを留置して30秒あるいは60秒後に取り出して，吸湿された唾液量を計測する。 健常者の平均値は，約0.2g/30秒，0.4g/60秒 0.1g/30秒以下，0.2g/60秒以下は要注意
単一線の検査	R1を用いたシンチグラムや造影法，カップ，チューブによる採取法などがある。
保湿度・水分量	
水分計	口腔水分計を用いて計測する。約2秒で計測可能。 測定圧を一定（200g以上）にする必要がある。 30以上は正常範囲，29未満は乾燥傾向あり，25未満は重度乾燥

[*]シェーグレン症候群の診断基準として使用されている評価方法
（柿木保明・西原達次　編著：月刊「デンタルハイジーン」別冊「唾液と口腔乾燥症」，医歯薬出版，2003を参考に作成）

▶▶▶ サクソンテスト

　唾液分泌能検査には，主にガム法とサクソンテストがある。サクソンテストは乾燥したガーゼを2分間一定の速度で噛み，ガーゼに吸収される唾液の重量を測定して唾液の分泌量を知る方法で，ガーゼの重量増加が2g以下の場合，唾液量が少ない，すなわちサクソンテスト陽性と判断する。

▶▶▶ ガム法

　唾液分泌能検査の刺激唾液量測定法の一つである。チューインガムを10分間噛み，分泌された唾液の量を計量する方法である。

▶▶▶ 吐唾法

　唾液分泌能検査の安静唾液量測定法の一つである。10分間に溜まった唾液をコップに吐き出してその唾液量を計測する方法である。

計測する。舌粘膜上では 10 秒で 2 mm 未満は乾燥傾向あり（1 mm 未満は重度），3 mm 以上でほぼ正常と判定する。舌粘膜下では 10 秒で 5 mm 未満は乾燥傾向あり（2 mm 未満は重度）と判定する。

(4) ドライマウスで使用される薬剤
①人工唾液
保険適応は放射線による唾液腺分泌障害とシェーグレン症候群である。
- サリベート〔帝人ファーマ〕（図 11）

②保湿剤が配合された洗口液（うがい薬），スプレー
a. オーラルウエット，オーラルウエットスプレー〔YOSHIDA〕：保湿成分・ヒアルロン酸の配合された洗口液，スプレー。ヒアルロン酸は，カンジダ菌の繁殖を抑える効果もある。
b. 絹水，絹水スプレー〔生化学工業〕：日本で初めて保湿成分・ヒアルロン酸を配合した洗口液。オーラルウエットとまったく同じ成分。

③保湿ジェル
保湿ジェルは洗口液やスプレーに比べると，効果の持続時間が長いのが特徴である。
a. オーラルバランス〔グラクソ・スミスクライン〕
b. フィットエンジェル〔セレス研究所〕

5. 唾液を用いた多種多様なヘルスケアサービス

わが国は世界に類をみないほどの超高齢社会に突入するにおよんで，自分の健康は自分で守るというヘルスケアの考えが浸透してきた。それを受けてインターネットを利用する個人向け電子検査サービスに参入する事業所が続々登場しており，またチェアサイドや検診時に使える簡便な多項目唾液検査用装置も発売されるなど，多種多様なヘルスケアサービスが展開されている。従来これらに用いる試料として血液，尿が用いられてきたが，これらにかわって，より手軽に採取できる唾液や口腔粘膜が注目されるようになった。

(1) 唾液中のバイオマーカーの受託検査
①サリメトリックス社〔日本では funakoshi〕
唾液中の各種因子を定量する EIA 法による測定キットが 19 種類発売されており，そのほか受託測定サービスのみの測定項目の 6 項目を合わせると 25 種のバイオマーカーの受託検査測定が可能である（表 5）。

②矢内原研究所
唾液成分のクロモグラニン A，コルチゾール，α-アミラーゼ活性，sIgA，

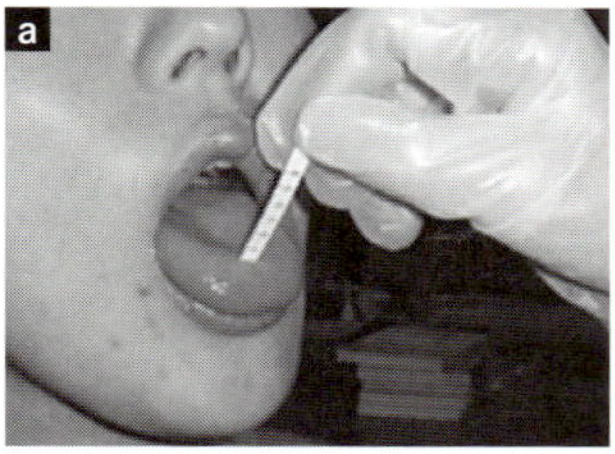

2 唾液検査におけるヘルスケアとその診断

a

b エルサリボ（KISO ウエット）基準値

診断のめやす	10秒法	スコア
よい（潤っている）	3.0 mm 以上	3
ふつう	10.0～2.9 mm	2
わるい（乾いている）	0～0.9	1

図10　エルサリボと判定基準

（渋谷耕司氏より提供）

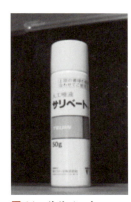

図11　サリベート

▶▶▶ ワッテ法

　唾液分泌能検査の安静時唾液量測定法の一つである。ロールワッテを舌下側に留置して，30秒後あるいは60秒後にロールワッテを取り出し，含まれている唾液量を計測する方法である。

▶▶▶ 水分量

　口腔水分計を用いて舌の粘膜上の湿潤度を計測する方法である。口腔水分計を舌背の粘膜に押し当てて，約2秒で湿潤度を計測することが可能である。

▶▶▶ 湿潤度

　湿潤度検査紙（エルサリボ）を，舌の粘膜上に10秒間立て，湿潤した長さを計測する方法である。

▶▶▶ 多項目唾液検査用装置

　口腔内環境をチェックする唾液検査用装置が開発され，市販されている。簡便かつ短時間で歯と歯茎の健康および口内の清潔度に関する複数の項目が測定できる，唾液検査システムである。
　歯の健康に関連する唾液因子（むし歯菌，酸性度，緩衝能），歯茎の健康に関連する唾液因子（白血球，タンパク質，潜血），お口の清潔度に関連する唾液因子（アンモニア）の7項目を1回の検査で同時に測定できる。

表5 唾液中のバイオマーカー［サリメトリックス］

唾液試料中 バイオマーカー	コルチゾール	エストラジオール	α-アミラーゼ
	コチニン	エストリオール	プロゲステロン
	アンドロステンジオン	エストロン	IL-1β
	17OHP	CRP	DHEA
	IL-6	sIgA	DHEA-S
	メラトニン	テストステロン	トランスフェリンおよび血液混入
	尿酸		
受託測定 サービス	アルドステロン	ネオプテリン	クルモグラニン A
	DNA 分析	総タンパク量	TNF-α

DHEA，17β-エストラジオール，テストステロン，メラトニン，DHEA-S，プロゲステロン，オキシトシン，CRP の受託測定サービスを行っている。

(2) インターネットを利用する個人向け遺伝子検査サービス（表6）
①DeNA ライフサイエンス［DeNA 設立］
　一般向け遺伝子サービス「MYCODE」を開始した。唾液を専用容器に入れて郵送すると，3～4 週間後に検査結果が送られてくる仕組みである。ヘルスケア，がんパック，ディスカバリーと 3 つのコースがあり，ヘルスケアでは全ての病気（がん・心筋梗塞 等）と体質（長生き・肥満 等）の遺伝的傾向がわかるフルパッケージ（全項目 280 項目）である。

②Yahoo! ヘルスケア
　プロジェクト「HealthData Lab」が，約 290 種の病気発症リスクや体質を解析する唾液による遺伝子検査サービスを開始している。

③湧永製薬
　アルコールを代謝する 2 つの酵素「アルコール脱水素酵素（ADH2）」と「アルデヒド脱水素酵素（ALDH2）」の働きを遺伝子レベルで調べる「アルコール代謝関連遺伝子検査」，基礎代謝量との関係が報告されている 3 つの肥満関連遺伝子（β3AR，UCP1，β2AR）を唾液で調べる「肥満関連遺伝子検査」サービスを開始している。

a. アルコール代謝関連遺伝子検査
　口から入ったアルコールは，肝細胞にあるアルコール脱水素酵素（ADH）やミクロソームエタノール酸化系（MEOS）の働きにより，アセトアルデヒドに分解され，さらにアルデヒド脱水素酵素（ALDH）の働きで無害の酢酸に分解される。

表6 インターネットを利用する個人向け遺伝子検査サービス提供事業所

事業所	サービス内容
IFT オンラインショップ	「肥満」「酸化ストレス」「高血圧・血管障害」「コレステロール」「メタボ・糖尿病」「血栓」「免疫」「骨粗しょう症」の8つ遺伝子分類を口腔粘膜で検査
(株) イービーエス	アルコール感受性遺伝子，肥満遺伝子検査を口腔粘膜，爪で検査
(株) レクチャーモア	発病リスクを口腔粘膜で検査
(株) DeNA ライフサイエンス	MYCODE (遺伝子検査) を唾液で検査
(株) NSD	アルコール体質チェックを口腔粘膜で検査
(株) プロップジーン	肥満，認知症などの体質遺伝子検査を口腔粘膜で検査
サリバテック	慶應義塾生命科学研究所から生まれた大学発のベンチャー企業。唾液からがんなどの早期発見
上海オージェネバイオテック研究所	遺伝子才能検査を口腔粘膜で検査
DiNA	体質型遺伝子チェックなどを口腔粘膜で検査
DHC	ダイエット，美肌対策などの遺伝子検査を口腔粘膜で検査
Yahoo! ヘルスケア	Health Data Lab (遺伝子検査) を唾液で検査
涌永薬品 (株)	肥満関連遺伝子検査，アルコール代謝関連遺伝子検査を唾液で検査

▶▶▶ **バイオマーカー**

　バイオマーカーとは，人間の体の状態を表すために数値化した情報をさす。医療の分野では主に疾患の診断や，疾患の進行の程度を明らかにするために用いられている。臨床検査として測定されている生化学検査，血液検査，腫瘍マーカーやCTやMRI，PETなどの画像診断データなどが該当する。今後，バイオマーカーは遺伝子レベルでの測定によって評価可能なものが重要視される。

▶▶▶ **遺伝子検査**

　遺伝子検査は生まれながらに持っている体質を調べる遺伝子検査と，ガンや白血病など，生まれた後に生じたDNAの変化を調べる遺伝子検査に分類される。ヒトの細胞には2万種類の遺伝子が含まれており，どの遺伝子の異常によってどのような病気が発症するかが決まる。ただし，遺伝子検査を行う場合には，すべての遺伝子を検査するのではなく，どの遺伝子に異常があるかを推測した上で，特定の遺伝子のみについて分析・解析を行う。

ADH2，ALDH2 ともに 3 つの遺伝子型があり，その組み合わせによって，エタノールの分解能に差が出る。

b. **肥満関連遺伝子検査**

β2AR（β2 アドレナリン受容体遺伝子），*β3AR*（β3 アドレナリン受容体遺伝子），*UCP1*（脱共役タンパク 1 遺伝子）を検査することによって，内臓肥満型か皮下脂肪型かがわかる。

(3) 多項目唾液検査用装置を用いた検査システム

口腔内環境をチェックする唾液検査用装置「スポットケム ST ST-4911」と検査キット「ST チェック」がアークレイ（株）から発売された（**図 12**）。ライオン（株）との共同開発である。「歯の健康」「歯ぐきの健康」「口腔清潔度」に関しての 7 項目を 5 分間で測定することができる画期的な唾液検査システムである。また同機種がライオン（株）より「サリバリーマルチテスト」として 2016 年 10 月から併発された。

①測定法

試験紙に試料を滴下し，スタートキーを押すだけの簡単な操作で，5 分後に測定結果が得られる簡単操作・迅速測定である。測定結果は，レーダーチャートとともにビジュアル化し，わかりやすく表示され，また，専用ソフトを用いてコメントを入力することもできる。

②測定項目

a. **むし歯菌**

むし歯菌を中心とした，口腔内細菌の代謝活性を測定。

b. **酸性度，緩衝能**

唾液の酸性度および緩衝能（唾液の酸を中和する能力）を測定。

c. **潜血，白血球，タンパク質**

歯周病では，口腔内出血のため唾液中にこれらの項目が検出される。

d. **アンモニア**

唾液中のアンモニアは，口腔内の総細菌数と比例する。

③臨床的展開

チェアサイドでの POCT として用いることができる。また地域，学校あるいは企業などでの歯科検診におけるスクリーニング検査としても利用できる[11]。オーラルヘルスプロモーションを行う上で有用なツールになることが期待される。

(4) 予防を専門として歯科ステーションの開設

公益財団法人ライオン歯科衛生所では，口の健康を守る予防を専門とする歯科ステーション「大阪予防歯科ステーション」を大阪に開設した。東京にある「東

2 唾液検査におけるヘルスケアとその診断

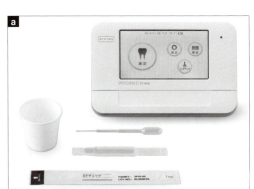

図12 唾液検査用装置「スポットケム ST ST-4911」と検査キット「ST チェック」の操作手順
a. 検査装置と検査キット
b. 検査ステップと結果報告シート
3ステップの唾液検査で,簡単かつ迅速に測定結果を出すことができる。
(http://www.arkray.co.jp/press/press/2016_04_04.html より)

 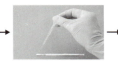 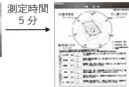

〈ステップ1〉
洗口用水で10秒間,口をすすぐ

〈ステップ2〉
すすいだ液(洗口吐出液)を試験紙にスポイトで滴下

〈ステップ3〉
開始ボタンを押した後,試験紙をセットし測定

測定時間 5分

〈完了〉
5分後に検査結果が印刷される

▶▶▶ アルコール代謝関連遺伝子検査

　胃や腸から吸収されたエタノールは肝臓でアルコール脱水素酵素(ADH)によって分解され,アセトアルデヒドに変化する。アセトアルデヒドの毒性を速やかに分解するために,アセトアルデヒド脱水素酵素(ALDH)が働き酢酸に変化させ,酢酸は最終的には二酸化炭素と水に分解される。分解に係るこの2つの酵素の遺伝子のわずかな違いにより,アルコールを代謝する能力が異なる。アルコール代謝関連遺伝子検査では,ADH2とALDH2の遺伝子の型を調べる。

▶▶▶ 肥満関連遺伝子検査

　頬の内側から口腔粘膜細胞を採取して,β2AR,β3AR,UCP1を検査し,遺伝子型を分類する検査法である。β2ARは脂肪細胞の代謝に関与しており,この遺伝子の多型には,筋肉がつきにくく,一度太ると痩せにくいという特徴がある。β3ARは脂肪組織などに存在し,そこに蓄えられている中性脂肪を分解する役割をもち,この遺伝子の多型には,内臓脂肪が付きやすいという特徴がある。UCP1はミトコンドリアに存在するタンパク質で,この遺伝子の多型には,皮下脂肪が付きやすいという特徴がある。

京デンタルクリニック」も一般診療も行うが，歯科衛生士による予防処置，保健指導にも力を入れている。歯の健康は健康寿命の延伸にもつながることから，時代のニーズにマッチした取り組みである。

（芝　紀代子・下村　弘治）

3　唾液検査とその有用性

1. 歯科領域の唾液検査

　歯科医療においては，疾患発症のリスクを知るための検査や数値指標（異常値と正常値）はなかった。それは，歯科疾患は視診や触診で容易に診断できることによって，生化学や細菌学の研究成果を利用した診断補助技術の発展を遅らせたからであろう。しかし近年，唾液から得られるさまざまな数値がう蝕や歯周病のリスクを知る重要な指標となることが明らかになってきた。

　う蝕や歯周病は，一度罹患すると元の状態に戻すことが不可能な疾患である。したがって，不可逆的な疾患になる状態で「代理の疾患」の診断を下す必要がある。臨床試験・臨床疫学では検査で数値異常を示す高リスク状態を「代理の疾患」という意味でサロゲートエンドポイントという。サロゲートエンドポイントは検査値の変動に過ぎないが，慢性疾患の対策上は検査値異常の状態を疾病として取り扱い，治療の対象にする。サロゲートエンドポイントに対して不可逆的な疾患を「真の疾患」という意味で真のエンドポイントという。唾液検査の数値（異常値，正常値）は，サロゲートエンドポイントに相当する[19]。

　また，検査には定性試験と定量検査がある。例えば，唾液を採取し，位相差顕微鏡で微生物を観察し，病原細菌がいるかいないかを確認することは定性試験である[20]。一方，う蝕の検査であるミュータンスレンサ菌数や歯周病関連細菌数の検査は定量検査になる。これらの唾液検査結果から，歯磨きのモチベーション（動機づけ）に利用されたが，再現性のある正確な数値が出なくても，唾液中に細菌がいることを知らせて警告を与えることが検査の目的だった。

　ここでは，歯科領域の唾液検査としてう蝕と歯周病に関して説明する。

(1) う蝕の唾液検査

　生化学検査を中心とするリスク判定は，人間ドックなどでは検査が容易な血液や尿がよく使われているが，歯科では近年，ミュータンスレンサ球菌の唾液検査

表7　う蝕の唾液検査

1. 唾液分泌量検査
2. 唾液緩衝能を調べるもの
3. 唾液中のう蝕関連菌の菌数
4. 唾液中のう蝕関連菌の酸産生能

によるう蝕リスク判定が実用化されている．つまり，唾液からう蝕原因菌の量，唾液の状態などを測定し，う蝕リスクを算出する．このデータから，う蝕のリスクの高い患者へは歯のクリーニング（professional mechanical tooth cleaning：PMTC）の回数を増やし専門家の積極的な介入を行い，リスクを下げる努力を行う．一方，低リスクの患者へは口腔保健指導を行い，歯科疾患のリスクが高まらないように，定期的なリコールを行う．従来のう蝕の集団チェック，スクリーニングは探針を使ってきたが，探針はう蝕を進行させるリスクがある．発症前に，そのリスクの高まりを捉えることができる方法から唾液が注目されてきた[19]．表7には代表的なう蝕の唾液検査を列挙した．

①唾液分泌量検査

う蝕に関する唾液分泌量検査は，ガムやパラフィンワックスをかむことで分泌される刺激時唾液を，容器へ吐き出して定量を行うのが一般的である（ガム法）[19]．

②唾液緩衝能を調べるもの

唾液の緩衝能は，主に腺細胞の代謝により生じたCO_2を有効利用した炭酸・重炭酸緩衝系（$H_2CO_3 \rightleftarrows H^+ + HCO_3^-$）に多くを依存しており，これを利用したものである[20]．

③唾液中のう蝕関連菌の菌数

う蝕は，歯垢中の*S. mutans*，*S. Lactobacillus*などの菌が産生した酸によって歯質が脱灰されることで起こる疾患であるが，歯垢中の菌は一定の割合で唾液にも溶出している．その菌を定量することでリスクを診断する唾液検査は，今や古典的であるが国内外で実績があり，現在でも唾液緩衝能検査とセットで多くの臨床家が行っている[21]．

④唾液中のう蝕関連菌の酸産生能

う蝕関連菌が産生した酸により，ディスクに塗布した試薬（resazurin）を発色させるものがある[19]．

⑤Axelssonの異常値，正常値

スウェーデンのAxelssonが書いた「う蝕の診断とリスク予測」というテキス

ト[22)]では，年齢によって異なるが，唾液 1 mL 中に 1 万個（10^4 cfu）から 10 万個（10^5 cfu）ないし 100 万個（10^6 cfu）の範囲で正常値と異常値を設定している。この数字は口腔清掃によって変動が大きいため，唾液中の総菌数とミュータンスレンサ球菌の比率をリスク判定に用いた方が安定している。唾液 1 mL 中にはおおむね 1 億個（10^8 cfu）の細菌（主にレンサ球菌）がいるので，比率1％が 100 万個（10^6 cfu），0.1％が 10 万個（10^5 cfu）に相当する。唾液検査に関する研究の結果とAxelsson のテキストから，唾液中のミュータンスレンサ球菌と総レンサ球菌の比率に関する基準値が 0.2〜2％の間に設定された[23)]。

(2) 歯周病への対応
①歯周疾患の進行に対しての予知性

歯周疾患のハイリスク群のスクリーニングに唾液検査が有効であることが明らかにされてきた。この検査が，歯周治療の予後のモニタリングにも使えるのではないかと研究が進められている。その結果，遊離ヘモグロビン，乳酸脱水素酵素（LDH）と歯周病原性菌の状態が歯周疾患の進行に対して予知性をもつことが示唆された。唾液検査が，歯周治療後のメインテナンスの成否の判定や治療計画の設定に有用な手段であることが明らかにされた。

スクリーニングには比較的費用がかからない遊離ヘモグロビン，LDH の検査にとどめ，再発防止を目的とする治療では，オプションとして細菌検査も加えることで，より精度の高い評価を行うことができる。その基準値は年齢，菌種によっても異なるが，たとえば *Porphyromonas gingivalis* の場合，唾液中の総菌数との比率が 0.01％を超えると陽性（リスクが高い）と判定している。**表 8** に代表的な歯周病の唾液検査を列挙した[23)]。

a. 唾液潜血テスト

この検査は歯周病による歯肉からの潜在的出血を調べるもので，チェアサイドのキットとして，歯科医院のみならず，成人を対象とした集団歯科健診などでも広く行われている。唾液中のヘモグロビンの酵素作用によるものとテトラメチルベンチジン（TMB）の酸化を利用したものの 2 種類がある[23)]。

b. 唾液中の歯周病関連菌の菌数を調べるもの

歯周病は，*Porphyromonas gingivalis* をはじめとする歯周病関連菌の複合感染である。この検査は，唾液中の歯周病関連菌の存在を定性的あるいは定量的に評価するものである。また，PCR 法（遺伝子の増幅を応用する方法）を用いて目的とする菌（**表 9**）を検出する方法もある[19)]。

c. 唾液中のタンパク質，酵素を調べるもの

歯周病との関連性で注目されている唾液中のマーカーは，ALP（アルカリホス

表 8 歯周病の唾液検査

1. 唾液潜血テスト
2. 唾液中の歯周病関連菌の菌数を調べるもの
3. 唾液中のタンパク質,酵素を調べるもの

表 9 唾液から主に PCR 法で定量される歯周病関連菌

Actinobacillus actinomycetemcomitans
Porphyromonas gingivalis
Prevotella intermedia
Bacteroides forsythus
Treponema denticola
Fusobac terium nucleatum

表 10 唾液検査の標準値

検査項目	標準値
乳酸脱水素酵素(LDH)	350 units
遊離ヘモグロビン	2 μg/mL
唾液中の *Porphyromonas gingivalis* と総菌数との比率	0.01%
唾液中の総レンサ球菌とミュータンスレンサ球菌の比率	0.2〜2%

ファターゼ)と LDH で,歯周病患者の唾液中のこれらの酵素量が歯周初期治療やフラップ手術の後に大幅に低下することが知られている[23]。

(3) う蝕,歯周病に対する唾液検査の標準化

近年,公益財団法人 8020 推進財団が「唾液検査標準化に関する研究」に関する報告を行った[24]。唾液検査は,従来の疾患の発見やモチベーションのための唾液検査ではなく,検査値を使ってリスクを判定し,専門家の介入によって検査値を正常値に戻し,つねにリスクを監視していくためのものある。表 10 に唾液検査の標準値を示す。唾液検査を導入した歯科健診によって,本当の意味でう蝕と歯周疾患の予防が可能となるのである。

(4) 唾液検査の課題

唾液検査のいくつかは,全国展開している臨床検査会社に検体を送ることで(Direct 法:選択培地にて直接培養する方法),後日その結果を送付してくれる。ただし,採取した唾液を所定の容器に入れて検査会社まで送る必要があり,チェアサイドでは結果がすぐ出ないこと,また,当然,保険適用ではないため,一検体あたりの検査料は意外に高価である[12]。今のところ,一般の病院で行われてい

る血液検査のように手軽に行えるものではない。また、う蝕や歯周病は多因子性疾患であるため、唾液検査のみで病態を決定できない。しかし、その患者がう蝕や歯周病の活動性が高い状態になっていることは間違いない。

2. 唾液による遺伝子検査

遺伝子検査は，遺伝子のもつ情報を解析することで，先天的な病気のなりやすさや体質などを知ることができる検査である。「DNA検査」と呼ぶこともある。遺伝子検査はこの10年近くでDNAの解析技術が急速に発展し，分析にかかる費用が下がると共に，短時間で行えるようになった。また，血液ではなく唾液でも簡単に遺伝子を調べられることから，新しい病気の予防法として身近な検査となる。病気は，遺伝子と生活習慣の双方の影響で，発症の有無やその程度が決まるといわれている。それゆえ，病気を未然に防ぐためには，検査で自分の「遺伝子型」を知って，遺伝的にかかりやすい病気の傾向を学び，病気にかからないために生活習慣の改善を行うことが重要であるといえる。

遺伝子検査の試料として，なぜ唾液が使えるのか。一般的には血液や，口腔の粘膜，髪の毛などがあるが，試料の条件として体を大きく傷つけることなく，遺伝情報を担うDNAを豊富に含む細胞を採取できるところが長所である。核をもつ白血球を豊富に含む血液は検査の精度を考えると好ましいが，注射などで血液を取り出す必要があるため，大量に手軽に採取できない。図13は唾液から抽出したDNAを確認できる電気泳動所見である[26]。図14には口腔内細胞からの採取量を示す。

また，最近では，唾液は血液と同じくらい検査試料に向いていると考えられており，国際的な遺伝情報の研究でも標準的に使われることが多くなっている。唾液は一見透明であり，多くの白血球を含んでいる。この白血球の細胞にDNAが含まれていて，遺伝子検査の解析対象になる。流動性があって，液体で均一であるところも試料として好ましい。唾液を試料に使った場合と白血球を豊富に含む血液との間で検査の精度を比べたものもある。唾液と血液との間に精度の差はほとんどなく，唾液は遺伝子検査に適切であると報告されている[27]。

（今村　泰弘・王　宝禮）

3. 唾液による個人識別

(1) 体液の遺伝標識とその法医学的意義

体液とは生体を構成する液体成分である。法医学では唾液，精液，汗，涙，尿，鼻汁等の分泌液を一般に体液という。体液はさまざまなものに付着し，乾燥

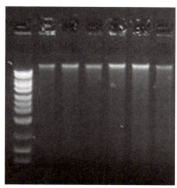

図13 唾液中のDNAの電気泳動像

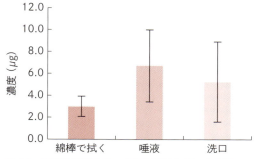

図14 口腔内細胞からのDNA抽出を行った収量

した体液斑は，個人識別において重要な検査試料となる。体液中には血液型等の遺伝標識が含まれるだけでなく，体液特有の遺伝標識も存在する。関係者の体液や犯罪現場に遺留された体液斑から遺伝標識を検査することにより，それが誰のものであるかを特定することができる。基本的には体液および体液斑から検査した遺伝標識と，該当者と考えられる人物の遺伝標識を比較検討することにより個人の識別，特定がなされるのである。このように，体液の遺伝標識は法医学上重要なツールとなっている[28]。

現在では，これら体液および体液斑からDNAが採取できる場合が多く，DNA型検査によって精度の高い個人識別ができる。

(2) 唾液斑

たばこの吸殻，切手，封筒，ガムなどについて，唾液の有無を検査する。唾液には10種類以上の酵素が存在しており，その中でも汎用される証明法はα-アミラーゼの検出である。ブルー・スターチ法はデンプンを基質としたアミラーゼ検出法であり，青藍色の消退によって唾液の存在を判定する[29]。

①唾液（斑）検査

a. 紫外線検査

唾液斑は肉眼的に識別することは困難であり，市販の紫外線照射器（2,500～3,600Å）を用いて，暗室内で被検物に紫外線を照射する。反応があれば淡い蛍光色を発する。ただし，デンプン，精液，腟液，蛍光染料による蛍光との識別が重要である[30]。

b. アミラーゼ検査

紫外線検査が陽性である場合に続いて行う。α-アミラーゼはヒトの膵液，腸

液，膣液にも存在するので，検査結果の評価は二次的汚染がないかを確認する必要がある[30]。

②血清学的検査

a．抗ヒト唾液沈降素による証明

複数のO型ヒト唾液を加熱遠心した後の上清濃縮液，または分離したタンパク質を免疫抗原とした抗ヒト唾液沈降素を用い，ゲル内二重拡散法や，電気泳動法によって沈降素と唾液斑浸出液との間に形成された沈降線を観察する[30]。

b．抗ヒト唾液アミラーゼ沈降素による証明

分離精製したヒト唾液 α-アミラーゼを抗原として作製した沈降素を用い，ゲル内二重拡散法や，電気泳動法を用いて沈降線を観察する[30]。

c．抗ヒト唾液パロチン沈降素による証明

唾液中のサリバパロチンA（saliva parotin A，分子量 15,900 の唾液腺ホルモン）に対する沈降素を用いてゲル内二重拡散法や，沈降電気泳動法にて沈降線を観察する。これらの検査は，使用沈降素のヒト特異性を前もって吟味しておかなければならない[30]。

(3) 唾液（斑）からの血液型検査

ABO（H）型物質は赤血球表面のみではなく，体液中にも可溶性抗原として存在する。特に唾液中のABO（H）型物質の量はヒトによって異なる。すなわち，唾液中に多量の血液型物質を分泌するヒトを分泌型，分泌していないヒトを非分泌型と分類できる。日本においては分泌型が約75％，非分泌型が約25％といわれている。非分泌型であっても少量の血液型物質は分泌するので，解離試験，混合凝集試験（表 11）を用いれば唾液斑からのABO式血液型の判定は容易である（表 12）[28]。

(4) 唾液タンパク質型検査

全唾液が試料の際には電気泳動法を用い，タンパク質型，酵素型などが検査の対象となる。唾液斑では検査し得るシステムが制限される[28]。

(5) DNA 型検査

唾液に含まれる口腔粘膜細胞からDNAが抽出できるため，最近のDNA検査では血液よりも唾液採取キットを利用する場合が多い。近年は，バイオテクノロジーの開発によってDNA配列解析が盛んに行われている。ゲノムDNAにも個体差があり，DNA型あるいはDNA多型と呼ばれる。法医学領域では，個人識別，親子鑑定に広く利用されている（表 13）。DNA塩基配列の多型部分を判定する方法がDNA多型分析であり，DNA鑑定とも呼ばれる。遺伝子情報の解読にはPCR法が用いられる[28]。

※DNAは究極の個人情報である。したがって，取り扱いには細心の注意をしなければならない。

①DNA 多型

a. PCR（polymerase chain reaction）法

　法医学では対象試料が微量または断片化している場合が多い。そこで微量のDNA 断片を選択的に増幅する PCR 法は極めて適した分析法である。個人に特徴的な繰り返し配列が解明されるに伴い，PCR 法で繰り返し配列領域を増幅し，電気泳動後バンドとして確認・判定する方法が主流となってきている[28]。

b. ミトコンドリア DNA

　エネルギーを生産する細胞小器官のミトコンドリアには，核内のゲノム DNA

▶▶▶ **ブルー・スターチ法**

　アミラーゼ検出試薬（ブルー・スターチ）少量を，試験管に加えてよく混和させ，37℃の乾燥器で約 60 分間反応させる。遠心を行い上清の着色を観察し，斑痕が唾液斑であるかを判別する。上清が青藍色となった斑痕にはアミラーゼが存在する[30]。

▶▶▶ **ゲル内二重拡散法**

　ガラス板上の 1% アガロースゲルに 2 穴以上の穴をあけ，1 つに抗血清，他方に試料を入れ，湿箱中で経時的に，穴と穴との間に白い沈殿線が生じるかを観察する。一般的には，中心に抗血清，同心円状の 6～8 の穴には検査すべき抽出試料，ヒト血液あるいは他の動物血液等を入れて検査する。

　対照ヒト血液の沈降線と融合した沈降線が形成されれば陽性であるが，湿箱中で数日間観察しなければいけない場合もある。検出感度はそれほど高くはない[28]。

▶▶▶ **沈降電気泳動法**

　1% アガロースゲルに 2 組の穴を開け，試料を陰極側の穴に，抗血清を陽極側の穴に入れて通電する。アルブミンやヘモグロビン等のタンパク質は陽極側に，抗血清は陰極側に泳動され，出会ったところに沈降線が観察される。

　2 つの穴の間に白い沈降線が生じたら陽性である。約 20 分の泳動で反応を確認でき，検出感度も高い。生じた沈降線が極めて薄く，真の沈降線か否か疑われる場合には，泳動後のゲル板をそのまま一晩生食に浸して観察すると明らかになる場合がある[28]。

▶▶▶ **ABO 式血液型**

　Landsteiner によって発見された初めての血液型である。ABO 式血液型抗原は赤血球ばかりではなく，上皮組織を中心に他の組織にも存在している。抗原の特異性は，前駆体の糖鎖の末端に異なる単糖が転移されることによる。自己の ABO 抗原に対応しない自然規則性抗体が血清中に存在し，A 型の個体の血清中には抗 B 抗体（β 凝集素），B 型の個体には抗 A 抗体（α 凝集素）がそれぞれ存在する。O 型には両方が存在し，AB 型にはいずれも存在しない（ランドシュタイナーの法則）[28]。

表11 血痕の血液型判定法

	吸収試験	解離試験	混合凝集試験
方法	① 血痕を細切する	① 血痕をエタノールで固定する	① 血痕をエタノールで固定する
	② 力価1:4の抗血清を加えて，37℃で2時間，4℃で一夜静置	② 抗血清を加え，室温で2〜3時間感作し，生理食塩水で洗浄する	② 0.2％酢酸で脱色する
	③ ②の抗血清をとり，1〜8倍希釈し，判定血球で型判定する	③ 生理食塩水を加え55℃で10分間加温し，抗体を解離する	③ 抗血清を加え3時間放置し，生理食塩水で洗浄する
		④ 解離液に判定血球を加え，型判定する	④ 判定血球を加え，2時間放置後，顕微鏡下で型判定する
感度	低い	高い	非常に高い
手技	非常に簡単	簡単	熟練を要す

（福島弘文・宮坂祥夫・水口　清：物体検査と個人識別．法医学　改訂3版，福島弘文（編），南山堂，p249，2015 より改変）

とは別のDNAとタンパク質合成系をもっている。高等生物ではミトコンドリアDNAは母性遺伝することが特徴となっている[28]。

c. STR（short tandem repeat）

DNA上に特定の塩基配列が繰り返し並んでいる反復配列である。2〜5塩基対のものをマイクロサテライトと呼ぶ。反復回数の違いによって生じる多型はPCR産物の長さの差として検出される[28]。

d. SNPs（single nucleotide polymorphisms）

1塩基単位での置換や欠失で生じる多型である。代表的なものはABO式血液型である[28]。

(6) 口腔領域におけるDNA解析への試料入手の特徴

口腔領域は研究資料が採取しやすい部分である。すなわち、唾液はほとんど無侵襲で採取することができ、義歯や歯石には口腔粘膜上皮や血液成分が取り込まれており、歯の形態を損なうことなく遺伝情報を得ることが可能である。また、歯を抜去した際には血液、歯髄、歯根膜、状況に応じて顎骨も採取することができ、他の研究領域と比較して試料が入手しやすい環境にある。特に歯科治療においてレジンは使用頻度が高く、歯冠補綴物、床義歯等の形で見出され、そこから付着した唾液斑を利用しDNAの抽出を行い、個人識別への応用も可能である[32]。

（大草　亘孝・王　宝禮）

表12 ABO式による血液型の判定

唾液斑	抗A	抗B	抗H	型判定
1	+	−	+	A
2	−	+	+	B
3	+	+	+	AB
4	−	−	+	O

(福島弘文・宮坂祥夫・水口　清：物体検査と個人識別．法医学　改訂3版，福島弘文（編），南山堂，p252，2015より）

表13　DNAの弱点

- DNA鑑定では，試料の置かれた環境に左右される。
  すなわち，DNAは乾燥に強いが，水やアルカリ，放射線，紫外線によって分解・断片化してしまう。
- 化学物質等の汚染，複数のDNAの混合といった状況も踏まえて検査をしなければならない[31]。

Topics

寄生生物の個人識別への応用

　世界各国において身元不明死体は増加してきている。従来，身元確認方法としてヒトDNA型を用いてきたがおよその出身地域は3大陸程度の大まかな推定でしかなかった。近年は，ヒトに寄生するJCウイルス*のゲノム型が世界各地で30以上の型に別れて分布していることが明らかになり，これを応用し，ウイルスのゲノム型を検出することで身元不明死体の出身地域が推定できる方法も開発されている。現在では，カンジダ・アルビカンス，ヘリコバクター・ピロリ等の寄生生物を用いた研究にも発展している。犯罪現場での尿斑，唾液斑等の体液斑の証明にも応用できる可能性を含んでおり，重要性を増してきている[33),34)]。

　※JCウイルス：ヒトポリオーマウイルス属に分類され，進行性多巣性白質脳症の患者の脳組織からはじめて分離されたウイルスである。

（大草　亘孝・王　宝禮）

文献

1) 押鐘 篤，覚道幸男：唾液のはなし．口腔保健協会，東京，pp13-20，1983.
2) Edgar WM, Bibby BG, Mundorff S, et al. Acid production in plaques after eating snacks：modifying factors in foods. J Am Dent Assoc 1975；90：418-425.
3) Lashley KS. Reflex secretion of the human parotid gland. J ExpPsychol 1916；461-493.
4) Schneyer LH. Method for the collection of separate submaxillary and sublingual salivas in man. J Dent Res 1955；34：257-261.
5) 兼平 孝：歯科における唾液検査．日本口腔検査学会雑誌 2011；3：13-20.
6) 久保木芳徳：採唾法と唾液の生化学的検査．歯科ジャーナル 1982；16：725-732.
7) 川口 充，松尾龍二：唾液を用いた検査法の問題点と血中薬物動態測定代替法の展望．日薬理誌 2013；141：295.
8) 池野 良：HIV-1 感染者における唾液中ウイルスの定量的研究．新潟歯学会誌 2010；40：71-73.
9) 舘 知也，加地範匡，渡慶次学：マイクロチップイムノアッセイ．分析化学 2007；56：521-534.
10) Sugimoto M, Wong DT, Hirayama A, et al. Capillary electrophoresis mass spectrometry-based saliva metabolomics identified oral, breast and pancreatic cancer-specific profiles. Metabolomics 2010；6：78-95.
11) 西永英司，牧 利一，斉藤浩一，他：唾液による総合的な口腔検査法の開発―横断的研究における口腔内の検査結果と多項目唾液検査システム（AL-55）の検査結果の関連について―．日歯保存誌 2015；58：219-228.
12) 鴨井久一，花田信弘（監修）：歯科医師・歯科衛生士のための唾液検査ハンドブック．ヒョーロン・パブリッシャーズ，2008.
13) 口腔細菌学談話会（編）：歯学微生物学 第 5 版，医歯薬出版，1992.
14) 石川達也，高江州義矩（監訳）：唾液の科学．一世出版，1998.
15) 森本俊文，山田好秋，二ノ宮裕三，他（編）：基礎歯科生理学．医歯薬出版，2014.
16) 渡部 茂（監訳）：唾液 歯と口腔の健康 第 3 版．医歯薬出版，2008.
17) 大塚吉兵衛，榊 鉄也，安孫子宜光：唾液と唾液腺．スタンダード生化学・口腔生化学 第 3 版，池尾 隆，加藤靖正，近藤信夫，他（編），学建書院，pp344-364，2016
18) 天野 修，草間 薫（編）：口腔生物学各論 唾液腺．学建書院，2006.
19) 野村義明，花田信弘，佐藤 勉：唾液検査の基本．歯科医師・歯科衛生士のための唾液検査ハンドブック，鴨井久一，花田信弘（監修），ヒョーロン・パブリッシャーズ，2008.
20) 勝村聖子，玉置 洋：唾液検査を活用した歯周病集団検診の意義．歯科医師・歯科衛生士のための唾液検査ハンドブック，鴨井久一，花田信弘（監修），ヒョーロン・パブリッシャーズ，2008.
21) 熊谷 崇，熊谷ふじ子，Bratthall Douglas，他：クリニカルカリオロジー，医歯薬出版，東京，1996.
22) Per Axelsson：う蝕の診断とリスク予測（実践編）．高江州義矩（監訳），クインテッセンス出版，東京，2003.
23) 鴨井久一，佐藤 勉，花田信弘，他：唾液検査の目的と有効性．鴨井久一，花田信弘，佐藤勉，他（編），Preventive Periodontology，医歯薬出版，pp37-61，2007.
24) 花田信弘，野村義明，佐藤 勉：8020 推進財団 指定研究事業報告書 唾液検査標準化に関する研究．公益財団法人 8020 推進財団，2011.
25) 花田信弘，鴨久一：唾液検査の使い方と基準値．鴨井久一，花田信弘，佐藤 勉，他（編），Preventive Periodontology，医歯薬出版，2007.
26) Hu Y, Ehli EA, Nelson K, et al. Genotyping performance between saliva and blood-derived genomic DNAs on the DMET array：a comparison. PLoS One. 2012；7：e33968.
27) Imamura Y, Wang PL, Kuno T, et al. A simple method of obtaining lingual mucosal cells with a toothbrush for DNA extraction. Oral Therapeutics and Phamacology 2006；25：17-21.
28) 高取健彦（監修）：NEW エッセンシャル法医学 第 5 版，医歯薬出版，2012
29) 田島義文：簡明 歯科法医学 第 1 版．永末書店，2005.
30) 永野耐造，若杉長英（編）：現代の法医学 改訂第 3 版増補，金原出版，1998.
31) 寺野 彰，一杉正仁：カラーイラストで学ぶ集中講義 医事法学・法医学 第 1 版，メジカルビュー，2012.
32) 小室歳信：歯髄，歯石および唾液斑からの DNA 鑑定による個人識別，臨床検査 2009；53：813-818.
33) 池谷 博：寄生生物の法医学的応用．京府医誌 2008；117：835-841.
34) 櫻田宏一：法科学と唾液―犯罪捜査における体液の位置付け―．日本唾液腺学会誌 2009；50：10-11.

第Ⅲ章 唾液腺の基礎

1 唾液腺の形態

　口腔に開口する唾液腺には，小唾液腺と大唾液腺がある．1日に分泌される唾液は約1〜1.5 Lであるが，60〜70％が顎下腺，25〜35％が耳下腺，5％あるいはそれ以下が舌下腺，5〜8％が小唾液腺から分泌される[1]．

　小唾液腺（minor salivary gland）は口腔粘膜下の分泌終末構造から短い導管が出て口腔に開く口腔腺であり，分泌液は粘液を多く含む．解剖学的には，舌の前後の表面に開口する**前舌腺**と**後舌腺**，舌乳頭周囲の溝に開口する**エブネル腺**，唇に開口する**口唇腺**（labial gland），口腔前庭に開口する**頰腺**，**臼後腺**，**口蓋腺**がある．

　大唾液腺（major salivary gland）は，**耳下腺**，**顎下腺**，**舌下腺**の3種類あり，自律神経の二重支配を受けている（図1）．耳下腺の副交感神経一次中枢は延髄にある下唾液核であり，舌下腺・顎下腺の副交感神経一次中枢は橋と延髄の間にある上唾液核である．また交感神経の一次中枢は胸髄側核にあり，動脈周囲の神経叢として腺体内に入る（唾液腺の神経支配）．

　唾液腺は**分泌終末部**（secretory endpiece）と**導管**（duct）からなる（図2）．分泌終末部においては，**原唾液**（primary saliva）が産生・分泌される．導管を通過する間に，導管細胞の分泌により，K^+イオンを得たり，導管細胞の吸収によりNa^+イオンを失ったりして，原唾液の組成は修飾を受ける．その結果，口腔に分泌される最終唾液（final saliva）は，原唾液と異なる組成をもつ．唾液の分泌速度（唾液の流速）により導管での唾液の滞留時間が異なり，最終唾液の組成は影響を受ける[2]（このThaysenの二段階説をYoungらが実験的に証明した[3]）．

　細胞同士は3種の様式〔**タイト結合**（tight junction），**デスモゾーム**（desmosome），**ギャップ結合**（gap junction）〕で結合され，管状（舌下腺）あるいは腺房状（耳下腺），混ざりあった混合腺（**顎下腺**）の分泌終末部を形成する．管腔と基底側細胞間隙の区別は，輸送の一方向性を明確にするために不可欠である．形態学的に，分泌終末部の管腔には**微絨毛**（microvilli）が存在し，基底側膜には**基底**

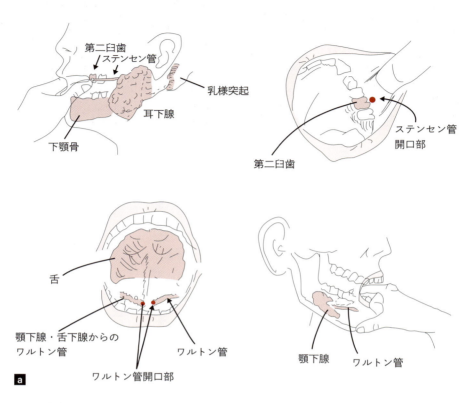
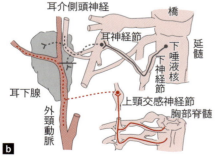
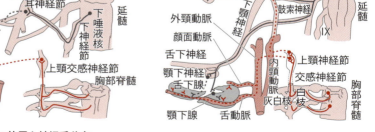

図1　大唾液腺の位置と神経系分布
a．耳下腺と顎下腺の位置と開口部
b．神経支配

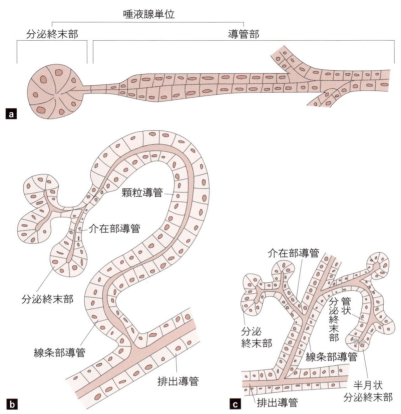

図2 唾液腺の単位
a. 唾液腺の構成
b. ラット顎下腺
c. ヒト顎下腺
(Young JA, Cook DI, van Lennep EW, et al. In：Physiology of the Gastrointestinal Tract, 2nd ed. Johnson LR (ed), Ravan Press, New York, pp773-815, 1987を参考に作成)

陥入(basal infolding)が存在するのが特徴である。電子顕微鏡切片で見ると，微絨毛の断面は円形であり細胞膜と繋がらず，孤立している。一方，基底陥入の断面はどこかで必ず細胞膜と繋がっている。これらの違いは，電子顕微鏡で区別できるが，光学顕微鏡では色素法などの他の方法を併用しない限り区別できない(図3)。

分泌終末部細胞の分泌顆粒
電子顕微鏡で観察すると，粘液細胞の分泌顆粒は均一で，ときに電子密度の低

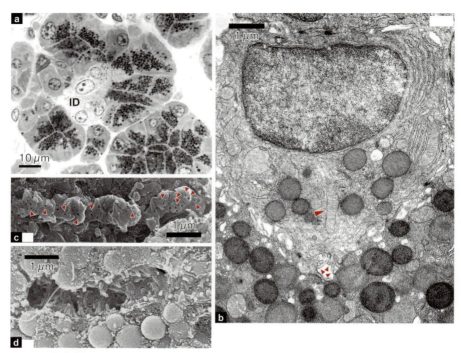

図3 血管灌流耳下腺腺房の電子顕微鏡写真（無刺激）
a. 光学顕微鏡写真
　　ID：介在部導管
b. 透過型電子顕微鏡写真。中央下1/5に見える空隙には微絨毛（矢頭）が存在し，この部位が細胞間分泌細管の割断面である。
(Murakami M, Yoshimura K, Segawa A, et al. unpublished EM photographs, 2002 より)
c. オスミウム浸透法による細胞内小器官を除去した試料の走査電子顕微鏡写真。細胞間分泌細管を細胞質側より観察したところ。矢頭で示した黒い穴は微絨毛に相当する。
d. オスミウム浸透法による走査電子顕微鏡写真。直径1μm弱の小球は分泌顆粒，中央の凹部は細胞間分泌細管。内部に微絨毛が見える。

い綿状物質が少し見られる程度である。一方，漿粘液細胞の分泌顆粒は，非常に多様なサブ構造を示す。固定時間，固定液組成，食事条件によりさまざまなパターンが観察されるが，そのサブ構造の成因は不明である。ヒト耳下腺・顎下腺の分泌顆粒には大量のアミラーゼが染色されるが，分泌液のアミラーゼ濃度は耳下腺唾液の方がはるかに高い。ラットは顎下腺からアミラーゼをほとんど分泌しないが耳下腺からは大量に分泌する。イヌ・ウシ・ヒツジはいずれの腺からもアミラーゼを分泌しない。種による食性の違いは唾液機能の多様性に表れる。<u>混合</u>

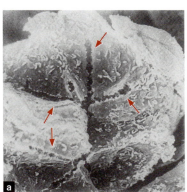 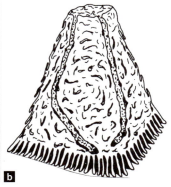

図4 細胞間分泌細管
a. 腺房部の走査電子顕微鏡写真。矢印は細胞間分泌細管を示す。
b. 模式図

腺という述語は分泌顆粒の性質を示す述語である。

　分泌終末部では<u>筋上皮細胞</u>（myoepithelial cell：MEC）が周囲を覆い，分泌終末部（腺房）の形態を保持している。また2つの分泌終末部細胞（腺房細胞）がつくり出す<u>細胞間分泌細管</u>（intercellular canaliculi）が管腔であり，分泌終末部の中心で数本の細胞間分泌細管が合流して導管に連結する。管腔か否かは微絨毛があるかないかで決まる（図4）。

　導管部は分泌終末部から口腔に向けて，<u>介在部導管</u>（intercalated duct：ID），<u>線条部導管</u>（striated duct：SD），<u>排出導管</u>（excretory duct：ED），<u>主排出導管</u>（main excretory duct：MED）の順に連結し，口腔まで唾液を導く。大唾液腺は**小葉構造**（lobule）をもつ。介在部導管（ID）と線条部導管（SD）は小葉内にあり**小葉内導管**（intralobular ducts）という。**排出導管**（ED）は，通常，小葉間にまたがる**小葉間導管**（interlobular duct）である。ヒト，サルの大唾液腺ではID-SD-EDの導管システムであるが，オスのラット・マウスなどげっ歯類の顎下腺ではIDとSDの間に光学顕微鏡では<u>顆粒導管</u>（granular duct：GD）が存在する。これらの導管は形態的にも機能的にも区別される。

▶▶▶ 耳下腺 parotid gland

　成人で 15〜30 g。腺体は耳前方の皮下に存在し，導管は上顎第二臼歯付近に開口する。開口部は肉眼でも観察でき，唾液も採取できる。耳下腺分泌終末部は腺房状の構造。かつて漿液細胞といわれたが，ムチンなどの配糖体が確認されており，厳密には漿粘液細胞である。導管（ステンセン管）は第二臼歯あたりで口腔前庭に開口し，耳下腺唾液は，歯列前面より歯列を抜けて口腔に進入する。

（村上　政隆）

▶▶▶ 顎下腺 submandibular gland

　成人で 7〜10 g。導管は舌下腺の内側を前方に走り，舌下の舌下乳頭（小丘）に開口する。分泌終末部は化学固定組織標本では明るい管状部（tubular）と少し暗い半月部（demilune）から構成され，いずれも漿粘液細胞である。半月部の配糖体と管状細胞部の配糖体は種類が異なり，染色性も異なる。凍結固定では管状部の分泌顆粒は膨張せず，漿粘液腺粒と同じ大きさで観察される。図 2 に示すように，ヒトとラットの顎下腺の形態は異なり，種多様性が存在する[4]。

（村上　政隆）

▶▶▶ 舌下腺 sublingual gland

　成人で 2〜3 g。口腔底粘膜直下に存在し，粘膜側が隆起し舌下皺襞を形成する。小舌下腺からの導管 8〜20 本（リビウス導管）はこの舌下皺襞上に開口する。大舌下腺の導管はバルトリン管と呼ばれ，舌下皺襞の最も内側に存在し，舌下，顎下腺導管に開口する。舌下腺および顎下腺の唾液は口腔底の舌下窩に流れ込む。粘液管状細胞，漿粘液腺房・半月終末細胞からなる。粘液管状細胞には中性・酸性硫酸塩・酸性非硫酸塩が含まれ，漿粘液腺房・半月終末細胞にはシアル酸が多く含まれる。

（村上　政隆）

▶▶▶ 混合腺 mixed gland

　分泌終末（あるいは腺房）細胞に存在する分泌顆粒内容の性質（漿液/漿粘液/粘液）が，混在していることをさす。分泌終末部の形態（acinar/tubular/tubuloacinar など）が混在していることをさすものではない。解剖学用語委員会（FICAT）は 2008 年時点で Terminologia Histologica（https://www.unifr.ch/ifaa/Public/EntryPage/ShowTA98EN.html）[5]では分泌終末部について以下の用語を列挙している；Seromucous demilune, Serous demilune, Acinus, Alveolus, Tubule, Tubulo-acinus, Tubulo-alveolus, Mucous cell, Serous cell, Seromucous cell, Fusiform myoepithelial cell, Satellite myoepithelial cell。

（村上　政隆）

▶▶▶ 唾液腺の神経支配

　唾液腺に分布する神経は，自律神経（副交感神経と交感神経）が主体である。図 1-b に示すように，副交感神経の起始核は延髄の外側網様体に位置する上・下唾液核である。上唾液核は顎下腺と舌下腺を支配し，下唾液核は耳下腺を支配する。上唾液核の神経は，顔面神経（中間神経），鼓索神経，舌神経を通り，顎下神経節で節後神経に連絡する。下唾液核の神経は，舌咽神経，鼓室神経，小浅錐体神経を通り，耳神経節に至る。節後神経は耳介側頭神経を通り耳下腺に分布する。交感神経は第 2〜4 胸髄の側核を発し，交感神経幹を通り上頸神経節に達する。ここで節後神経に連絡し，動脈に沿って各々の唾液腺に分布する。なおこれらの自律神経の経路

には感覚神経も含まれており，唾液腺の痛覚や導管の内圧変化を感知していると考えられる。なお上唾液核は涙腺の副交感神経の起始核も含むことを，八木田が1909年に報告している[6]。

　イヌやげっ歯類などは，体表は毛皮で覆われているため汗腺の機能は限定され，そのかわり高温環境下では多量の顎下腺唾液を分泌し体表面に塗布する。唾液の蒸発による気化熱を利用して体熱を放散する。この唾液分泌は体温調節中枢（視索前野）からの司令が単シナプス性に上唾液核に達するためと考えられている。遺伝的に高温耐性を獲得したラットは，顎下腺や涙腺が肥大している。

（松尾　龍二）

▶▶▶ 分泌終末部 secretory endpiece

　分泌終末部の終末部という言葉は endpiece の邦訳である。細胞内に分泌顆粒を含んだ細胞が並び内に管腔を含んで盲端を形成した部分を endpiece と称する。これは分泌顆粒の性質に関わらない用語である。分泌細胞が球状に集合し，内部に管腔をもつ分泌終末部を腺房と呼ぶ。ラット・マウスなどのげっ歯類の顎下腺分泌終末部はその形態から腺房と呼ばれるが，ヒト顎下腺の分泌終末部は性質の異なる分泌顆粒を含む細胞 serous demilune（漿液半月）と mucous tubule（粘液小管）からなり，tubulo-acinous の形状となり，腺房とは呼ばない（図2参照）。耳下腺は動物種によらず腺房と呼称して差し支えない。

（村上　政隆）

▶▶▶ 導管 duct

　唾液腺には種特異性があるが（図2およびColumn；111頁の図参照），基本的に分泌終末部で分泌された原唾液（primary saliva）は，導管を経由して口腔内の導管開口部に至るまでに導管の吸収と分泌作用を受けて組成が修飾される。動物種に共通の導管機能には線条部導管（striated duct）での Na^+ 再吸収と K^+ 分泌である。Cl^- は Na^+ とともに再吸収され，HCO_3^- は分泌される。導管の線条部の血管側細胞膜には Na^+/K^+ ATPase が高濃度に発現しており，管腔側膜の Na^+ チャネルとともに Na^+ の再吸収を担う。原唾液は血液の組成とほぼ同様であるが，最終唾液は Na^+ 濃度が低く，K^+ 濃度が高く，浸透圧は低張である。導管は唾液分泌により体から失われる NaCl を回収しているといえる。またラット・マウスなどのげっ歯類では顆粒導管が発達し，神経成長因子など種々の生理活性ペプチドを産生している。

（村上　政隆）

▶▶▶ 原唾液 primary saliva

　分泌終末部で産生され分泌した唾液を原唾液と呼ぶ。これまでガラス微小管によるマイクロパンクチャー法で原唾液の採取が試みられたが，介在部導管の管腔からの採取は実現できていない。しかし，Youngらはこの方法で口腔内の開口部から順次分泌終末部に向かって導管内唾液を採取した結果，Na^+ 濃度は上昇して，K^+ 濃度は減少した。このことから，Thaysenの二段階説が証明された[7]（図6参照）。

（村上　政隆）

▶▶▶ タイト結合 tight junction

　タイト結合を構成するタンパク質として，オクルジン occludin（60 kD）およびクラウジン claudin（23 kD）が同定されている。これらのタンパク質は膜貫通型であり，オクルジンは細胞内に長いc端末を伸ばし，この部位にZO-1，ZO-2，ZO-3などの関連タンパク質が反応する。ZO-1はタイト結合のマーカーとして免疫組織化学で染めることができ，分泌終末部には2本線

が観察され，2細胞が2本のタイト結合で接着していることがわかる。2本の接着部の間に細胞間分泌細管 (intercellular canaliculi) 構造が形成され，この細管内に分泌物が原唾液として放出される。細管は細胞頂部で融合し導管につながる。すなわちタイト結合は，血液側の組織間隙 (basolateral interstitial space) と分泌細管内部 (管腔 luminal space) を隔てる境界として働く。　　　　　　　　　　　　　　　　　　　　　　　　　　　　　　　　　　　　　　（村上　政隆）

▶▶▶ デスモゾーム desmosome

上皮細胞間および心筋細胞間で形成される細胞間接着構造。接着斑とも呼ばれる。膜貫通タンパク質であるデスモグレインおよびデスモコリンは，細胞外にカドヘリン様配列をもち，この細胞外ドメイン同士がカルシウム依存的に結合することで細胞同士を接着させている。デスモグレインおよびデスモコリンの細胞質側にはプラコグロビンが結合する。プラコグロビンはβ-カテニンと相同性を持つタンパク質で，デスモプラキンを介してケラチンなどの中間径フィラメントと結合する。　　　　　　　　　　　　　　　　　　　　　　　　　　　　　　　　（吉垣　純子）

▶▶▶ ギャップ結合 gap junction

菅野と Lowenstein が1963年に昆虫の巨大唾液腺細胞の核膜電位を計ろうとして見つけた。ギャップ結合は分子量 300 程の蛍光物質を1つの細胞から隣の細胞に通過させた。現在までに，コネキシン connexin というタンパク質が6個ずつ集まりギャップ結合を形成すること，細胞内 Ca イオン濃度の上昇により，結合が閉じ細胞間の連絡は絶たれることがわかっている。一般に，細胞内 Ca イオン濃度は数十 nM に制御されているが，細胞外液は数 mM であり，細胞膜に障害が加わると，細胞内 Ca イオン濃度が上昇する。この時ギャップ結合が閉鎖し，障害を受けた細胞が他の正常細胞と切り離される。これがギャップ結合の大きな役割とされている。分泌現象への関与はまだよく分かっていない。最近コネキシンは，ZO-1 とも結合すると言われ，タイト結合とギャップ結合が関連する可能性がある。　　　　　　　　　　　　　　　　　　　（村上　政隆）

▶▶▶ 筋上皮細胞 myoepithelial cell：MEC

MEC は分泌終末部および導管部をカゴ状に覆っている。細胞質にはアクチン，ミオシンをもち ATPase 活性がある。また筋上皮細胞同志はギャップ結合で結合されており，シンクロナイズして機能する可能性がある。このようなことから筋上皮が収縮して分泌を起こすという説もあるが，実際の筋上皮単独での収縮は確認されていない。生理学的には分泌中に形態を保持する役割をもつと考えられている。　　　　　　　　　　　　　　　　　　　　　　　　　　（村上　政隆）

▶▶▶ 細胞間分泌細管 intercellular canaliculi

従来，分泌終末部（腺房）の管腔側膜は円錐型の終末細胞の頂点とみなされてきたが，実はこの頂点から伸びる数本の細胞間分泌細管にもその機能があることが判明した。　　　（村上　政隆）

▶▶▶ 介在部導管 intercalated duct：ID

扁平ないし立方上皮細胞をなす。ヒト・ラット・マウスの耳下腺・顎下腺 ID では分泌終末近くの細胞に PAS 陽性顆粒が存在し，配糖体を含む。ラット・マウスの舌下腺 ID には分泌顆粒は全くないかほとんどない。ヒト舌下腺 ID には顆粒が存在する。ラット・マウスの顎下腺 ID

には上皮成長因子（epidermal growth factor：EGF）・インスリン様物質を含む顆粒が存在する。ラット耳下腺IDは，外来タンパク質・分泌タンパク質を取り込むことができる。したがってIDは単なる通過経路ではなさそうであるが，生理学的アプローチは未だ行われていない。一方，腺房・導管細胞の原基の可能性があり，この細胞より分泌終末部の細胞，導管細胞に分化すると考えられている。

(村上　政隆)

▶▶▶ 線条部導管 striated duct：SD

ヒト耳下腺・顎下腺SDは，ほとんど全てが背の高い円柱細胞（light cells）から成り，背の低い基底細胞（basal cell）がわずかに存在する。またまれに電子密度の高い基底陥入のないdark cellが観察される。いずれの細胞もミトコンドリアを多く含む。円柱細胞周囲の細胞同士で基底側に多数の陥入を作り，陥入襞には長くなったミトコンドリアを含む。ウアバイン感受性のNa^+/K^+ ATPaseが，ヒト・マウス・ラットの顎下腺・耳下腺・舌下腺のSD細胞に存在する。また，炭酸脱水酵素（carbonic anhydrase）がヒト顎下腺・耳下腺，マウス・ラットの顎下腺SDに存在する。これらは唾液のイオン組成修飾を担っていると考えられている。また，ヒトSD細胞の管腔よりにベジクルや分泌顆粒が存在するが，免疫組織化学法により，カリクレイン，免疫グロブリン（IgA, IgM, J chain）を含み，配糖体産性能をもつことが示された。げっ歯類では神経成長因子（NGF）が顎下腺GDから分泌されるが，ヒトでは顎下腺のどの部位から分泌されるのか議論がある。使用する抗体により，分泌終末部，ID，SDの染まり方に違いがあり，結論をみていない。

(村上　政隆)

▶▶▶ 排出導管 excretory duct：ED

明細胞（light cell），暗細胞（dark cell），基底細胞（basal cell）より成る。SDと同様，Na^+/K^+ ATPaseがマウス・ラット・ヒトの大唾液腺EDに局在する。また炭酸脱水素活性も存在する。カリクレイン活性も存在するがSDより低い。SDのように唾液のイオン組成修飾の役割を担うと考えられる。

(村上　政隆)

▶▶▶ 顆粒導管 granular duct：GD

オスのラット・マウスの顎下腺に存在するが，人には存在しない。IDとSDの間にGDが入る。マウス顎下腺GDの分泌顆粒はメスに比べオスでは大きく数も多いが（雌雄二形 sexual dimorphism），ラットでは雌雄の差はない。分泌顆粒は中性配糖体を含み，酸性配糖体はみられない。ラット・マウスの顎下腺は多種の生物活性ペプチドを含むが，幾つかはGDに局在する。エリスロポエチン（ラット・マウス），レニン（マウス），トニン（ラット），カリクレインファミリー（ラット），神経成長因子（nerve growth factor）（雄マウス）。

(村上　政隆)

Column

人類のもった疑問――口の中の水分はどこから来るのか？

　唾液は「垂れる」液と書かれるように，上から落ちで来て口の中にたまる液として知られていたが，400年前までこの液は頭から滴り落ち，口に溜まった脳の老廃液とされていた。ニールス・ステンセン（Nicolavs Stenonivs）はこの液の源を探るため，牛の頬の裏の口腔粘膜の穴にゾンデを通して，これ以上奥にゆかない位置にゾンデを留置して頭を解剖した所，ゾンデの先が組織の塊に突き当たっていた，ここが唾液の源であることとして，その組織塊を唾液腺と名付けた。消化液などの溶液をつくり出す腺構造の発見でもある。

　ステンセンはコペンハーゲンの金細工職人の家に生まれたが，度重なる戦争により大学をデンマークからオランダへ流転し，ライデン大学で学び，最後にフィレンツエで解剖学，地質学，結晶学を修め，ガリレオ学派とも交流，宗教戦争の時代に，新教からカソリックに改宗し，司教となった。最後は北ドイツで少数派であるカソリックのために尽くし，死後その遺体は法王の名でフィレンツエにもどり，サンローレンツオ教会に安置された。

　ミケランジェロ作の「夜」と「昼」があるメディチ家の礼拝堂から外壁に沿って東に行くと未完のファサードがあり，ここから入り主祭壇まえで右に折れるとすぐに彼が安置された石棺がある。彼の一生を考える時，疑問を実測により解決する発想力と努力は学ばねばならないと思う。

（村上　政隆）

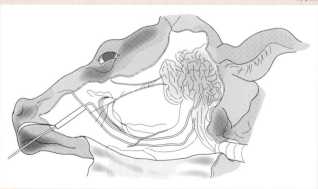

ステンセン管

2 唾液の水と電解質

唾液腺の機能は，唾液の組成の反映と言っても過言ではない。

1. 水

組成中最も重要な物質は水である。ヒト消化管で一日に分泌される水分を図5に示した。飲水・分泌により一日に消化管に流入する水分は約8〜9L，唾液はそのうち1〜1.5Lであり，臓器の大きさに比し，極めて大量に水分を分泌している。

唾液腺の水分分泌は，交感・副交感神経の活動により誘発されるが，ある動物種（ヒツジなど反芻動物）は神経活動がなくても自発的に分泌する。ヒトでは自発分泌はないとされるが，明らかな刺激を与えなくても"静止時"分泌は行う。しかし，睡眠中に反射が抑制されている場合は，ほとんど分泌しない。"静止時"分泌は，低いレベルの自律神経活動時に誘発されることになる。刺激分泌はこの静止時分泌に重畳した分泌である。睡眠中（8時間）の**分泌速度**は大唾液腺全てで0.05 mL/min以下である。食事中（2.5時間）は，1.5〜2.3 mL/min，食事・睡眠を除く時間（13.5時間）は0.5 mL/minの分泌速度で分泌され，1950〜60年代の実験では一日に750 mL分泌したと報告がある。報告によっては1.5 L/dayと記載されている。分泌量は腺重量に比例する。ラットとヒトの顎下腺の重量は70倍も異なるが，分泌量はいずれも腺1gあたり60〜700 μL/minの分泌速度である。摘出血管灌流腺は刺激がないと分泌しない。最近，**灌流動脈圧を上昇させる**ことにより，わずかながら無刺激唾液分泌が起こることが測定された。これは細胞間隙を通過する傍細胞経路を通過したものと考えられる。

2. 電解質

唾液中の濃度は水分泌速度により変化する。食性の異なる動物種によっても異なる。口腔内に分泌される唾液の特徴を以下に示す（図6）。

(1) 低浸透圧

血液の浸透圧は主にNaClと重炭酸Naに由来し，約300 mOsM (mosmol/kgH$_2$O)である。最終唾液の浸透圧は通常この値よりも低値で100 mOsMとなる（低張分泌 hypotonic secretion）。これは原唾液の浸透圧は約300 mOsMであることから導管の関与が推定された。胃液も200 mOsMの低張分泌であるが，膵液や胆汁は300 mOsMの等張分泌である。

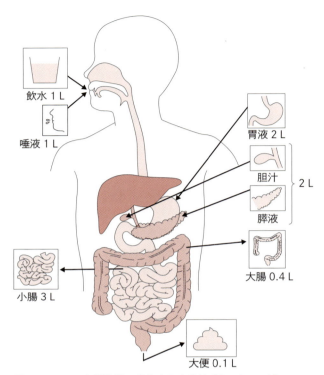

図5 1日にヒト消化管へ出入する水分量（リットル：L）

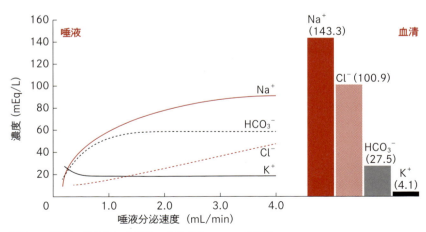

図6 口腔内に分泌される唾液の成分（Thaysen の観察）
(Thaysen JH, Thorn NA, Schwartz IL. Excretion of sodium, potassium, chloride and carbon dioxide in human parotid saliva. Am J Physiol 1954; 178: 155-159 より）

(2) 低 Na$^+$ 濃度 (40 mM)

唾液中の Na$^+$ は，分泌速度の低い場合（20 μL/g-min，腺重量グラムあたり毎分分泌される水分マイクロリットル）は 20 mM 程度の低値で，分泌速度が速くなると上昇し，50 μL/g-min で 20〜70 mM，100 μL/g-min で 20〜90〜110 mM に上昇するが，200 μL/g-min 以上では 140 mM 程度で上限となりこれ以上は上昇しない。

(3) 高 K$^+$ 濃度 (15 mM)

分泌速度の遅いとき（10 μL/g-min）は 90〜120 mM 程度であるが，分泌速度が増加するに従い，K$^+$ 濃度は低下し，100〜200 μL/g-min では 15〜25 mM の一定値をとる。

(4) 重炭酸イオン (30 mM)

種々のパターンをとる（分泌速度に依存し，上昇と低下がみられる）が，速い分泌速度で集束し，30〜50 mM でプラトーとなる。

(5) 低 Cl$^-$ 濃度 (25 mM)

唾液中の Cl$^-$ 濃度は血清の濃度より低い。分泌速度の低い場合にはさらに低値の 10 mM 程度までになる。分泌速度が速くなると Cl$^-$ 濃度は上昇するが，血清の濃度には至らない。図 6 に示した Thaysen の測定と値は異なるが動物種の差と刺激様式の違いがある。しかし唾液中の各イオンの濃度と唾液分泌速度の関係は共通するところが多い。

▶▶▶ **交感・副交感神経の活動と唾液分泌** sympathetic and parasympathetic activities and salivary secretion

副交感神経と交感神経は協同的に唾液分泌を調節しており，副交感神経は主に水分の分泌，交感神経は主にタンパク質成分の分泌を担っている。副交感神経と交感神経の活動は，主にげっ歯類の顎下腺で調べられている。副交感神経は反射性に持続的な放電をするが，交感神経は周期的に複数のインパルスを放電する（群発放電）。副交感神経の放電頻度は，最大で 10〜20 Hz である。この頻度で副交感神経を電気刺激すると，最大の唾液分泌速度が得られる。交感神経の群発放電の周期は数 Hz 程度であり，心拍リズムとは一致していない[8]。　　　　（松尾　龍二）

3 唾液のタンパク質

　唾液中に分泌される**タンパク質**には唾液腺細胞で合成される**内因性**のものと唾液腺細胞では合成されない**外因性**のものがある。外因性のものには，アルブミン，オロソムコイド，セルロプラスミン，β-リポタンパク，トランスフェリン，$β_2$-マクログロブリン，γ-グロブリンがある。IgG と IgM は外因性のタンパク質であるが，IgA は内因性である（一部は唾液腺細胞で合成され半合成である）。内因性のタンパク質には，ムチンなどの<u>糖タンパク質</u>（glycoprotein），<u>アミラーゼ</u>など分泌終末由来のタンパク質もあり，<u>カリクレイン</u>や<u>神経成長因子</u>（NGF），<u>上皮成長因子</u>（EGF）などの導管細胞から分泌されるタンパク質がある。法医学的には，血液型が唾液により判明し，個人識別の同定が唾液中の<u>血液型物質</u>および唾液タンパク質の分析により行われる。乳児期に分泌される<u>舌リパーゼ</u>もある。

　その他，抗菌作用をもつ<u>シスタチン</u>，抗脱灰作用をもつ<u>スタテリン</u>なども注目を浴びている。

1. 分泌信号の伝達機構

　口腔に分泌された唾液については，副交感神経刺激により採取した唾液に関して多くの研究がなされた。一般に**副交感神経の刺激ではサラサラした水っぽい唾液が分泌される**のに対し，交感神経刺激では粘度の高い唾液が分泌される。ヒトでは，副交感神経刺激は血管拡張を伴い，ムスカリン受容体（M_3）の興奮を介して大量の水分の多い唾液を持続的に分泌することができる。これに対し，**交感神経刺激では血管収縮を伴い，ムコ多糖類を多く含む粘性の高い唾液を分泌**する。交感神経刺激では，$β_1$-アドレナリン受容体の興奮を介して細胞内サイクリック AMP の濃度を上昇させ，種々のタンパク質の開口分泌を刺激する。顎下腺/舌下腺ではムチンの開口分泌，耳下腺ではアミラーゼの開口分泌が増す。α-アドレナリン受容体刺激は細胞内の Ca^{2+} 濃度を増加させ，水分の多い分泌を促す。

分泌信号：受容器〜神経興奮〜細胞内情報伝達（図7）

　口腔，咽頭，食道の粘膜の<u>機械受容器</u>（mechanoreceptor）の刺激により唾液分泌が増加する。食物は<u>舌の味受容器</u>を科学的に刺激し，口腔粘膜を機械的に刺激する。咀嚼しているときは，**歯に接した圧受容器**や咀嚼筋，**筋紡錘**などのさまざまな機械受容器が活性化される。

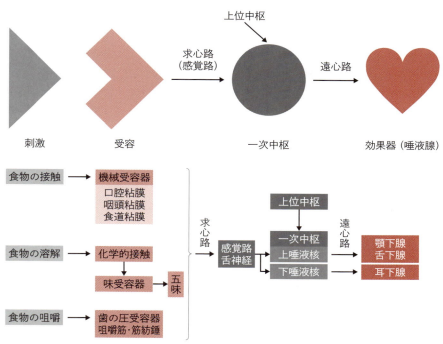

図7　刺激と受容器

①味覚

　甘味（sweet）は，ほとんどの糖分；グルコース，スクロース，ラクトースから，またグリシン，アラニン，サッカリン，あるいはある種のタンパク質で感じる。**酸味**（sour）は酸に由来し水素イオン濃度に関係するが，全ての酸が同じpHで同じ酸味を感じるわけではない。**辛味**（塩味）（salty）は主に陽イオンのNa^+，Li^+に由来するが異なる陰イオン（Cl^-，SO_4^{2-}，NO_3^-）の組み合わせで味の質が

パブロフ　Ivan Petrovich Pavlov（1849-1936年）
　1927年，パブロフはイヌ唾液導管にガラス管を挿入し，ここから流出する唾液を体外で採取する実験系を作り，覚醒したイヌの唾液分泌を研究した。大脳皮質が関与した反射により唾液が分泌することを発見した。本来は効果のない刺激（古典的条件付け，鐘を鳴らす）が，元々効果のある刺激〔エサ（見る，嗅ぐ，味わう）〕と組み合わされて与えられるうちに，鐘を鳴らすだけで唾液を分泌するようになる。これを**条件反射**と名づけた。ヒトも環境からの刺激が唾液分泌の条件として用意されたとき，高次中枢からの信号が唾液分泌の信号として変換され，伝達される。

変わる。多くの有機物は**苦味**（bitter）を起こす。キニン，カフェイン，ニコチン，ストリキニーネなどである。また，**うま味**（umami）はグルタミン酸ナトリウムの刺激により起こる。味蕾細胞の味覚受容器は化学受容器である。化学物質が味孔に侵入し，受容器細胞の先端にある微絨毛と反応する。詳細は未解決であるが，Na 塩は内向き Na^+ フラックスを起こし細胞を脱分極，苦味物質は直接チャネルに働き，糖は微絨毛の特異的な受容器に働き**細胞内サイクリックヌクレオチドや IP_3/Ca^{2+} 系**を介してチャネルのゲートを変える。

②**唾液分泌の中枢制御経路**

(1) 橋〜延髄の**上唾液分泌神経核**→顔面神経（Ⅶ）→鼓索神経→顎下神経節→顎下・舌下腺に伝達される。

(2) 延髄の**下唾液分泌神経核**→舌咽神経（Ⅸ）→耳神経節→耳下腺に伝達される。

(3) **胸髄の側角Ⅲ，Ⅳ**→上頸神経節→外頸動脈およびその枝の周囲神経叢→交感神経→顎下腺・舌下腺・耳下腺に伝達される。

唾液分泌一次中枢へは，舌神経などの求心性の感覚線維が情報を届け，反射的に一次中枢から唾液腺に分泌信号が遠心的に送られる。また，視覚・嗅覚・食べ物の連想などの信号は**上位中枢**から唾液分泌一次中枢に送られ，唾液分泌を誘発する。一方，疲れ，睡眠，脱水，恐れなどの信号は唾液分泌を抑制する。**一次中枢での興奮性神経伝達物質**はグルタミン，**抑制性神経の伝達物質**はグリシンと GABA である。

③**唾液分泌の末梢制御**

一次中枢から標的の唾液腺に刺激を送り分泌を誘発するのが中枢制御である。それに対し唾液腺に到達する種々の神経末端から放出される神経伝達物質が腺細胞，導管細胞，血管に存在する特異な受容器と結合して分泌反応が起こる。他の内臓臓器と異なり，交感神経・副交感神経はどちらも分泌を誘発するが，様式は異なる。

ヒト唾液の水分分泌には**副交感神経**がより重要である。

(1) 副交感神経末端よりアセチルコリン（ACh）が分泌され，分泌終末部腺細胞のムスカリン受容体（muscarinic receptor；M_3）がアセチルコリンに結合し活性化して水電解質分泌が優位に亢進する。

(2) 副交感神経興奮により導管細胞からカリクレインが分泌され，血中タンパク質よりブラディキニンの産生を起こし，腺内の小動脈が拡張する。

(3) 副交感神経末端よりサブスタンス P あるいは血管作動性腸管ポリペプチド（vasoactive intestinal polypeptide：VIP）が分泌され，腺内の小動脈に作用し，血管拡張を起こして血流増加を起こす。

金原出版　愛読者カード

本書をお買い求め頂きありがとうございます。皆さまのご意見を今後の企画・編集の資料とさせて頂きますので，下記のアンケートにご協力ください。
ご協力頂いた方の中から抽選で**図書カード1,000円分(毎月10名)**を進呈致します。
なお，当選者の発表は発送をもって代えさせて頂きます。

① 本のタイトル，購入時期をご記入ください。

(　　　　年　　　月購入)

② 本書をどのようにしてお知りになりましたか？(複数回答可)

- ☐ 書店・学会場で見かけて（書店・学会名：　　　　　　　　　　　　）
- ☐ 知人から勧められて　☐ 病院で勧められて
- ☐ 宣伝広告・書評を見て　（紙誌名：　　　　　　　　　　　　　　　）
- ☐ インターネットで　　　（サイト名：　　　　　　　　　　　　　　）
- ☐ ダイレクトメールで
- ☐ その他（　　　　　　　　　　　　　　　　　　　　　　　　　　　）

③ 本書のどのような点に興味を持ち，お買い求め頂きましたか？(複数回答可)

- ☐ タイトル　☐ 編著者　☐ 内容　☐ 価格　☐ 表紙　☐ 誌面レイアウト
- ☐ サイズ(大きさ・厚さ)　☐ その他（　　　　　　　　　　　　　　）

→ お選び頂いた項目について，何が良かったかを具体的にお聞かせください。
（　　　　　　　　　　　　　　　　　　　　　　　　　　　　　　　　）

④ 本書の感想をお聞かせください。

- ◆内　容　〔満足／まあ満足／どちらともいえない／やや不満／不満〕
- ◆難易度　〔ちょうどよい／難しい／簡単すぎる〕
- ◆価　格　〔ちょうどよい／高い／安い〕
- ◆表　紙　〔とてもよい／まあよい／普通／よくない／どちらともいえない〕
- ◆誌面レイアウト〔とてもよい／まあよい／普通／よくない／どちらともいえない〕

⑤ 本書の中で役に立ったところ，役に立たなかったところをお聞かせください。

- ◆役に立ったところ（　　　　　　　　　　　　　　　　　　　　　　）
  - → その理由（　　　　　　　　　　　　　　　　　　　　　　　　　）
- ◆役に立たなかったところ（　　　　　　　　　　　　　　　　　　　）
  - → その理由（　　　　　　　　　　　　　　　　　　　　　　　　　）

⑥ 注目しているテーマ，今後読みたい・買いたいと思う書籍等がございましたらお教えください。また，弊社へのご意見・ご要望など自由にご記入ください。

（

ご協力ありがとうございました。

郵 便 は が き

１１３-８７９０
２１５

料金受取人払郵便

本郷局承認

9542

差出有効期間
平成30年3月
31日まで

（切手不要）

（受取人）
東京都文京区湯島２丁目31番14号

金原出版株式会社　編集部行

フリガナ		男 ・ 女
お名前		（　　）歳
ご住所	〒　　－	
E-mail	@	
ご職業など	勤務医（　　　　　　　　　科）・開業医（　　　　　　科） 研修医・薬剤師・看護師・技師 (検査/放射線)・PT/OT/ST 企業・学生・患者さん その他（　　　　　　　　　　　　　　　　　　　　　）	

※このハガキにご記入頂く内容は, アンケートの収集や関連書籍のご案内を目的とするものです。ご記入頂いた個人情報は, アンケートの分析やデータベース化する際に, 個人情報に関する機密保持契約を締結した業務委託会社に委託する場合がございますが, 上記目的以外では使用致しません。以上ご了承のうえご記入をお願い致します。

◆ 弊社の図書目録（郵送）を　　□ 希望する □ 希望しない
◆ 弊社からの書籍案内（メール）を □ 希望する □ 希望しない

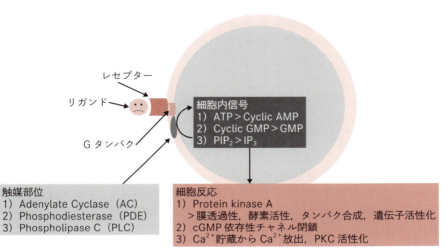

図8　細胞内信号伝達

　交感神経末端からノルアドレナリン（nor-adrenalin）が分泌され，分泌終末部腺細胞のβ_1-アドレナリン受容体（adrenergic receptor）が活性化し，腺細胞は開口分泌を起こし唾液腺はタンパク質分泌を亢進する。またα_1-アドレナリン受容体が活性化すると，小動脈の血管収縮が起こり腺血流が低下する。

④その他の神経支配

　副交感神経束には上記とは異なる神経繊維が含まれる。NANC（non-adrenergic, non-cholinergic neuron）と呼ばれ，アドレナリン受容体やムスカリン受容体を薬物で阻害しても，分泌反応が残ることから，NANCの存在が明らかになった。実際にサブスタンスP，VIP，カルシトニン遺伝子関連ペプチド（calcitonin gene-related peptide：CGRP），ソマトスタチン，神経ペプチドYなどが神経伝達物質として同定される。

2. 細胞内情報伝達 (図8)

　細胞内信号伝達系の第一段階は，神経終末からの伝達物質が細胞膜表面受容体と反応することである。第二段階は細胞膜近傍で起こる一連の反応により，細胞内信号物質が生成される。

　ムスカリン受容体にはM_1，M_2，M_3，M_4，M_5のサブタイプがあり，唾液腺ではM_3が93％存在する。アセチルコリンの結合により，M_3受容体が活性化するとCa^{2+}が動員され（Ca^{2+} mobilization），細胞内Ca^{2+}濃度が増加し，K^+チャネル，

Cl⁻チャネルが活性化し水分泌のための電解質流が発生する。アドレナリン受容体には $α_1$, $α_2$, $β_1$, $β_2$ のサブタイプがあるが、唾液腺には $α_1$ 受容体と $β_1$ 受容体が存在し、前者は細胞内 Ca^{2+} 濃度を増加させ水電解質の分泌を促進する。後者は細胞内サイクリック AMP を増加させ、分泌顆粒の開口分泌を促進させる。その他に NANC に属するペプチドの信号を受容するペプチド作動性受容体（peptidergic receptor）には、サブスタンス P 受容体があり、細胞内 Ca^{2+} 濃度を増加させ、また、VIP 受容体は細胞内サイクリック AMP を増加させる。これ以外に、ATP などのヌクレオチドの受容体が存在し、プリン受容体（purinergic receptor）と呼ばれる。耳下腺にはプリン受容体が存在し、機械刺激により放出されたウリジン三リン酸（UTP）がこの受容体に結合し細胞内 Ca^{2+} 濃度を増加させるとされている。分泌刺激は多くの場合、ムスカリン受容体刺激とアドレナリン受容体刺激は単独に刺激されることは少なく、実験的にのみ反応が観察される。生理的には両者が同時に混合刺激されることが多い。

▶▶▶ 分泌型 IgA　secretory IgA：sIgA

粘膜免疫を担う 2 量体免疫グロブリンである。IgA 前駆 B 細胞は、鼻腔・咽頭粘膜や消化管に存在する IgA 誘導組織において抗原に感作された後、唾液腺を始めとする分泌実効組織に移動し、IgA 産生形質細胞に分化する。形質細胞で IgA は単量体として合成され、同じ細胞内で合成された J 鎖を介して結合した 2 量体となり形質細胞から分泌される。唾液腺細胞の基底側膜に存在する多量体免疫グロブリン受容体が 2 量体 IgA を結合して貪食細胞（endocytosis）で細胞内に取り込む。腺腔側膜に輸送された後、受容体の膜結合部位が切り離され、残りの受容体部分が IgA 複合体と結合した状態で唾液中に放出される。受容体の IgA 結合部位は分泌成分と呼ばれ、分泌成分を結合した状態の IgA を分泌型 IgA と呼ぶ。　　　　　　　　　　　（吉垣　純子）

▶▶▶ 糖タンパク質　glycoprotein

糖タンパク質では高分子量糖タンパク質（ムチン mucin，粘素）が最も多い。口腔粘膜および食物の表面に滑らかさを与え、咀嚼、発音など口腔内の動きを滑らかにする潤滑剤として働く。口腔粘膜を機械的、化学的刺激から保護し、口腔内細菌の増殖も抑制する。　　　　（村上　政隆）

▶▶▶ アミラーゼ　α-amylase

デンプンの α1-4 グリコシド結合を不規則に切断し、マルトース、またはマルトトリオースまで分解する。食べ物の口腔内の滞在時間が短いこと、胃内では至適 pH（中性）から逸脱することを考慮すると食物デンプンを分解する機能は低いと考えられる。しかし、農業に従事しデンプンを大量に摂取する集団では、狩猟採取および牧畜で生活する民族・集団と比較して、唾液アミラーゼ遺伝子のコピー数もタンパク質発現量も多いことが報告されており、食生活が進化に影響を与えたことが予想される[9]。アドレナリン受容体刺激により分泌が促進されること、

また，活性が容易に測定できることから，唾液アミラーゼ活性をストレスの指標として利用することが試みられている。 　　　　　　　　　　　　　　　　　　　　　　　　　　　　　　　（吉垣　純子）

▶▶▶ カリクレイン kallikrein

プロテアーゼとして機能する。汗腺，唾液腺，消化管粘膜では，分泌活性が高まると，カリクレインが分泌され，血漿キニノーゲン kininogen を活性型キニン kinins（kallidin, bradykinin）に変換する。これらのキニンは局所的に血管拡張を起こす（腺内，皮膚，腸管粘膜など）組織中の酵素により不活性化される。分泌刺激により耳下腺・顎下腺唾液中にも分泌される。　（村上　政隆）

▶▶▶ 神経成長因子 nerve growth factor：NGF

神経細胞の分化や神経突起の伸張，生存維持に必要な神経栄養因子の一つである。NGF は特に，交感神経細胞や感覚神経細胞の分化や，大脳基底核におけるコリン作動性シナプス形成を促進することが知られている。同一ペプチド鎖が結合して 2 量体を形成して働く。EGF 同様に，オスのげっ歯類の顆粒導管に多量に含まれていることを利用して精製・同定された。ヒト大唾液腺から唾液中への分泌が報告されているが，唾液における役割については明らかになっていない。（吉垣　純子）

▶▶▶ 上皮成長因子 epidermal growth factor：EGF

表皮および線維芽細胞の増殖を促す活性をもつ 53 残基のアミノ酸からなるペプチドである。げっ歯類のオスに特有の構造である顆粒導管には，EGF を始めとする成長因子を多量に含む顆粒が存在する。ヒトには顆粒導管はみられないが，線条部導管に発現がみられる。腺腔側に分泌され，消化管上皮の再生に関わるのではないかと考えられている。　　　　（吉垣　純子）

▶▶▶ 血液型物質

ヒトの ABO 式血液型は糖鎖修飾で分類される。O 型を含むすべてのヒトがもつ H 型抗原に，N-アセチルガラクトサミン，またはガラクトースが付加されて A 型または B 型抗原になる。ABO 血液型抗原は赤血球以外にも唾液をはじめとする分泌液中に検出される。赤血球では細胞膜上に存在する脂質および膜タンパク質の N-結合型糖鎖として存在するが，唾液においてはムチンなどの糖タンパク質の O-結合型糖鎖にみられる。血液型物質を多量に分泌する分泌型と分泌されない非分泌型が遺伝的に存在し，日本人では 80％が分泌型であると言われている。非分泌型は O-結合型糖鎖における H 型抗原を作るために必要な Se 酵素を欠損している。しかし，日本人ではセリン酵素を欠損していても唾液に少量ながら分泌されており，血液型の分析は可能であると報告されている[10]。鑑識に応用されている。　　　　　　　　　　　　（吉垣　純子）

▶▶▶ 舌リパーゼ lipase from tongue

舌粘膜のフォンエブネル腺より分泌され，中性脂肪から脂肪酸を切り出す脂質分解酵素である。フォンエブネル腺は小唾液腺の中では唯一の純漿液腺であり，有郭乳頭と葉状乳頭の溝の底部にみられることから，食物残渣を洗い流して味覚を感知しやすくしていると考えられている。さらに最近では，ヒトが脂肪食を好むのは，舌リパーゼの働きによって生じた脂肪酸が味覚に影響を与えるからではないかと予想されている。げっ歯類では，リパーゼの阻害薬を与えると脂肪食を好まなくなることが報告されている[11]が，ヒトの舌リパーゼの活性はげっ歯類よりも弱く，味覚への影響も明らかではない。　　　　　　　　　　　　　　　（吉垣　純子）

▶▶▶ シスタチン cystatin

　システインプロテアーゼを特異的に阻害するタンパク質である。シスタチンスーパーファミリーは3つのタイプから構成される。Stefinとも呼ばれる細胞内タンパク質であるファミリー1にはシスタチンAおよびBが含まれる。ファミリー2はシグナルペプチドをもつ分泌タンパク質であり，シスタチンC，D，S，SA，SNが含まれる。ファミリー3は血漿キニノーゲンであり，分子中にファミリー2と類似のドメインをもつ。唾液中に存在するシスタチンはファミリー2に属し，アミノ酸100〜120残基からなる分泌タンパク質である。S-type（S，SN，SA）シスタチンは，唾液中に大量に見出されたことから名付けられた。システインプロテアーゼに対しては非競合かつ可逆的な阻害活性をもつ。

（吉垣　純子）

▶▶▶ スタテリン statherin

　62残基のアミノ酸からなる唾液ペプチド。N末端側に存在するセリンがリン酸化されており，陰性の電荷をもつ。このため，エナメル質のハイドロキシアパタイトに結合し，ペリクル形成に寄与する。リン酸カルシウムの沈殿を阻害することにより，唾液中のリン酸イオンとカルシウムイオンを過飽和に保ち，抗脱灰作用をもつと考えられている。

（吉垣　純子）

▶▶▶ 粘膜の機械受容器 mechanoreceptor

　機械受容器は口腔から食道の粘膜と歯根膜に広く分布している。機械受容器には，触刺激や圧刺激を感知するパチニ小体，メルケル触覚盤，クラウゼ小体，ルッフィニ小体（歯根膜に多い）などがある。一般にこれらの受容器またはその感覚点は口唇や舌尖部などの口腔領域の前方部に高密度に分布しており，咀嚼中に強く刺激される臼歯部の周囲には意外に少ないとされている。一方，唾液分泌との関連では，特に臼歯部での咀嚼中に多量の唾液分泌が生じ，便宜的に咀嚼-唾液反射と呼ばれている。その唾液分泌量は食物の硬さまたは咀嚼力に比例し，左右差をみると食物のある咀嚼側の分泌量が多い。このため臼歯部の歯根膜や粘膜の機械受容器からの感覚入力が唾液分泌に関与するとの考えが生まれた。近年，唾液腺の分泌機能を高めるために，唾液腺マッサージが行われている。唾液腺にも機械受容器が分布しているため，唾液腺のマッサージは神経機能を高めると考えられる。また口腔機能を全般的に高める目的で，ガムなどを使用した咀嚼訓練や舌や口唇を大きく動かす訓練（口腔体操）も行われている。

（松尾　龍二）

▶▶▶ 味受容器 taste receptor

　味受容器は味細胞が集合した味蕾である。味蕾は舌，軟口蓋，咽頭に分布している。舌では茸状乳頭，有郭乳頭，葉状乳頭に分布している。味受容器の興奮は唾液分泌を促す（味覚-唾液反射）。一方，味蕾の先端部（味孔）を含む口腔粘膜は常に唾液で覆われている。したがって唾液は味受容器を保護するだけでなく，味物質を溶解して味受容器までの拡散を助けたり，味受容器に作用しその感受性を変化させたりする[12]。このため口腔乾燥症または唾液分泌低下は，味覚障害を伴う場合が多い。味覚障害が疑われるとき，味覚検査だけでなく，舌や粘膜の口腔内審査を行い，特に味蕾を有する舌乳頭の形や色，乾燥状態に注目する。口腔乾燥が重篤な症例では，保湿薬，人工唾液，唾液分泌促進薬などで対処されている。

（松尾　龍二）

▶▶▶ 一次中枢における興奮性神経伝達物質 excitatory neurotransmitter at primary center

　唾液腺の副交感神経系の一次中枢では，この神経の興奮や抑制に関与する神経伝達物質が調べられている．免疫組織化学的研究では，上唾液核細胞周囲の神経終末は主にグルタミン酸，GABA，グリシンの作動性である．これは上唾液核の興奮性伝達物質はグルタミン酸が主体であり，抑制性伝達物質は GABA とグリシンが主体であることを示している．電気生理学的にラットの上唾液核細胞のシナプス後電流を分析すると，全ての細胞がグルタミン酸の興奮性受容体（NMDA 型と non-NMDA 型）を介する興奮性シナプス入力を受けており，これがインパルス形成の主体を成していることがわかった[2]．　　　　　　　　　　　　　　　　　　　　　　（松尾　龍二）

▶▶▶ 一次中枢における抑制性神経伝達物質

　ラットでは，全ての上唾液核細胞が GABA 受容体とグリシン受容体を介する抑制性シナプス入力を受けている[13]．興奮性入力と大きく異なる点は，これらの抑制性受容体には生後 2〜3 週に大きな変化が生じることである．すなわち GABA 受容体の刺激は成熟ラットでは抑制（唾液核細胞の膜電位の過分極）であるが，生後 2 週目以前は興奮（脱分極）を引き起こす．これは抑制性伝達物質が唾液核細胞を興奮させてしまい，唾液分泌の抑制機構がまだ備わっていないことを意味する．　　　　　　　　　　　　　　　　　　　　　　　　　　　　　　　　（松尾　龍二）

▶▶▶ 反射性唾液と無刺激唾液

　無刺激唾液は分泌神経の興奮がない状態でも，持続的に少量の唾液が分泌されることをいう．これはヒトの小唾液腺，ラット・イヌの舌下腺，ウサギの顎下腺などで証明されている．しかし分泌神経の活動が全くない状態は通常ありえないため，安静時唾液と呼ばれることがある．これは安静時でも口腔粘膜の乾燥や微弱な機械的刺激などが分泌神経を反射的に興奮させる可能性を加味した用語である．一方，特に食事は安静時レベルを越えて唾液分泌を増加させる．このときさまざまな感覚刺激が反射的に分泌神経を興奮させるが，特定の刺激と分泌の関係を厳密に同定することは難しいため，便宜的に咀嚼–唾液反射，味覚–唾液反射，嗅覚–唾液反射，食道–唾液反射などと呼ばれる．食に関連する唾液分泌には，上位中枢（大脳皮質，視床下部，大脳辺縁系など）が関与する食物の認識と判断，嗜好性（好き嫌い），記憶との照合，食欲の度合いなどの影響も大きい[14]．このため単純に味覚や歯根膜感覚などの口腔感覚の強さに比例して唾液量が決定されるわけではない．なおイヌやげっ歯類などでは，毛づくろいや高温時に体熱を放散するときにも多量の唾液分泌がみられる．

　反射性唾液と安静時唾液の間には，その成分と関与する唾液腺にも違いがみられる．一般に安静時唾液は分泌量が 0.2〜0.5 mL/分と少なく粘度が高い．この唾液は三大唾液腺では顎下腺の分泌比率が高く約 65％，ついで耳下腺（約 30％），舌下腺（約 5％）である．反射性唾液では耳下腺の分泌比率が高くなり，咀嚼唾液反射では約 60％に達すると言われている．耳下腺唾液はムチンの含有量は少ないがアミラーゼを含んでおり，消化腺としての役割が大きいと考えられる．　　　　　　　　　　　　　　　　　　　　　　　　　　　　　　　　　　　　　　（松尾　龍二）

▶▶▶ 細胞内 Ca^{2+} 動員 Ca^{2+} mobilization

　神経伝達物質による M_3 ムスカリン受容体や $α_1$-アドレナリン受容体刺激は，G タンパク質を介するホスホリパーゼ C（PLC）の活性化によって細胞膜成分のホスファチジル・イノシトール

二リン酸をイノシトール三リン酸（IP$_3$）とジアシルグリセロール（DG）に分解する。この IP$_3$ がカルシウム・ストアと呼ばれる細胞内の Ca^{2+} 貯蔵部位に作用して Ca^{2+} を遊離させる。この過程を Ca^{2+} 動員と呼ぶ。Ca^{2+} 動員によるカルシウム・ストア内の Ca^{2+} 濃度の低下によって，ストア作動性 Ca^{2+} 流入機構（SOCE）が活性化して細胞外から Ca^{2+} が流入する。また，Ca^{2+} と DG は，Ca^{2+} 依存性タンパク質リン酸化酵素（PKC）を活性化する。この二つの作用で水電解質輸送亢進・一過性蛋白分泌などの細胞反応を引き起こすと考えられている。 　　　　　　　　　　（谷村　明彦）

▶▶▶ サイクリック AMP cyclic AMP：cAMP

　ノルアドレナリンによる β$_1$-アドレナリン受容体刺激は，G タンパク質を介してアデニル酸シクラーゼ adenylate cyclase を活性化し，ATP から cAMP を生成する。これによって活性化される cAMP 依存性タンパク質リン酸化酵素（PKA）が，アミラーゼやムチンなどのタンパク質成分の開口分泌などを調節する。また PKA に依存しない cAMP のシグナル伝達分子として，exchange proteins directly activated by cAMP（Epac）が知られており，唾液腺細胞のタンパク質分泌に関与する可能性も指摘されている。 　　　　　　　　　　（谷村　明彦）

▶▶▶ 機械刺激とプリン受容体 Purinergic receptor and mechanical stimulation

　プリン受容体はヌクレオチド類をリガンドとする細胞表面受容体で，ATP や ADP，UTP などをリガンドとする P2 受容体ファミリーと，ATP の分解産物でもあるアデノシンをリガンドとする P1 受容体ファミリー（4 種類）とに分類される。P2 受容体には G タンパク質を介する Ca^{2+} 動員を起こす P2Y 受容体（8 種類）と，Ca^{2+} や Na$^+$ の流入と K$^+$ の流出を起こすイオンチャネル型の P2X 受容体（7 種類）のサブタイプがあり，唾液腺腺房および導管の細胞には，いくつかの種類の P2Y と P2X 受容体が発現している。ATP はすべての細胞内に豊富に存在するエネルギー物質であるが，細胞外では情報伝達物質として機能する。その放出経路は多様であり神経伝達以外に種々の機械刺激が関与しているがその放出機序はまだ明らかではない。放出された ATP は唾液腺腺房の細胞間 Ca^{2+} ウェーブや唾液腺導管の自発的 Ca^{2+} オシレーションを誘起し，唾液の分泌増強，調節に関与すると考えられている。唾液腺やそれに構造のよく似た分泌組織である乳腺では，マッサージによる機械刺激によって分泌が亢進することが知られているが，それには多くの生理的機序が関係しており，乳腺においては機械刺激による ATP 放出とプリン受容体の関与も示唆されている。 　　　　　　　　　　（谷村　明彦）

▶▶▶ ムスカリン受容体とアドレナリン受容体の相互作用 interaction between muscarinic receptor and adrenergic receptor

　唾液腺の機能は，交感神経と副交感神経による協調的な働きによって制御されている。β-アドレナリン受容体を介する cAMP の生成と PKA の活性化は，タンパク質の開口分泌に加えて NKCC や IP$_3$ 受容体をリン酸化し，活性を高めることが知られている。リン酸化による NKCC の活性増強は水・電解質分泌の速度を増加させると考えられる。また IP$_3$ 受容体がリン酸化されると IP$_3$ に対する感受性が上昇し，ムスカリン受容体や α$_1$-アドレナリン刺激による Ca^{2+} 動員が増大する。さらにムスカリン受容体刺激は，PKC の活性化を介してタンパク質の開口分泌を起こすことが知られている。 　　　　　　　　　　（谷村　明彦）

4 水輸送 (図9)

　唾液腺の排出導管から分泌される**最終唾液**（final saliva）は分泌終末部で生成された唾液が導管系を通過する間に導管細胞による吸収やこれら細胞からの分泌により修飾されたものである。分泌終末部で作られた唾液は**原唾液**（primary saliva）と呼ばれ，腺房細胞などの分泌終末細胞を通過して作られた成分（**経細胞成分**）と腺房の細胞間隙を通過してきた成分（**傍細胞成分**）の混和したものである。

　分泌終末部細胞（腺房細胞）での水分泌（経細胞成分）は，浸透流により起こされていると考えられている。生理学の父と呼ばれるドイツのLudwigは分泌圧を測定し，動脈血圧より高いことを示した。これが浸透流によることを今井が実験的に裏づけた[15, 16)]。

　しかし，浸透圧差が存在するだけでは水分子は細胞膜を通過することができない。なぜなら細胞膜を隔てた水移動は極めて大きなエネルギーを要するためである（水が油の層を通過することになるため）。ここに水チャネル，アクアポリン（AQP）の存在が必要になる。それまで電解質を単独で通過させるイオンチャネルをはじめ，多種類の輸送タンパク質が見つかっていた。1992年にPeter Agreらが初めて発表したこの水チャネルは4量体として細胞膜に組込まれ，各単量体ごとに水分子を1個ずつ貫通させるトンネルをもつ。チャネルに進入する水分子は1個ずつ通路の狭い部分を通過し，分子間水素結合により作られている水分子の鎖は通過中に切断されるため，電流は通さない。このチャネルは膜の両側の浸透圧差が駆動力になり，浸透流を起こす。13種のサブタイプのうちAQP5が唾液腺腺房細胞の管腔膜に多く存在する。腺房細胞内のCa^{2+}濃度の上昇により管腔膜のCl^-チャネルが活性化しCl^-を管腔に放出すると，これにNa^+イオンが細

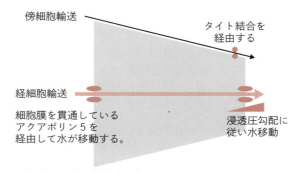

図9　水輸送（経細胞輸送）

胞間隙を通過して電気的に追随し管腔側に移動する。このようにして管腔内に浸透圧の高い状況が生まれ，細胞内と管腔内（細胞間分泌細管内）の間に浸透圧差が生じる。この浸透圧差を駆動力にしてAQP5分子の中を水分子が通過し水分が管腔に入る（浸透流）。この浸透圧差をつくり出すために細胞は以下の電解質輸送を行うといっても過言ではない。

▶▶▶ **最終唾液** final saliva

　分泌終末部で作られ，導管に入ってから再吸収や分泌により修飾を受け，口腔の導管開口部で最終的に採取された唾液である。原唾液に比して浸透圧は低く，高K濃度，低NaCl濃度，高重炭酸濃度である。また導管で分泌されたタンパク質，ペプチド，免疫物質も含まれる。この唾液には傍細胞輸送で原唾液に混入した血漿成分もわずかながら含むため，唾液を材料にして非観血的な検査を実施できるが，唾液分泌速度に左右されるため，同時に分泌速度の測定も必要である。　　　　　　　　　　　　　　　　　　　　　　　　　　　　　　（村上　政隆）

▶▶▶ **経細胞成分と傍細胞成分** transcellular and paracellular routes

　血液からしみ出した組織液と原唾液の充満した細胞間分泌細管を隔てる境界は，細胞とタイト結合である。細胞を通過する水経路を経細胞経路（transcellular route），タイト結合を通過する水経路を傍細胞経路（paracellular route）と呼ぶ。分子量300程度の色素やHRPが分泌刺激により傍細胞経路を通過する実験結果があるために，傍細胞経路の意義が注目されてきた。一方，分泌細管に一致して，水チャネルアクアポリン5（AQP5）が分布することが，免疫組織化学で明らかになった[17]。またAQP5の遺伝子を遺伝的に欠如させたマウス（AQP5-KO-mice）が開発され，ピロカルピンによる唾液分泌量が正常の40％以下に減少することが報告された[18]。この結果は，経細胞経路を通過する水分が，傍細胞経路を通る水分よりも大きいことを示唆した。　　　　　　　　　　　　　　　　　　　　　　　　　　　　　　（村上　政隆）

▶▶▶ 浸透流（今井の実験）

　今井は，麻酔下にイヌの鼓索神経を持続的に電気刺激し，分泌される唾液を垂直に立てたポリエチレン管に導き，図に示した左パネルの（時間）－（唾液柱の高さ）の関係を得た。この実験から次の2つの結論を導くことができる。①分泌駆動力が動脈血圧より高い。分泌唾液を垂直管に導き上昇させると，血圧よりも高いところまで（イヌで3.5 m）上昇して静止した。②導管より腺に向けて静水圧力をかけ解放した直後の唾液の浸透圧は高い。これらは唾液腺細胞が浸透圧差を作り出していることを支持している。

　また，唾液柱の高さ（導管内静水圧）と唾液中の上昇速度（分泌速度）をグラフにとると，直線になった。その傾きは，上皮層を介した**水透過係数 Lp** である。駆動力は，静水圧差と浸透圧差の和になり，Lp は単一の値として得られた。すなわち Lp の中には経細胞成分と傍細胞成分の両者が含まれていることになる。両者の区別を細胞の中に入らない色素を用いての実験が実施されており，結果は今後となる。

（村上　政隆）

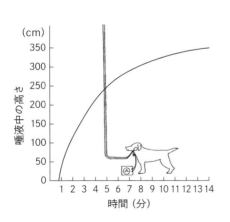
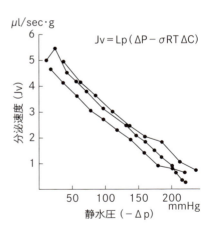

$$Jv = Lp(\Delta P - \sigma RT \Delta C)$$

▶▶▶ アクアポリン aquaporin：AQP

　現在，哺乳動物においては AQP0〜12 が報告されており，唾液腺では腺房細胞に AQP5，血管に AQP1 の存在が確認されている。pore size が Lp からの推定値より小さいことより para-cellular も並立して水輸送に関わっていることが考えられる。唾液腺 AQP5 の発現，代謝などの調節についての研究が盛んである。

（石川　透）

5 電解質輸送（経細胞水電解質輸送）(図10)

　当初，唾液分泌に伴い K^+ イオンが細胞より放出されることが観測されたため，K^+ チャネルの活性化が脚光を浴びていたが，終末部細胞よりの水分分泌は Cl^- イオンの分泌と，Na^+ イオンが管腔へ移動して浸透圧差が管腔内に出現することによる浸透流とされ，最近では管腔膜の Cl^- チャネルは TMEM16A がその正体として同定され，分子的に裏付けられた。管腔膜より細胞質から脱出する Cl^- イオンが細胞内に高い電気化学的ポテンシャルをもつのは，基底側膜に存在する共輸送系（$Na^+/K^+/2Cl^-$ cotransport）と対向輸送系（Na^+/H^+ antiport と Cl^-/重炭酸イオン antiport）による二次能動輸送が Cl^- を細胞内に取り込むことによる。この二次能動輸送を利用するということは Na^+ が細胞内に流入しようとするエネルギーを変換して Cl^- が脱出するエネルギーにすることであり，細胞内から Na^+ を汲み出すことで蓄積されたエネルギーを Cl^- 蓄積に使い回している。すなわち，ATP の加水分解エネルギーを使って Na^+/K^+ ATPase 酵素が Na^+ を汲み出すことでエネルギーは種々の輸送体に分配されている。

　次に酸素消費から水電解質分泌までのエネルギー変換について述べる。

▶▶▶ K^+ チャネル potassium channel

　K^+ チャネルはカリウムイオンの細胞膜透過経路として働いている。分泌終末部細胞の基底側（および管腔側）膜に発現する K^+ チャネル活性は膜を過分極させ，原唾液分泌を駆動する経上皮的 Cl^- 輸送の電気的駆動力を供給している。終末部細胞には少なくとも 2 種類の Ca^{2+} 依存性 K^+ チャネルの分子発現が報告されており，一つは KCa1.1（BK または Maxi-K）チャネル，もう一つは KCa3.1（IK1 または SK4）チャネルであり，ムスカリン受容体刺激による細胞内 Ca^{2+} 濃度上昇を介した原唾液分泌に関与する。終末部細胞に発現する BK チャネルが有する活性化の電位依存性は特徴的であり，LRRC26 などの細胞内タンパク質との複合体形成の可能性が指摘されている。

（石川　透）

▶▶▶ TMEM16A Cl^- チャネル chloride channel

　Ca^{2+} 依存性 Cl^- チャネルとして機能する TMEM16A（または ANO1）は終末部細胞からの細胞内 Ca^{2+} 依存性原唾液分泌を駆動する腺腔内への Cl^- 流出を担っている。TMEM16A を異所性強制発現させた時に観察される Cl^- 電流の性質はさまざまな動物種の終末部細胞で観察される Ca^{2+} 依存性 Cl^- 電流の性質と類似している。遺伝子工学的手法を用いてマウス下顎腺や耳下腺の終末部細胞管腔側膜に発現する TMEM16A をノックアウトすると内因性に発現する Ca^{2+} 依存性 Cl^- 電流の大部分は消失し，ムスカリン受容体を介した唾液分泌は大きく抑制されることが報告されている。

（石川　透）

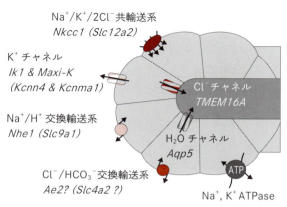

図 10 電解質輸送

▶▶▶ Na⁺/K⁺/2Cl⁻共輸送体 Na⁺/K⁺/2Cl⁻ cotransporter

Na⁺が細胞内へ流入しようとするエネルギーを使って基底側から Cl⁻ と K⁺ を細胞内に取り込むイオン輸送体である．NKCC1 と NKCC2 の 2 つのアイソフォームが存在し，いずれも細胞膜を 12 回膜貫する構造をもつ．ヒトやげっ歯類では，唾液腺腺房細胞の基底側膜に NKCC1 が発現しており，唾液分泌の速度に大きな影響を与える．NKCC1 は PKA によるリン酸化や Ca²⁺ によって活性が上昇することが知られている[19]．

（谷村　明彦）

▶▶▶ Na⁺/H⁺交換輸送体 Na⁺/H⁺ exchanger (antiporter)

Na⁺/H⁺交換輸送体（NHE）は Na⁺の細胞内への流入と共役して H⁺を細胞内から細胞外へ排出することにより細胞内 pH の調節に寄与する．Na⁺/H⁺交換輸送体は Na⁺と H⁺を 1：1 の輸送比率で逆方向に共輸送するため，起電性をもたない（電気的中性）トランスポーターである．唾液腺においては NHE1～4 の分子発現が報告されている．特に終末部細胞基底側膜に発現する NHE1 は無刺激時およびムスカリン受容体刺激時の細胞内 pH 調節に重要な役割を果たしていると考えられている．

（石川　透）

▶▶▶ Cl⁻/HCO₃⁻交換輸送体 anion exchanger：AE

唾液腺終末部細胞において分子発現が確認されている Cl⁻/HCO₃⁻交換輸送体は AE2 である．AE2 は Cl⁻ と HCO₃⁻ を 1：1 の輸送比率で交換輸送するため起電性をもたない電気的中性輸送体であり，終末部細胞基底側膜に発現している．AE2 は HCO₃⁻依存性の細胞内 Cl⁻流入経路として機能し唾液分泌に関与すると考えられている．一方，AE2 とともに，マウス下顎腺終末部細胞に発現している AE4 は電気的中性の一価陽イオン依存性 Cl⁻/HCO₃⁻交換輸送体であり，一価陽イオン 1，Cl⁻，HCO₃⁻を 1：1：2 の輸送比率で機能することが報告されている．

（石川　透）

6 エネルギー供給 (図11)

　エネルギーの形態は電気的，圧力などさまざまであるが最終的には全てが熱エネルギーとなる。対象とする系の熱産生を測定すると，その系の全エネルギー変化を測定できる。ワット（W＝joule/秒）の単位が一般的であるのでこれを使う。唾液腺の熱産生は，静止時＝7.8 mW/gであるが，鼓索神経刺激により分泌が始まると62 mW/gまで上昇する。腺の酸素消費を測定すると，静止時＝20 μL/g-min，分泌時＝190 μL/g-minであるが，この値は静止時7.3 mW/g，分泌時65 mW/gの値に変換できる。酸素消費と熱エネルギーの値が一致したことで，腺分泌の代謝エネルギーは好気的な代謝から大部分供給されており，熱産生を測定しなくても酸素消費測定によりエネルギー消費の全貌を評価できる。

　さて呼吸により供給された酸素は唾液腺細胞のミトコンドリアにおいて酸化的リン酸化によりATPの産生に加わる。筆者はリン化合物を生かした状態でリン核磁気共鳴法（P-31 NMR）を用いて測定した。リンは原子番号が31であり，天然存在比100％であるため，安定同位体を用いることなく，ATP，ADP，PCr，Piなどのリン化合物を測定でき，無機リンの化学シフトからpHを推定できる。

　血管灌流したイヌ・ラット顎下唾液腺を用い，エネルギー代謝リン化合物（ATP，ADP，PCr，Pi），pHを推定すると，アセチルコリンによる分泌刺激によりクレアチンリン酸（PCr）がATPより早く減少，無機リンPiが増加，pHは酸性化した。また，灌流停止により酸素供給を断つと，PCrがATPより早く減少，Pi増加，pH酸性化をみた。このことより，ミトコンドリアからATP消費サイトへのATP供給はCPK（クレアチンホスホキナーゼ）により細胞内をクレアチンリン酸の形でエネルギーを輸送するローマン反応系を用い，エネルギー供給を行うことが明らかになった。

　核磁気共鳴法（NMR）によりスピンをもつ原子核の動的挙動の観測ができる。Naは23，Kは39の原子番号であり，スピンをもつ。Kは細胞内に高濃度で存在し唾液腺細胞内外に挙動に違いがあったため，細胞内K信号を取出し量的変化を測定できた（電解質のNMR法）。細胞内Naは濃度が低く，細胞外のNaの磁場環境をシフト試薬により変化させて細胞内Na NMR信号を抽出した。灌流液にウアバインを入れ，Na^+/K^+ ATPaseを不活性化して，細胞内からNa^+を汲み出せないようにすると細胞内のNa信号は大きくなり，K信号は小さくなった。信号を定量化すると，アセチルコリン刺激で細胞内K量は初期より25〜30％減少し，持続刺激中は一定レベルであった。顕微鏡など種々の方法で細胞容積を観測すると上記Kと同じ挙動をとった。このことはK選択性細胞内イオン電極で

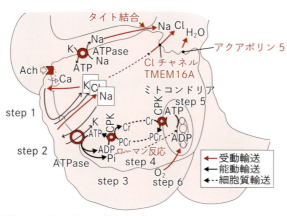

図11　エネルギーの供給

細胞内 K 濃度の変化を記録できなかった現象の説明となった。分泌刺激中には受動輸送で K は細胞から大量脱出し Na^+ は細胞内に大量流入するのだが，これらの大量輸送は Na^+/K^+ ATPase による能動輸送できちんと下支えされていることを濃度測定は示していた（能動輸送と受動輸送）。その結果，<u>K^+ イオンの一次能動輸送速度/ATP 消費速度</u>=1.8 の比となった。理想的には Na^+/K^+ ATPase の化学量論的係数（stoichiometry）は $Na^+:K^+:ATP=3:2:1$ であり，$K^+/ATP=2$ であるから極めて効率は高い。**分泌中の酸素消費増加分**は Na^+/K^+ ATPase 活性化に起因するものであり，酸素消費より Na^+/K^+ ATPase 活性化による K 取込みを計算できる。細胞内への K^+ の全取込みを，ウアバイン投与時の一過性の血液への K 放出速度の時間変化から推定すると，全取込みの 70〜80％は Na^+/K^+ ATPase によるもので，他は共輸送によることが推定できた。

▶▶▶ その他の Na$^+$ 依存性輸送体

　唾液腺終末部細胞および導管細胞に発現するその他の Na 依存性輸送体として起電性 Na$^+$/HCO$_3^-$ 共輸送体（NBCe1）がある。NBCe1 のスプライシングバリアント（NBCe1-A～E）のうち、NBCe1-B の発現が唾液腺で報告されている。NBCe1-B は Na$^+$ と HCO$_3^-$ を 1：2（またはそれと同等）の輸送比率で同方向に共輸送するために起電性を有する。唾液腺終末部細胞および導管細胞の基底側膜に発現する NBCe1-B は細胞内 pH の調節に寄与している。大量の HCO$_3^-$ を分泌する反芻動物（ウシ）の耳下腺では、終末部細胞に発現する NBCe1-B は IRBIT や long-IRBIT と複合体を形成しており、細胞内への HCO$_3^-$ の流入だけでなく管腔側における HCO$_3^-$ 分泌の電気的駆動力の供給を介して HCO$_3^-$ 分泌に関与している可能性が指摘されている。

（石川　透）

▶▶▶ エネルギーとエネルギー流

　エネルギーは高いエネルギーレベルから低いエネルギーレベルに流れる。単にエネルギーといった場合、「エネルギーレベル」をいい、エネルギー流は単位時間当たりのエネルギー変化の速度を表わす。電気に話を限定するとボルトで表わされるのが電位であり、ある電位と低い電位の間に電流が流れた時、電位と電流の積、ワットがエネルギー流となる。　　（村上　政隆）

▶▶▶ P-31 NMR 法 phosphorus NMR

　ATP を初めとする高エネルギーリン化合物は、生体サンプルを切出し HPLC などで測定しようとすると、代謝が進むため、生体内での濃度の測定は困難であった。そこで、液体窒素を用い冷却した銅ブロックで試料を挟んで急速凍結し、強酸で反応を停止し、化合物を測定していた。31P は自然存在比が 100％であり、8.45 T の静磁場下で 145.75 MHz の周波数の電磁波を吸収する。NMR の生体応用は神経/筋の高エネルギーリン化合物の測定により ATP の消費とクレアチンリン酸によるエネルギー供給の定量的理解が心臓などで進んだ[20]。生体への応用は日本で亘教授の主導で生理学研究所を中心に展開され、唾液腺、膵臓、肝臓、腎臓、筋などで展開された。

（村上　政隆）

▶▶▶ ローマン反応 Lohman reaction

　骨格筋には ATP のほか、高エネルギーリン化合物としてクレアチンリン酸の濃度が高い。ローマン反応とは、筋肉内でクレアチンリン酸から ADP へ高エネルギーリン酸を転移して ATP を生成する可逆反応で、クレアチンキナーゼが触媒する。ATP の濃度を維持するための重要な反応であり、ミトコンドリアに存在するクレアチンキナーゼがミトコンドリアでクレアチンリン酸を生成し、クレアチンリン酸の高い拡散係数をもって細胞質内を拡散し目的の ATPase に到達し ADP へ高エネルギーリン酸に転移し、ATP を産生する。骨格筋、心筋、神経以外ではこの反応は知られなかったが、P-31NMR により、唾液腺、膵臓、大腸粘膜でもクレアチンリン酸が見つかり、また腎臓でもわずかながら信号が捉えられた。ただし、肝臓ではクレアチンリン酸の信号は検出されない。クレアチンリン酸の存在は急速なエネルギー要求が起こりうる細胞で大きいと考えられる[21]。

（村上　政隆）

▶▶▶ 核磁気共鳴法 NMR spectroscopy

NMR 核磁気共鳴は核スピンまたは核磁化をもつ原子核を強い磁場の中に置いた時に生ずる物理現象であり，1946 年に発見された．均一の磁場内で，ラジオ周波数帯域の電磁波を照射すると，その物質の核種，周囲の環境に応じた特定の周波数の電磁波を吸収し，照射をやめると物質から電磁波が放出される．これを核磁気共鳴現象と呼ぶ．例えば，1H は 1/2 の核スピンをもち，4.7 T（テスラ，磁場の単位）では 200 MHz，8.45 T では 360 MHz の周波数の電磁波と共鳴する．パルスフーリエ NMR 法では，核種に応じた周波数の電磁波パルスを与え，その直後に試料から放出される電磁波を経時的に観測し FID というデータを記録する．FID をコンピュータ上でフーリエ変換して横軸が周波数のスペクトルを得る．1H，13C，14N，31P，23Na，39K などの核種について唾液腺の電解質，高エネルギー燐化合物の測定に応用された．

（村上　政隆）

▶▶▶ 電解質の NMR 法

唾液腺に存在する濃度の高い電解質は Na^+，K^+，Cl^-，Li^+ など（Li^+ は実験的に使われる）であるが，これらの原子核のもつ核スピンは 3/2 である．1H，31P，13C のような核スピンが 1/2 の原子核では 1/2〜−1/2 の一つのエネルギー準位差のみであり，NMR で測定されるのは 1 つのエネルギー準位からのエネルギーの吸収と放出でありスペクトルは 1 本である．スピンが 3/2 の核は 3/2〜1/2，1/2〜−1/2，−1/2〜−3/2 の 3 つのエネルギー準位差をもつ．さらにこの原子核の回転速度によって，4 種類の NMR スペクトルを呈する．瀬尾らは自由に回転運動できる生理食塩水や血漿中の Na^+ は 1 本のスペクトル（type d），細胞内液では細胞内タンパク質との相互作用により運動が制限されて幅広いスペクトルとシャープなスペクトルの重畳（type c）を唾液腺細胞で証明した[22]．運動制限が大きくなると複雑に分裂したスペクトル（type b）を示し，結晶状態では 3 本のシャープなスペクトル（type a）となる．運動を制限された 3/2 スピンの原子核は多量子遷移（3/2〜−1/2，1/2〜−3/2）を生じることが明らかとなり，多量子 NMR 法を用いて，運動状態の異なる Na^+ をセレクトして測定できるようになった[23]．

（村上　政隆）

▶▶▶ 能動輸送と受動輸送 active transport and passive transport

細胞は原形質膜を介して物質を透過させる．原形質膜を構成するリン脂質二重層を，水溶性物質が通過するのは大変なエネルギーを要する．しかし，膜を貫らぬいているタンパク質内側の親水性のトンネルを通過すれば，脂質膜通過に比べ必要とするエネルギーは少ない．物質の膜透過のためのエネルギーは片側からもう一方へかかっている．これは駆動力とも呼ばれ，①その物質の膜両側の濃度差によって濃度の高い所から低い所へ物質を動かす（down-hill）．濃度比の対数をとることにより，温度，荷電を加味してこの電解質の化学ポテンシャル差が求められる．②物質が電解質で荷電をもつ時，マイナスイオンは電位のプラスの方へ動かされ，プラスイオンは電位のマイナスの方へ動かされる．すなわち膜両側での電位差もエネルギーになる．①と②の 2 つの和として計算される電気化学的ポテンシャルを駆動力として物質が輸送される時，これを受動輸送と呼ぶ．この電気化学的ポテンシャルが駆動力として対象とする電解質の運動方向を決め，電気化学的ポテンシャル差がゼロになるまで電解質は輸送される．一般に濃度の高い方から低い方へ，陽イオンならば電位差の低い方へ，陰イオンならば電位差の高

い方に運ばれるが，実際の方向は化学ポテンシャルと電位差の合算した値できまる。

これに対して能動輸送はこの電気化学的ポテンシャルに逆らって電解質が輸送される現象をいう。電気化学的ポテンシャルに逆らうためにはこれに抗する化学エネルギーを付与する必要がある。最もなじみ深い Na^+/K^+ ATPase は ATP を加水分解して ADP と Pi を産生する際のエネルギーを使い，細胞内に K^+ を汲み入れ，細胞外に Na^+ を放出する。このときの化学量論比は Na：K：ATP＝3：2：1 である。このように ATP を加水分解して得たエネルギーを使い電解質を移動させることを一次能動輸送といい，Ca^{2+} ATPase，H^+-K^+ ATPase などがある。この場合濃度勾配，電気化学ポテンシャルに逆らった輸送（up-hill）が行われる。一方，一次能動輸送により，そのイオンに輸送勾配（down-hill）が生じると，そのポテンシャルエネルギーを使って，別の電解質が共役して up-hill に輸送される $Na^+/K^+/2Cl^-$ 共輸送等がある。これを二次性能動輸送という。 (村上　政隆)

▶▶▶ Na^+/K^+ ATPase のみ活性化している状態

ATP の加水分解によるエネルギーにより Na^+ は内向きに，K^+ AT は外向きに運ばれるが，ATPase は酵素であり，ATP に溜められたエネルギーを細胞内外の Na^+ の濃度差，K^+ の濃度差というイオン輸送のポテンシャルエネルギーに変換する。Na^+/K^+ ATPase の活性化で K^+ や Na^+ を 1 個運ぶのにどのくらいの ATP を加水分解するのであろうか？ Na^+/K^+ ATPase のみ活性化している状態をつくり，酸素消費と K^+ 取り込みを測定した。すなわち，アセチルコリンで腺を刺激している間に Na^+/K^+ ATPase の活性をウアバインにより抑制した後しばらくすると定常状態に達する。ここで ACh とウアバインを洗い流し，ムスカリン受容体の刺激状態を解除し，Na^+/K^+ ATPase の抑制を除くと，Na^+/K^+ ATPase のみ活性化状態が得られる。その後の酸素消費と K^+ 取込みを測定し比較すると酸素分子あたりの K 取込みを計算できる[24]。すなわち，ACh 刺激とウアバインによる Na^+/K^+ ATPase 阻害を行い，一過性の K^+ 脱出経時変化を時定数解析，定常分泌時の K^+ 出入量を推定した。 (村上　政隆)

7 開口分泌 (図12)

　細胞内環境を維持するために脂質二重層の細胞膜が細胞を取り囲んでいる。細胞内外を低分子量の基質やイオンが出入りするためには細胞膜を貫通するタンパク質のチャネルないしポアを使うが、高分子を出入りさせることはできない。そこで細胞内で合成された高分子は分泌顆粒の中に保存され、分泌刺激により細胞膜に接着し、開口すること (exocytosis) で合成された高分子を管腔へ分泌する。

1. 分泌タンパク質の合成と貯蔵

　細胞核にはタンパク質のアミノ酸配列の情報を3種類のヌクレオチドの配列にコード化したDNAが存在する。あるタンパク質が必要になるとこのDNA情報がmRNAにコピーされ、このmRNAは核膜孔を通って細胞質に出る。mRNAの尖端にはリボソームと結合するための配列があり、リボソームと結合することにより、遺伝情報の解読が始まる。mRNAに書かれたアミノ酸配列どおりにtRNAがアミノ酸を運び、ペプチド鎖がつくられてゆく。分泌タンパク質にはN末端側に小胞体を通過するためのシグナル配列が存在し、これにより小胞体内腔にペプチド鎖が伸びてゆく。翻訳が完了すると、シグナル配列は切断され、完成したペプチド鎖は小胞体膜の中に取込まれる。粗面小胞体から分泌タンパク質を含んだ小胞が出芽してゴルジ装置に輸送される。タンパク質はゴルジの層板を経由する際に糖修飾を受け、反対側の成熟面で分泌顆粒として形成される。

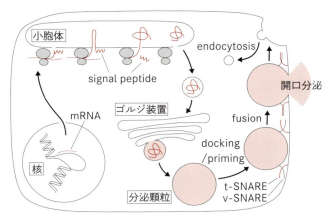

図12　開口分泌

2. 開口分泌の過程

　細胞が分泌顆粒の内容を外に放出する機序として，分泌顆粒を細胞膜に係留して分泌の準備をする過程である docking/priming，細胞膜と融合して中身を放出する fusion/exocytosis，膜を回収するための endocytosis という 3 ステップからなると考えられている。吉村らはアミラーゼ分泌の時間経過を耳下腺細胞で詳細に観察し，サイクリック AMP（cAMP）は docking/priming を促進し，Ca^{2+} は最後の fusion/exocytosis を促進するというモデルを提出した[25]。このモデルに基づき，シミュレーションを行うと，無刺激時には docking/priming を完了している分泌顆粒は 1％以下であることが予測された[26]。シナプス小胞がシナプス前膜に融合し開口分泌を起こす過程には，SNARE と呼ばれるタンパク質が必要であることがわかっているが，唾液腺においても同様に，分泌顆粒上には v-SNARE の一つである VAMP2 が存在し，cAMP 依存的なアミラーゼ分泌に関わっていることが報告されている[27]。

3. アポクリン分泌

　細胞から内容物を含む突起が盛り上がり，これが破れ内容物が放出される。これは乳腺や汗腺で観察されるが，カエルの舌にある唾液腺の分泌（今井；未発表）やツパイの顎下腺分泌（寺川，村上；未発表）で観察された。

▶▶▶ 開口分泌の分子機構と SNARE タンパク質

　分泌タンパク質や膜タンパク質が細胞内を輸送される際には，小胞（vesicle）で運ばれる。輸送先には細胞内小器官や細胞膜があるが，正しい目的地に輸送されるためには，小胞が輸送先の標的膜（target membrane）を正しく認識し，小胞側と細胞膜側の脂質二重膜の融合が起こることが必要である。この役割を担うのが SNARE タンパク質である。小胞側に存在する v-SNARE と標的膜側の t-SNARE の組合せによって互いに認識し，結合することによって小胞と標的膜を近づけ膜融合を引き起こす。

（吉垣　純子）

8 傍細胞輸送

物質が細胞の間のタイト結合を通過して管腔に輸送される現象をいう。これに対して，いったん物質が基底側膜を通り細胞内に取り込まれ，管腔側膜を通過して管腔に分泌される輸送を経細胞輸送（transcellular transport）という。唾液腺の水分泌のうち，刺激初期は経細胞輸送から開始し全分泌のほとんどが経細胞分泌であるが，刺激が持続すると刺激開始30秒後から，緩やかに傍細胞輸送が始まる。経細胞輸送の駆動力は，浸透圧差であるといわれている。一方，傍細胞輸送（paracellular transport）の駆動力は，静水圧差，未確認のモータなどが想定されている。透過性の調節はタイト結合部分で行われているといわれている。分子量に依存するが大きなタンパク質も通過する。唾液中に血清成分がこの経路を通り分泌される。唾液中に出てくる血清成分の濃度はおよそ1/100に低下し，水分分泌速度に反比例する。唾液成分から血清成分の推定を行うためには，十分に高い分泌速度で唾液採取する必要がある（図13）。

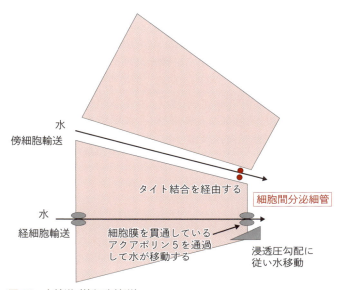

図13 水輸送（傍細胞輸送）

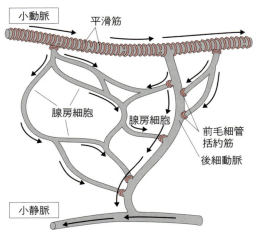

図14　微小循環系
①刺激が加えられていない静止時には微小循環は前毛細血管括約筋が絞められ，血流は小動脈から小静脈へシャントにより繋がっている。
②刺激により前毛細血管括約筋は弛緩し，毛細血管へ流れる血流は増加し腺房（分泌終末部）周囲の毛細血管の血流が上昇し，付近の静水圧が上昇する。
③動脈への血流入力抵抗は括約筋の弛緩の程度による。Zero-flow時の血圧は腺房周囲の組織圧による。
(Boron WF, Boulpaep EL. Medical Physiology, 2nd Updated Edition. Elsevier Health Sciences, 2012より)

9　微小循環系

　唾液腺の血流は分泌刺激時には増加する。これは腺内の小動脈の拡張および前毛細管括約筋の収縮により毛細血管を迂回して小静脈へシャントされていた血流が，毛細血管床に流入するためである。静止時には分泌細胞周囲は少ない血流であるが，刺激時には血流が多く流れるため，酸素を多く供給することができる。また，増加する血流は傍細胞輸送の駆動力としても働くことが想定され，刺激時に駆動力としての静水圧を増加する機構として説明できる。微小循環系と唾液腺の病態の研究は将来の課題である（図14）。

10　形態形成と組織工学

　唾液腺の分化の研究が進んでいる。唾液腺の分枝形態形成は胎生期にはじまり出産後母乳を受入れる時期には完成する。その間，分泌終末・導管・結合組織の形態形成と神経制御の完成，そして微小血管系の完成がどのように相互作用して唾液分泌機能を発現するようになるかについて，世界中で研究が進められている。ことに組織原基の口腔内移植ができるようになり，移植片が分泌機能を有する組織になることが報告されて，増々研究が盛んになっている（図15）。

胎生 12.5〜14.5 日のマウス顎下腺原基

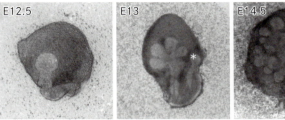

白い＊は舌下腺原基を示す

分枝形態形成による顎下腺原基の発生

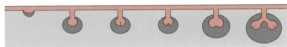

図 15　唾液腺の分枝形態形成

▶▶▶ **形態形成** morphogenesis，**分枝** branching

　外分泌腺は分枝形態形成と呼ばれる発生機構によりその器官形成が進行する。細胞の増殖・移動・分化といった個々の細胞挙動に加えて，上皮・間葉・神経・末梢血管などの組織間相互作用の結果，上皮が枝分かれと伸長を繰り返しながら，その形態を発達させていく。他の器官同様，顎下腺にも固有のサイズがあり，その限られた体積の中で多数の分枝を生じる分枝形態形成は，効率よく唾液の産生・分泌を行うための表面積を増すための機構ともいえる。
　胎生期のマウス顎下腺の形態形成は胎生期 11.5 日齢（ヒトでは 6 週後期）から観察できる。まずその prebud stage と呼ばれる時期では，下顎第一臼歯の後ろ，舌に沿って上皮の肥厚が始まる。胎生期 12.5 日齢では第一鰓弓の間葉内に，肥厚した上皮が陥入する。この時期は initial bud stage と呼ばれ，陥入後の上皮は持続的に増殖することで単一の膨らみを形成し，顎下腺原基となる。一方，間葉は上皮の周囲に凝集し，あたかも顎下腺原基を包むカプセルのように観察される。胎生期 13 日〜14.5 日齢の間には，分枝形態形成と呼ばれる一連の形態変化が上皮に生じる。この時期は pseudoglandular stage と呼ばれ，単一の bud が枝分かれと伸長を繰り返し多数の分枝（endbuds）へと発達する。この時，上皮の先端にクレフト（裂け目）と呼ばれる構造が生じ，その箇所が枝分かれの開始部位となる。クレフトが生じるにはその部位にフィブロネクチンの発現が必要と考えられているが，枝分かれの位置がどのように決定されるかの詳細は明らかになっていない。胎生期 13 日齢の胎仔マウス顎下腺では分枝形態形成の結果，生じる分枝は 3〜5 個ほど観察される。この時期にみられる分枝は，以降の発生期における主要な小葉（lobule）に相当する部位である。胎生期 14.5 日齢には分枝数は数十になる。これらは以降，さらに数が増えて最終的に唾液の産生・分泌を行う腺房へと分化する。上皮の周囲に凝集していた間葉細胞は，コラーゲンやフィブロネクチンなどの多量の細胞外基質により分離されて分布が疎らになる[28]。

(柏俣　正典)

11 将来にむけて

　組織を個体から単離し，さらに細胞まで分解してその細胞の機能を研究し，これをそのまま人体の機能に結びつける考え方が今主流であるが，実際には個々の分子機構でさえ，その環境に適応し機能を調整している，いわんや細胞もである。したがって細胞レベルの研究をそのまま人体に結びつけることは，相当困難であろう。その中間地点の機能研究が回り道にみえて，早道と考えられる。分子の世界の機能がみえてきた時点で，もう一度積み上げてゆく科学がなければ，研究成果を現実につなげることは難しいことであり，人類のためには生理学が改めて必要となろう。

（村上　政隆）

▶▶▶ 唾液腺の進化 evolution of salivary gland

　唾液腺の基本機能は，消化管の最初の関門で食物をスムーズに運ぶための水路に，水を供給することである。水棲動物では水で食物がぬれているので摂食しやすいため，多くの魚類には唾液腺に相当する分泌腺が無い。例外はヤツメウナギで，獲物の血液の凝固を防ぎ筋肉を溶解する物質を口腔腺から分泌している。貝類のカコボラやアヤボラ（フジツブガイ科）の唾液腺からはテトラミンと呼ばれる神経毒が分泌される。また，タコ類ではヒョウモンダコの唾液腺にフグ毒であるテトロドトキシンが含まれ，餌の捕獲の際に分泌し獲物の神経系をブロックする。

　毒ヘビや毒トカゲの毒腺はこれらの粘液腺が変化したもので，分泌された毒液は毒牙の基部から管や溝を通り，突き刺さった歯牙の尖端から獲物に注入される。この粘液腺は獲物の捕獲や他動物からの防御のために有用である。蛇毒の研究の歴史は古く（Column；111頁の図参照），含有する成分の研究により神経成長因子（nerve growth factor：NGF）や上皮成長因子（epidermal growth factor：EGF）などの細胞成長因子が初めて発見され，1986年に二人の研究者（Rita Levi-MontalichiniとStanley Cohen）にノーベル生理学・医学賞が贈られた。

　水鳥をはじめ鳥類の多くは唾液腺をもたないが，その一部には口腔腺をもつものも存在し，分泌された唾液粘液は巣作りのために重要な役割を果たす。哺乳類は，頬部や口腔に耳下腺，顎下腺および舌下腺の三大唾液腺をもっており，口腔内に唾液を導く導管を有している。

　哺乳類の唾液は嚥下・咀嚼や消化作用のために機能すると考えられるが，一部は毒腺としての役割をもつものも（トガリネズミなど）存在している。また，大唾液腺のうち顎下腺は大量の水分を分泌することから，毛皮に覆われたげっ歯類などでは高温曝露時には汗のかわりに唾液を大量に分泌し，体表に塗布して気化熱により体温を低下させる。唾液腺は咀嚼の補助機能から毒腺として発達したものや食物の初期消化のための酵素の分泌にまで多様化しながら進化してきたと考えられる。

（柏俣　正典）

Column

環境と食性と唾液腺

　唾液腺は単に消化液を分泌するためだけの臓器ではない。地球上の脊椎動物のほとんどが唾液腺をもつが，かれらの生息する環境と食性がその唾液腺の機能を修飾し形態まで変化をもたらす。ちなみに毛皮で表皮が覆われている動物，ラット，イヌ，ネコ，また羽根のあるニワトリは，口から唾液を蒸散させてその気化熱で体温を下げ，体温を調節する。ラットはさらに分泌した唾液を前趾にとって体に塗り，蒸発により体温を下げる。高温耐性ラットは臍辺まで大量に分泌した唾液をぬり，環境温を上げても気化熱により直腸温が低く保たれ生存できる。

　またウシなどの反芻動物は口をもぐもぐさせて絶えず唾液を分泌し，胃の中に生存するセルロース分解菌を飼育している。この細菌の環境を整えるために大量でかつリン酸，プロピオン酸を多く含む唾液を分泌して，細菌が大量のアミノ酸を産生する手助けをしている。ご存知のようにウシは唾液が出ないとミルクもできない。

　吸血蝙蝠，フルーツバット，オオアリクイなど特殊な物を食物とする動物の唾液腺はそれなりの唾液腺をもつ。100年前，「クジラは，大唾液腺をもつか？」という議論があったが，口腔のどこを探しても見つからなかった。クジラは巨大な体を維持するために，絶えず口を開けて海水とともにプランクトンを摂取する。口腔内はすでに水分に使っているため，大きな唾液腺で大量の水分を分泌する必要がない。

　このように食性と唾液腺は深く関わっている。消化管の入口である口腔の周囲神経はリング状になっており，脳の起源ともいわれ，消化管の動きと，分泌を統御する関門の機能を統御している。

（村上　政隆）

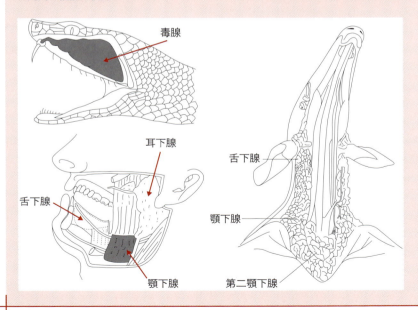

文献

1) Hand AH. Salivary glands. In：Orban's Oral Histology and Embriology 8th Ed, Bhaskar SN (ed), CV Mosby, St Louis, p354, 1976.
2) Mitoh Y, Funahashi M, Kobashi M, et al. Excitatory and inhibitory postsynaptic currents of the superior salivatory nucleus innervating the salivary glands and tongue in the rat. Brain Res 2004；999：62-72.
3) Young JA, Schögel E. Micropuncture investigations of sodium and potassium excretion in rat submaxillary saliva. Pflugers Arch Gesamte Physiol Menschen Tiere 1966；291：85-98.
4) Young JA, Cook DI, van Lennep EW, et al. In：Physiology of the Gastrointestinal Tract, 2nd Ed. Johnson LR (ed), Ravan Press, New York, pp773-815, 1987.
5) Terminologia Histologia. International terms for human cytology and histology. Federative International Committee on Anatomical Terminology (FICAT). Walters Kluwer/Lippincott Williams & Wilkins, 2008.
6) Yagita K. Weitere Untersuchungen über das Speichelzentrum. Anat Anz 1909；35：70-75.
7) Thaysen JH, Thorn NA, Schwartz IL. Excretion of sodium, potassium, chloride and carbon dioxide in human parotid saliva. Am J Physiol 1954；178：155-159.
8) Matsuo R, Yamamoto T. Gustatory-salivary reflex：neural activity of sympathetic and parasympathetic fibers innervating the submandibular gland of the hamster. J Auton Nerv Syst 1989；26：187-197.
9) Perry GH, Dominy NJ, Claw KG, et al. Diet and the evolution of human amylase gene copy number variation. Nat Genet 2007；39：1256-1260.
10) Tanegashima A, Nishi K, Fukunaga T, et al. Ethnic differences in the expression of blood group antigens in the salivary gland secretory cells from German and Japanese non-secretor individuals. Glycoconj J 1996；13：537-545.
11) Kawai T, Fushiki T. Importance of lipolysis in oral cavity for orosensory detection of fat. Am J Physiol Regul Integr Comp Physiol 2003；285：R447-454.
12) Matsuo R, Carpenter GH. The role of saliva in taste transduction. In：Handbook of Olfaction and Gustation, 3rd Ed, Doty RL (ed). Wiley Blackwell, Hoboken, New Jersey, pp 625-636, 2015.
13) Mitoh Y, Funahashi M, Fujii A, et al. Development of inhibitory synaptic transmission to the superior salivatory nucleus in rats. Brain Res 2008；1191：47-54.
14) Matsuo R, Kobashi M, Mitoh Y, et al. Role of the lateral hypothalamus in submandibular salivary secretion during feeding in rats. Brain Res 2015；1596：99-107.
15) Imai Y, Nishikawa H, Yoshizaki K, et al. Evidence for the osmotic flow across dog submaxillary gland epithelia as a cause of salivary secretion. Jpn J Physiol 1973；23：635-644.
16) Imai Y. Physiology of salivary secretion. Front Oral Physiol 1976；2：184-206.
17) He X, Tse CM, Donowitz M, et al. Polarized distribution of key membrane transport proteins in the rat submandibular gland. Pflugers Arch 1997；433：260-268.
18) Ma T, Song Y, Gillespie A, et al. Defective secretion of saliva in transgenic mice lacking aquaporin-5 water channels. J Biol Chem 1999；274：20071-20074.
19) Romer AS, Parsons TS. The Vertebrate Body. 脊椎動物のからだ—その比較解剖学 第5版, 平松厲司 (訳). 法政大学出版局, 1983.
20) Murakami M, Imai Y, Seo Y, et al. Phosphorus nuclear magnetic resonance of perfused salivary gland. Biochim Biophys Acta 1983；762：19-24.
21) Murakami M, Seo Y, Watari H. Dissociation of fluid secretion and energy supply in rat mandibular gland by high dose of ACh. Am J Physiol 1988；254：G781-787.
22) Seo Y, Murakami M, Matsumoto T, et al. Direct measurement of Na influx by 23Na NMR during secretion with acetylcholine in perfused rat mandibular gland. Pflugers Arch 1987；409：343-348.
23) Murakami M, Suzuki E, Miyamoto S, et al. Direct measurement of K movement by 39K NMR in perfused rat mandibular salivary gland stimulated with acetylcholine. Pflugers Arch 1989；414：385-392.
24) Murakami M, Miyamoto S, Imai Y. Oxygen consumption for K^+ uptake during post-stimulatory activation of Na^+, K^+-ATPase in perfused rat mandibular gland. J Physiol 1990；426：127-143.
25) Yoshimura K, Hiramatsu Y, Murakami M. Cyclic AMP potentiates substance P-induced amylase secretion by augmenting the effect of calcium in the rat parotid acinar cells. Biochim Biophys Acta 1998；1402：171-

187.
26) Fujita-Yoshigaki J. Simulation of regulated exocytosis of amylase from salivary parotid acinar cells by a consecutive reaction model comprising two sequential first-order reactions. J Theor Biol 2000 ; 204 : 165-177.
27) Fujita-Yoshigaki J, Dohke, Hara-Yokoyama M, et al. Vesicle-associated membrane protein 2 is essential for cAMP-regulated exocytosis in rat parotid acinar cells. The inhibition of cAMP-dependent amylase release by botulinum neurotoxin B. J Biol Chem 1996 ; 271 : 13130-13134.
28) Miletich I. Introduction to salivary glands : structure, function and embryonic development. Front Oral Biol 2010 ; 14 : 1-20.
29) Thorek P. Surgical Diagnosis 3rd Ed. Lippincott Williams & Wilkins, 1977.
30) Netter FH. The CIBA collection of Medical Illustrations, Volume 3 Digestive System Part I Upper Digestive System, 1975.
31) Murakami M, Yoshimura K, Segawa A, et al. unpublished EM photographs, 2002.
32) Riva A, Valentino L, Lantini MS, et al. 3D-structure of cells of human salivary glands as seen by SEM. Microsc Res Tech 1993 ; 26 : 5-20.
33) Kanno Y, Lowenstein WR. Low-resistance coupling between gland cells. Some observations on intercellular contact membranes and intercellular space. Nature 1964 ; 201 : 194-195.
34) Hosoi K. Physiological role of aquaporin 5 in salivary glands. Pflugers Arch 2016 ; 468 : 519-539.
35) Romanenko VG, Catalán MA, Brown DA, et al. Tmem16A encodes the Ca^{2+}-activated Cl^- channel in mouse submandibular salivary gland acinar cells. J Biol Chem 2010 ; 285 : 12990-13001.
36) Fahrenholz C. Drüsen der Mundhöhle. In : Handbuch der vergleichenden Anatomie der Wirbeltiere, Bolk L, Göppert E, Kallius E, et al (eds), Verlag Urban & Schwarzenberg, Berlin, pp115-210, 1937.
37) Sreebny LM, Vissink A (eds). Dry Mouth. The Malevolent Symptom : A Clinical Guide. Wiley-Blackwell, Chicago, 2010.

第Ⅳ章 唾液腺疾患の臨床

1 多彩な唾液腺疾患

　唾液腺疾患は極めて多彩であり，その診断，治療に至る過程も多岐にわたる。これまで病態の明らかな疾患から腫瘍性疾患，近年になり新しい疾患概念が確立された疾患群などが存在し，鑑別診断の重要性が増している。代表的な唾液腺疾患を列挙し，特に日常診療で重要な疾患について解説する。さらに唾石症に対する新しい治療法である唾液腺内視鏡はわが国でも徐々に広がりつつある。本章では実際の機器や手技について紹介する。

1. 炎症性疾患 (inflammatory disease)

　日常診療で頻度の高い疾患群であり，急性化膿性耳下腺炎，慢性耳下腺炎，小児の反復性耳下腺炎，ウイルス性耳下腺炎が挙げられ，いずれも唾液腺の腫脹や疼痛がみられる。ウイルス性炎症で代表的なものとして流行性耳下腺炎（ムンプス，おたふくかぜと称され顎下腺も侵される例が多い）があり，一般に終生免疫とされる。まれに髄膜炎を併発し，成人男性での罹患は不妊の原因となるため，小児期のワクチン接種が行われている。特殊性炎症には耳下腺結核，放線菌症（アクチノミコーゼ）などが挙げられる。特に反復性耳下腺炎は小児期に反復する炎症で，ムンプスとの鑑別が大切であり，唾液管開口部から膿汁の排泄がムンプスと異なる点である。10歳以降自然軽快する例がほとんどであり，抗菌薬の内服が主たる治療となる。アレルギーや自己免疫に関連する炎症性疾患については次項の唾液腺・非腫瘍性病変で記載する。

2. 難治性疾患

　唾液分泌過多症，唾液管狭窄・拡張症，フライ症候群，first bite syndrome など，多くの疾患が存在するが，未だに原因や対処法が明らかでない疾患群も多数存在する。
　次項で代表的な疾患について述べるが，先に鑑別疾患を表1に示す。

3. 腫瘍性疾患

　唾液腺腫瘍の治療は正確な術前診断と病理診断が大切である。腫瘍の診断については「第Ⅴ章 唾液腺腫瘍の病理」で詳細に解説する。手術法については，良・悪性腫瘍とも一定のコンセンサスは得られているが，本章では耳下腺腫瘍の診断と治療について概略を述べる。

4. 唾石症 (sialolithiasis)

　頻度の高い疾患であるが，近年の唾液腺内視鏡（sialendoscope）の開発がその治療法を一変させている。耳下腺はまれで顎下腺に優位に発生する。本術式に使用する付属機器の全ての入手はまだ困難であるが，保険点数加算も認められ，わが国でも将来的にさらに発展していくと考えられる。

（吉原　俊雄）

2 唾液腺・非腫瘍性病変

　一般的な感染性炎症性疾患を除く非腫瘍性病変について概説する。

1. 線維素性唾液管炎

　線維素性唾液管炎は唾液腺の反復性腫脹を示す疾患で耳下腺，顎下腺のいずれの腺にも発症しうる。特にステノン管，ワルトン管から腺内導管系の拡張がみられる。特徴は腺管からの白色線維素塊の排出で，Kussmaul が報告して以来クスマウル唾液管炎，sialodochitis fibrinosa (fibrous sialodochitis) と称されており，Ⅰ型アレルギーの関与が推測されている。自験例の唾液腺，唾液管を含めた切除標本の検討からは，腺実質の変化よりも顎下腺・ワルトン管移行部から腺内の太い導管周辺の組織変化，特に好酸球，肥満細胞浸潤が著明であることから，病変の主体は移行部付近であることが推測される[1]。

（1）症状

　両側顎下腺や耳下腺腫脹を反復し，痒みを伴う。ハウスダスト（house dust：HD），ダニ，カンジダ，小麦，ネコ等の IgE-RAST は陽性を示す。唾液管開口部より顎下腺マッサージで白色線維素塊が排出される（図1）。線維素塊は好酸球の集積が著明で，フィブリン様物質が好酸球周囲に多数認められる（図2）。

表1 唾液腺疾患の鑑別診断

疾患	検査所見，特徴
唾液腺腫瘍	MRI，CT などの画像検査，穿刺吸引細胞診による腫瘍細胞確認
シェーグレン症候群	組織検査，唾液腺造影，唾液分泌テスト，眼科検査，抗 SS-A，B 抗体など 1999 年のシェーグレン症候群改訂診断基準を参照
ミクリッツ病 (IgG4 関連疾患)	両側涙腺，顎下腺，耳下腺腫脹，血清 IgG，IgG4 高値，組織検査 IgG4 陽性細胞浸潤など，IgG4 関連ミクリッツ病診断基準を参照
キュットナー腫瘍 (IgG4 関連疾患)	顎下腺腫脹，血清 IgG，IgG4 高値，IgG4 関連ミクリッツ病診断基準を参考
サルコイドーシス	サルコイド結節，組織検査にて非乾酪性類上皮細胞肉芽腫，ラングハンス巨細胞の存在
悪性リンパ腫	組織検査，T，B 細胞免疫染色，症例により sIL2 レセプター高値
唾液腺症	両側耳下腺，顎下腺びまん性腫大，高アミラーゼ血症，摂食障害やホルモン異常，糖尿病，向精神薬連用などに関連，組織検査にて腺細胞の膨化
唾石症	持続性腫脹で疼痛を伴わない例ではわかりにくいが，CT で唾石の存在をみる
木村病	アレルギー素因を有し，腫瘤の組織は好酸球の集積が特徴。耳下腺部腫瘤のほか，顔面，頸部の腫瘤形成を認める
線維素性唾液管炎	アレルギー素因を有する例では木村病と類似点があるが，唾液管からの白色線維素塊の排出が特徴

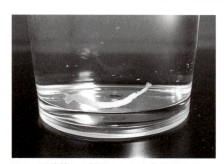

図1 唾液管から排出された白色線維素塊

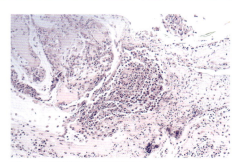

図2 線維素塊 HE 組織所見
好酸球の集簇と線維素塊を示す。

(2) 治療

　抗アレルギー薬の内服，副腎皮質ステロイド（以下ステロイド）含有薬の内服，腺のマッサージで対応する。効果が認められない場合，唾液腺造影針を用い直接腺管に生理食塩水で希釈したステロイドを注入する。効果は永続的ではないが軽減し，一定の間隔をあけて行うことでコントロール可能となる。唾液腺内視鏡を用い内腔観察と同時に生食洗浄，ステロイド注入はより効果的である。

2. がま腫

(1) 症状・診断

　舌下腺の排出管が損傷，破綻した場合，粘稠な唾液が舌下腺から周囲に漏出し偽嚢胞を形成したものをがま腫という。顎舌骨筋を境界として舌下型，顎下型，両者にまたがる顎下・舌下型の3つに分類される。触診，エコー，CT，MRIなどで嚢胞状の所見を示す（図3，4）。穿刺により粘稠な唾液がひければ診断は容易である。鑑別疾患としてリンパ管腫や類皮嚢胞があるが，前者は漿液性，後者は米ぬか様の泥状物が吸引される。

(2) 治療

　治療はOK432（ピシバニール®）注入（硬化）療法が主体となる。難治例では口腔より患側の舌下腺切除を行う。真の嚢胞ではないので，皮膚切開による摘出術は適応ではない。

3. 唾液腺症

　唾液腺症は非炎症性，非腫瘍性に両側唾液腺腫脹を来たす疾患の総称である。多くは無痛性で，腫脹は持続性のものと反復性のものがみられる。原因の全ては明らかではないが，①自律神経の変性による分泌顆粒の合成・放出障害，②持続性の分泌刺激による腺の肥大（work hypertrophy），③筋上皮細胞の変性，などが推測されている。摂食障害である拒食症や過食症，過剰ダイエット，栄養失調，糖尿病，末端肥大症，アルコール依存症，性ホルモン機能異常，降圧薬や向精神薬の連用，甲状腺機能異常，尿崩症などに伴う唾液腺腫脹をみた場合は本疾患を疑う必要がある。

(1) 症状

　特に摂食障害に起因する場合は10～20歳の女性に発症することが多く，近年のダイエットブームから増加傾向にある。次いで向精神薬連用，糖尿病，降圧薬服用，アルコール中毒，種々のホルモン異常に伴う症例がみられる。両側耳下腺のみ，両側顎下腺のみの腫脹，あるいは両者同時の腫脹を呈し（図5），腺全体

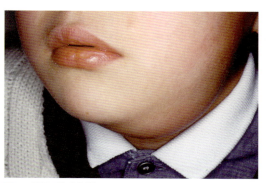

図3　顎下型がま腫

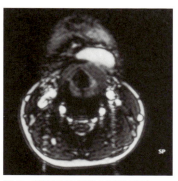

図4　顎下型がま腫のMRI所見

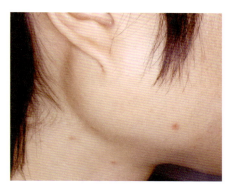

図5　唾液腺症
摂食障害を基礎にもつ両側耳下腺，顎下腺腫脹。

▶▶▶ **線維素性唾液管炎** sialodochitis fibrinosa, fibrous sialodochitis, Kussmaul Disease

まれな疾患であるが，しばしば唾液腺炎や唾石症と診断されることがある。臨床的に唾液管開口部からの白色線維素塊排出が強く本疾患を疑わせる。大半の症例でアレルギーの関与を示唆する所見やアレルギー疾患の合併症をみる。

▶▶▶ **がま腫** ranula

舌下腺の唾液が漏出する偽囊胞である。舌下型と顎下型があるが，後者は類表皮囊胞やリンパ管腫との鑑別が重要である。しばしば適応でない頸部外切開での摘出に踏み切る場合があるが，慎重に診断，治療方針を決める必要がある。

▶▶▶ **唾液腺症** sialadenosis, sialosis

耳下腺/顎下腺に両側性の唾液腺腫脹を示す疾患である。腺房細胞自体の膨化が腺全体の腫脹の原因であり非炎症性である。IgG4関連唾液腺病変のような硬い腫脹を示すことはなく，両者の鑑別は比較的容易である。

は触診上弾性軟で緊満感を有する．多くは無痛性である．口腔乾燥症状はみられない．過食と嘔吐を繰り返す症例では，嘔吐により腫脹が軽快することがある．

(2) 診断

特に摂食障害によると考えられる例では過激なダイエットの有無，体重減少，生理不順の有無，嘔吐の習慣について問診する．CT や MRI では唾液腺の均質な腫大像が得られる（図4）腺房細胞の腫大と淡明化が特徴で，正常の1.5〜2倍の大きさを示し，一方でリンパ球や炎症細胞浸潤，腺萎縮や脂肪変性は認められない（図6）．電子顕微鏡的にも一相性の大型の異常分泌顆粒が認められる[2]．高アミラーゼ血症（唾液型アミラーゼ上昇）を示す例が多い．耳下腺造影ではシェーグレン症候群のような漏洩像（apple-tree appearance）はみられず，むしろ腺細胞自体の腫脹に起因する枯れ枝状の末梢導管系が描出される（図7）．

(3) 治療

まず基礎疾患の治療を優先する．基礎疾患のコントロールはしばしば困難であるが，特に摂食障害による場合，症例により内科や精神科に依頼し精神療法，家族療法，行動療法，抗うつ薬治療を行うことが必要となる．唾液腺腫脹に対する内服治療としては，口腔乾燥症に用いるムスカリン作動薬が有効な例がある．副交感神経刺激薬であるムスカリン作動薬には唾液分泌作用とともには細胞内分泌顆粒放出作用があり，顆粒放出による腺房細胞の縮小から腺全体の縮小効果を期待するものである．

4. シェーグレン症候群

(1) 症状・診断

シェーグレン症候群は外分泌腺を系統的に侵す自己免疫疾患であり，女性に多く乾燥性角結膜炎や口腔乾燥症（sicca syndrome）などの症状を示す．乾燥症状のみを呈する場合は一次性シェーグレン症候群とし，慢性関節リウマチ，SLE，強皮症などの膠原病を合併する場合を二次性シェーグレン症候群と称している．反復する耳下腺腫脹がみられ，診断は厚生省シェーグレン症候群診断基準（**表2**）[3]による．画像検査の意義は血清学的，病理学的検査のほかに，耳下腺組織の変化とその変性の程度を知ることと，唾液分泌機能の低下を示す結果にある．耳下腺組織の変化は診断基準の項目である耳下腺造影（シアログラフィー）で評価され，MRI，MRIシアログラフィーも耳下腺造影と同等の画像所見が得られる．唾液分泌機能については $^{99m}TcO_4-$ シンチグラフィーによる検査は現在の診断基準の項目に含められている重要な検査の一つである．

シェーグレン症候群の耳下腺の組織学的変化は炎症誘導期，慢性炎症期，腺組

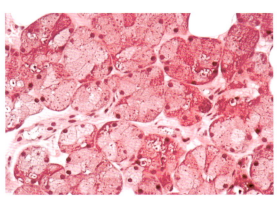

図6　唾液腺症の耳下腺HE組織所見
腺房細胞の淡明化と腫大が特徴的である。

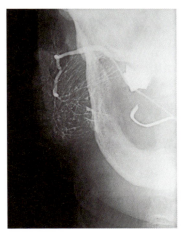

図7　耳下腺造影所見
シェーグレン症候群のような漏洩像はみられず，枯れ枝状の導管所見が特徴である。

▶▶▶ シェーグレン症候群 Sjögren syndrome

　女性に多くドライアイやドライマウスの原因となる。さらに膠原病を合併する（二次性シェーグレン症候群）場合がある。診断基準は国により未だ一定していないが，近く厚生労働省の研究班により，本疾患に関するガイドラインが提示される予定である。

表 2　シェーグレン症候群診断基準（1977 年）

（確実例）
原因不明の乾燥症状があり
1. 原因不明の乾燥性角結膜炎を認めること（注-1）
2. 涙腺または唾液腺組織に特徴的な異常所見（注-2）を認めること
3. 唾液腺管造影に特異的な異常所見（注-3）を認めること

以上 3 項目のうち，1 項目以上が認められた場合

（疑い例）
原因不明の乾燥症状があり
1. 原因不明の乾燥性角結膜炎が疑われること（注-4）
2. 唾液腺分泌機能低下（ガム試験が 10 分間に 10 mL 以下）を認めること
3. 反復性または慢性に経過し，他に原因を求め得ない唾液腺腫脹

以上 3 項目のうち，1 項目以上が認められた場合

〈注釈〉
注-1：ローズベンガル試験（++）以上で，かつシャーマー試験 10 mm 以下，または蛍光色素試験（+）を認めること
注-2：小葉内導管周囲に 50 個以上の単核細胞の浸潤が同一小葉内に少なくとも 1 カ所以上認められること
注-3：直径 1 mm 以上の大小不同の点状・斑状陰影が腺内にびまん性に認められること
注-4：ローズベンガル試験（+）で，かつシャーマー試験 10 mm 以下，または蛍光色素試験（+）を認めること

（厚生省特定疾患シェーグレン病調査研究班 昭和 52 年度研究業績集，1978 より）

織の軽度破壊から広範な腺細胞の消失に至る所見を呈する。これらの事象に対応して唾液分泌機能，すなわち唾液分泌量は低下していく。耳下腺造影の典型的な所見は，腺全体にみられる点状陰影や導管系の漏洩像（図 8）で，漏洩所見の性状から Rubin-Holt の分類（表 3）[4]が多く用いられている。

　MRI も同様で低信号と高信号領域が混在する，いわゆる"salt and pepper sign"と称する所見を呈する（図 9）。$^{99m}TcO_4-$シンチグラフィー検査は唾液腺機能検査として有用である。正常では，唾液腺にアイソトープは速やかに集積し，口腔内刺激により急速に排泄し低下するが，シェーグレン症候群では集積と排泄が不良となる。静注した $^{99m}TcO_4-$ の正常唾液腺における集積過程の三相は①vascular flush，②concentration phase，③secretory phase で，concentration phase の集積は主に線条部導管による。唾液腺における集積低下から機能低下を判断するが，唾液腺内の組織変化をとらえるわけではなく，その疾患特異度は低い。特に耳下腺に腫瘤形成を来した場合は MALT リンパ腫（mucosa-associated lymphoid tissue）も念頭に入れて検査を行う必要がある（図 10）。

(2) 治療
　①口腔環境の整備：うがい，デンタルケア

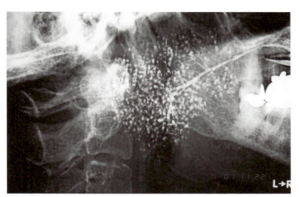

図8 シェーグレン症候群の耳下腺造影所見
導管系の漏洩像（apple-tree appearance）を示す。

表3 Rubin-Holt の分類

Stage 0	normal	異常を認めない
Stage I	punctate	直径 1 mm 以下の点状陰影が腺内に認められる
Stage II	globular	直径 1〜2 mm の顆粒状陰影が認められる
Stage III	cavitary	陰影が囊胞状になり大きさも不揃いなもの
Stage IV	destructive	主管部が不規則に拡張し破壊状を呈するもの

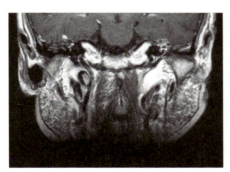

図9 シェーグレン症候群の MRI 所見（65歳，女性）
まだらな像，salt and pepper sign を示す。

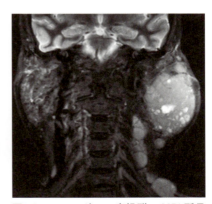

図10 シェーグレン症候群の MRI 所見（56歳，女性）
長期経過の後に左側耳下腺の腫大が進行し硬く触れるようになった。生検の結果，MALT リンパ腫と診断された。左側頸部に多発性リンパ節腫大を認める。

②唾液分泌を促進する食物摂取
　③人口唾液（サリベート®），保湿薬（グリセリン塗布，オーラルバランスなど），レモン味やメンソール加グリセリン塗布を施行
　④方薬：麦門冬湯，白虎加人参湯，滋陰降火湯など
　⑤ムスカリン作動薬：塩酸セビメリン（エボザック®，サリグレン®），塩酸ピロカルピン（サラジェン®）の内服や口腔リンス法などが行われる。
　⑥抗AchE・胃潰瘍薬：ニザチジン（アシノン®）
　⑦気道粘液分泌の改善：カルボシステイン，塩酸アンブロキソール，塩酸ブロムヘキシン

などで，ニザチジンはコリンエステラーゼ阻害作用を有することで唾液分泌促進作用を示す。

　高齢者では歯および義歯の整備，よく咀嚼すること，口腔の清潔さの保持，唾液分泌を促進させる酸味の食物摂取などの配慮が必要であり，これらは唾液分泌のみでなく嚥下にも好影響となる。

5. IgG4関連唾液腺病変

　IgG4関連疾患（IgG4-related disease）は，血清IgG4の高値と病変部へのIgG4陽性形質細胞浸潤を特徴とする新しい疾患概念である。自己免疫性膵炎（autoimmune pancreatitis：AIP）はすでにIgG4関連疾患として広く受け入れられている疾患（ただし自己免疫疾患である確証は得られていない）であり，耳鼻咽喉科領域で扱うアレルギー性鼻炎も <u>IgG4関連唾液腺病変</u> との合併がしばしばみられる。IgG4関連疾患はほかに後腹膜線維症，間質性腎炎，間質性肺炎，炎症性偽腫瘍なども挙げられているが，いずれもわが国から提唱された概念である。近年，海外からの報告や国際シンポジウムなどが開催されているが，その診断は病理所見のIgG4陽性形質細胞浸潤像に重きを置きすぎる傾向があり，わが国のIgG4研究者は警鐘を鳴らしている。

　唾液腺については，従来の呼称であるミクリッツ病（Mikulicz disease）とキュットナー腫瘍（Küttner tumor）の多くがIgG4関連唾液腺病変に相当する。両側の涙腺，耳下腺，顎下腺腫大を呈するミクリッツ病は過去にシェーグレン症候群の一亜型とされていた時代もあるが，現在はシェーグレン症候群とは異なる本疾患と考えられようになった。また，ミクリッツ徴候を示す疾患はIgG4関連疾患以外にも存在し，それらの疾患との鑑別も重要となる。IgG4関連疾患は複数臓器にみられるため，IgG4関連疾患包括診断基準が2011年に提唱されている（**表4**)[5]。一方，唾液腺や涙腺腫脹を臨床所見とするIgG4関連ミクリッツ病については，

表4 IgG4関連疾患包括診断基準（2011年）

項目 1. 臨床的に単一または複数臓器に特徴的なびまん性あるいは限局性腫大，腫瘤，結節，肥厚性病変 項目 2. 血清学的に高 IgG4 血症（135 mg/dL 以上） 項目 3. 病理学的に以下のふたつを満たす 　①著明なリンパ球・形質細胞の浸潤と線維化 　②IgG4 陽性形質細胞浸潤：IgG4/IgG 陽性細胞比 40％以上，かつ IgG4 陽性形質細胞が 10/HPF を超える
1＋2＋3 を満たすもの：確定診断群（definite） 1＋3 を満たすもの：準確診群（probable） 1＋2 のみを満たすもの：疑診群（possible）
できる限り組織診断を加えて，各臓器の悪性腫瘍（癌，悪性リンパ腫など）や類似疾患（シェーグレン症候群，原発性硬化性胆管炎，キャッスルマン病，二次性後腹膜線維症，肉芽腫性多発血管炎，サルコイドーシス，好酸球性肉芽腫性多発血管炎など）と鑑別することが重要である。 　本基準により確診できない場合にも，各臓器の診断基準によっても診断が可能である。また，包括診断基準で準確診，疑診の場合には，臓器特異的 IgG4 関連疾患診断基準を併用する。

現在，日本シェーグレン症候群学会で示された 2008 年 IgG4 関連ミクリッツ病の診断基準（**表5**）[6] に基づいて診断が行われている。

（1）症状

両側涙腺，耳下腺，顎下腺の腫大を示す例，涙腺と顎下腺の 2 腺の腫大を示す例（**図11**），また顎下腺のみの腫大を示す例（しばしばキュットナー腫瘍と呼称されてきた）（**図12**）と腺の所見はさまざまである。触診で硬い腫脹が特徴である。IgG4 関連鼻副鼻腔炎と考えられる症例，他臓器の IgG4 関連疾患を合併する例がある。疾患関連性は明らかでないが，喘息，鼻アレルギー，嗅覚障害，鼻副鼻腔炎などを合併する例や癌腫を合併する例もみられる。

（2）診断

血清学的には高 IgG4 血症（＞135 mg/dL）がみられる。涙腺，耳下腺よりも顎下腺生検あるいは摘出により得られる病理検査所見が報告の多くを占める。小葉

▶▶▶ **IgG4 関連唾液腺病変** IgG4-related salivary gland lesion

過去においてミクリッツ病やキュットナー腫瘍と称され，シェーグレン症候群と同一視されていた時期もあるが，現在は独立した疾患となり，厚生労働省の指定難病の一つとなっている。全身の臓器にさまざまな症状を呈するが，涙腺腫脹や唾液腺腫脹が顔貌の変化として自他覚的に気づかれることが多い。副腎皮質ステロイドによる治療が有効である。

周囲に著明なリンパ球および形質細胞浸潤がみられ，しばしばリンパ濾胞が形成される（図13）。また高度の線維化がみられる。花筵状線維化も特徴の一つで，IgG4陽性形質細胞の浸潤が特徴的な所見である（図14）。T細胞とB細胞が混在し，好酸球も認められる。IgG4関連ミクリッツ病診断基準ではIgG4/IgG陽性細胞比は50％以上とされている。一方，IgG4関連疾患包括診断基準ではIgG4/IgG陽性細胞比はやや低い値で，40％以上とされている。シェーグレン症候群と異なり，IgG4関連唾液腺病変では腺房，導管細胞がアポトーシスを起こしている頻度は低い。

エコー検査では顎下腺，涙腺腫大は低エコー所見として示される。IgG4関連ミクリッツ病を疑った場合，血清学的検査や組織検査に入る前にスクリーニングとしてのエコー検査は有用である。悪性腫瘍でない本疾患の保険適用はないが，PET検査ではIgG4関連ミクリッツ病において涙腺，唾液腺に高度集積を示し[6]，全身他臓器においてもPET集積を認める。

(3) 治療

ステロイド治療により，IgG4関連疾患は唾液腺病変に限らず全ての臓器の病変が速やかに改善することから，ステロイド内服が標準的に行われる。ステロイドの投与量と，続く漸減維持量の決定，ステロイドの中止などは症例によって異なり，症例ごとの対応が要求される。他臓器病変の有無，他臓器病変との軽重の差，ステロイド投与の禁忌や慎重投与となる合併症の有無，年齢，本人とのインフォームドコンセントなどを考慮し治療を開始する。投与量はさまざまであるが，経口プレドニン 0.6 mg/kg/日から，2週ごとに10％ずつ漸減，10 mg/日を維持量として3カ月維持し，以後は漸減とするプロトコールが報告されており[7]，多くはこの方法に準じている。手術は第一選択ではないが，ステロイド使用不可や使用拒否例において両側顎下腺摘出術を施行することもある。筆者はステロイド使用不可で両側顎下腺摘出後に涙腺腫脹や高IgG4血症の改善をみた症例を経験している[8]。

(4) 病因

IgG4関連唾液腺病変の病因は未だ不明な点が多く解明されていない。ウイルスや細菌による感染症や，自己免疫疾患，アレルギー疾患なども考えられているが特定の原因の確信は得られていない。IgG4関連疾患ではTh2反応と制御性T細胞とが関与している可能性が示されている[9]。また，Tsuboiら[7]はIgG4関連疾患とシェーグレン症候群，健常人の口唇小唾液腺組織のDNAマイクロアレイの比較検討より，chemokine (C-Cmotif) ligand 18 (CCL18) がIgG4関連唾液腺病変で優位に発現増加がみられ，免疫染色でCCL18を産生するマクロファージの浸

表5　IgG4 関連ミクリッツ病の診断基準（2008 年）

A. 診断項目	1）涙腺・耳下腺・顎下腺の持続性（3 カ月以上），対称性に 2 ペア以上の腫脹を認める 2）血清学的に，高 IgG4 血症（＞135mg/dL）を認める 3）涙腺・唾液腺組織中に，著明な IgG4 陽性形質細胞浸潤（強拡大 5 視野で IgG4 陽性細胞/IgG 陽性細胞が 50％以上）を認める
B. 診断	上記 1）と 2）または 3）を満たすものを IgG4 関連ミクリッツ病とする ※これは全身性 IgG4 関連疾患の部分症であり，多臓器の病変を伴うことが多い．鑑別疾患に，サルコイドーシス，キャッスルマン病，ウェゲナー肉芽腫，MALT リンパ腫，などが挙げられる

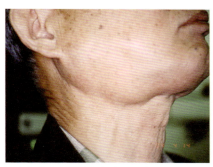

図 11　**IgG4 関連ミクリッツ病**
両側耳下腺，顎下腺腫大が著明．

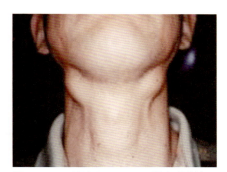

図 12　**IgG4 関連キュットナー腫瘍（男性）**
両側顎下腺が硬く腫大している．

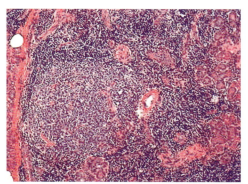

図 13　**IgG4 関連顎下腺病変組織所見**
リンパ濾胞の形成がある．

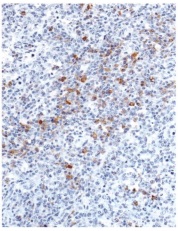

図 14　**IgG4 関連顎下腺病変**
IgG4 陽性形質細胞浸潤が著明．

潤がみられることから，病変局所でマクロファージが産生したCCL18が線維化誘導も介して病態の形成に関与する可能性を示している。

6. 木村病（軟部好酸球性肉芽腫症）

木村病（軟部好酸球肉芽腫症）は西欧に少なく，青年期から壮年期の若いアジア系，日本人の男性に好発することが知られている。本疾患は全身に発生しうるが，主として顔面，頸部などの皮膚軟部組織やリンパ節に無痛性の腫瘤を形成する疾患であり，特に耳下腺部，顎下部，頸部皮下に多くみられ，耳下腺部の病変は耳下腺腫瘍を疑わせる腫脹を示す[2]。その発生機序は未だ不明であるが，妊娠，疲労，ストレスなどで腫脹が増悪することと，血中好酸球および血清IgEの高値を特徴とすることから，何らかのアレルギー，特にⅠ型アレルギーを背景とすることが示唆されている。

(1) 症状

発症年齢は若年層から高齢者までみられるが，10歳台，20歳台で最も多い。性差は男性優位である。発生頻度は西欧では極めて少ない。皮下腫瘤・腫脹は耳下腺部が多く，次いで顎下部，オトガイ下，頸部，顔面となっており，体幹四肢よりは耳鼻咽喉科領域・頭頸部領域の病変が中心である（図15）。

比較的可動性のある軟性〜弾性軟の腫瘤で，周囲との境界は不明なことが多い。頸部ではリンパ節腫大として触知される。掻痒感や皮膚色素沈着を伴う例もある。アレルギー性鼻炎やアトピー性皮膚炎の合併例が多い。

(2) 診断

血液検査において，白血球分画で著明な好酸球の上昇と血清IgE値の上昇，特に抗カンジダIgE抗体陽性やHD，ダニ陽性例が多くみられる。病理組織学的検査にて，軟部組織型では皮下から皮下軟部組織にかけて好酸球の浸潤，リンパ濾胞様構造の新生が特徴的である（図16）。

(3) 治療

治療は薬物療法，外科的治療が選択されるが，再発しやすく完全治癒は困難なことが多い。コントロールの困難な例では薬物療法と手術療法の併用が行われ，単独治療より効果的である。放射線照射は効果を認めるものの，将来の放射線誘発癌，皮膚瘢痕，骨発育障害，唾液分泌障害などの副作用が問題となること，悪性の腫瘍性疾患でないことから放射線治療医も消極的であり，推奨しにくい治療法である。

症状，特に整容的に軽微な例では経過観察とするが，難治例では薬物療法となる。使用する薬剤としては，非ステロイド系消炎鎮痛薬（NSAID），抗アレルギー

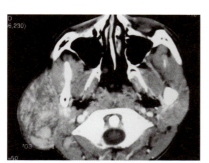

図15 木村病の造影CT所見
右耳下腺部にびまん性に造影される腫脹を認める。

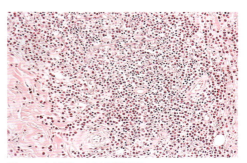

図16 木村病のHE組織所見
好酸球浸潤とリンパ球浸潤，リンパ濾胞が特徴的である。

薬，副腎皮質ステロイド，柴朴湯等が挙げられる。効果は症例によって異なる。薬物療法抵抗例では減量手術療法を行うが，抗IgE抗体による治療効果も示されている[10]。最近の研究結果から，木村病においては，胸腺間質性リンパ球新生因子（thymic stromal lymphopoietin：TSLP）とTSLP受容体の産生が亢進していることが証明され，さらにTSLPを産生するマクロファージがTSLPRを発現する肥満細胞を刺激するという経路がTh2型炎症誘導において重要と考えられている[9]。この経路を制御することが，木村病の新たな治療の可能性を示唆している。

7. HIV関連唾液腺疾患

耳下腺腫脹はHIV/AIDS患者の約1～10％にみられるとされ[11]，HIV/AIDS患者数の多いアメリカやアフリカ諸国等ではHIVを疑うべき徴候の一つとして重視されている。腫脹の最も多い原因は，一般にHIV関連唾液腺疾患（HIV-associated salivary gland disease）と呼ばれる良性リンパ上皮性嚢胞もしくは腫瘤（benign lymphoepithelial cyst/lesion）である。HIV関連唾液腺疾患は，HIV感染に起因する抗原誘発性自己免疫応答により唾液腺組織にリンパ球が浸潤し，腫瘤・嚢胞形

▶▶▶ **木村病** Kimura disease, eosinophilic granuloma

アジア系，日本人の青年期および壮年期に多い疾患で，多くは耳下腺部，顎下部，顔面に腫瘤を形成する。何らかのアレルギーが関与するとされ，抗カンジダ抗体や抗ハウスダスト抗体陽性のことが多い。副腎皮質ステロイドが奏効するが，中止により再燃しやすい。耳下腺部の病変は耳下腺腫瘍との鑑別を要する。

成や口腔乾燥症状を呈する病態である[12]。唾液腺以外にも同様のリンパ球浸潤病変はリンパ節，肺，膵にもみられ，良性リンパ上皮性囊胞（benign lymphoepithelial cysts），囊胞性リンパ過形成（cystic lymphoid hyperplasia），AIDS 関連リンパ節腫大（AIDS-related lymphadenopathy），良性リンパ上皮性病変（benign lymphoepithelial lesions），びまん性リンパ球浸潤（diffuse infiltrative lymphocytosis syndrome）とも呼ばれる。HIV 関連唾液腺疾患の発症頻度は HIV/AIDS 成人の 3～6％，小児の 1～10％ とされ[11]，小児に多い傾向がある。1990 年代後半以降の HAART 療法（highly active anti-retroviral therapy）の普及に伴って増加傾向がみられ，HAART 導入により循環血中リンパ球数が回復する結果，抗原反応性リンパ球浸潤が増強するといった機序が考えられている。HIV 関連唾液腺疾患は感染初期から AIDS 発症後までの各段階で生じる。

(1) 症状

HIV 関連唾液腺疾患における腫脹部位は耳下腺が大半で 80％（図 17），両側性が 80％以上，囊胞・充実性病変は多発性が 90％以上とされる[11]。90％以上で頸部多発性リンパ節腫脹を伴い，診断の助けになる。HIV/AIDS では特に唾液腺腫脹のある例では唾液量の減少がみられ[13,14]，唾液腺組織への浸潤リンパ球が腺房構造を破壊するためと考えられている。

(2) 診断

南アフリカ共和国の報告[15]では HIV/AIDS の 501 例中 260 例（14％）で唾液腺腫脹があり，57.1％が良性リンパ上皮性囊胞もしくは腫瘤，12.5％が抗酸菌感染，10％が膿瘍（うち 10％が抗酸菌性），6.7％が多形腺腫やカポジ肉腫等の腫瘍性病変であったという。診断は臨床症状とエコー，CT，MR 等の画像検査で行う。画像所見の典型例は耳下腺の充実性，多発性の腫瘤性病変もしくは囊胞を呈し，頸部リンパ節の多発性腫脹を伴う。穿刺吸引術（fine needle aspiration：FNA）も有用であり，同時に一般細菌および抗酸菌検査の施行が望ましい。FNA では多数のリンパ球が主体で，上皮成分に異型性は認められない。

(3) HIV/AIDS とがま腫（図 18）

HIV/AIDS では，がま腫を含む口腔内粘液囊胞の報告も多数あり，HAART により消失，縮小する例もある。アフリカ南部のジンバブエからの報告では[16]，来院者全体の HIV 陽性率が 33.7％のところ，がま腫の 88.5％が HIV 陽性，10 歳以下の症例では 95％ が HIV 陽性 であり，HIV とがま腫発症に何らかの関連があると結論している。がま腫の成因は外傷等による唾液腺管の破綻から周囲に炎症性肉芽を形成，線維化による囊胞形成とされる。耳下腺と同様のリンパ球浸潤は小唾液腺でも認められるため，唾液腺管の破綻の原因となり得る。

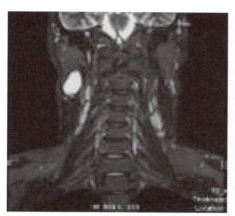
図17 耳下腺囊胞（HIV 陽性例）

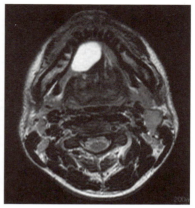
図18 がま腫（HIV 陽性例）

(4) 治療

　HIV 関連唾液腺疾患の治療法に確立されたものはないが，大別して経過観察，HAART，硬化療法，照射，手術が行われている．放射線照射は 1990 年代に試みられており，一定の縮小はみられるが，再発や照射誘発癌の危険もあり現在では推奨されない．手術は巨大なもので行われるが，顔面神経麻痺の危険に留意する．硬化療法はブレオマイシン，OK-432，アルコール，モルイン酸ナトリウム等の報告例がある．

8. その他の疾患

(1) 唾液分泌過多症（流涎症）(ptyalism, sialism, sialorrhea, hypersalivation, drooling)

　流涎症は安静時も含め，会話時や何らかの精神的ストレスがある場合に唾液が多くなり，口腔にあふれることで極めて苦痛となる疾患である．新生児ではすでに唾液分泌は起こっており，その後年齢が増すにつれて分泌量は増え，特に 3～5 歳ころまでには安静時唾液流速は 0.14 mL/分と速く，以降年齢が増すにつれ中枢の調節機構が完成することから，唾液の流速は急激に低下してくる．流涎症は

▶▶▶ **HIV 関連唾液腺疾患** HIV-associated salivary gland disease
　耳下腺に多くみられ，単発から多発性の囊胞性腫瘤を形成する．海外での報告が多いが，わが国でも今後増加する可能性があり，日常診療において念頭に置くべき疾患である．がま腫などの口腔の粘液囊胞も HIV との関連性を有する症例がみられる．

実際に唾液分泌過多が起こっている真性分泌過多症と唾液量自体に問題のない仮性分泌過多症に分けられる。

真性分泌過多症

特発性と何らかの原因を有する続発性分泌過多症がある。特発性のものは原因不明であるが何らかの自律神経機能異常と考えられている。真性で原因の明らかな続発性のものは以下のごとくである。

①口内炎，舌炎，歯齦炎，義歯の不適合など口腔・咽頭疾患に起因するもの
②新生児や乳幼児期の歯芽崩出の時期では生理的な分泌亢進がおこる。これは皆が経験する所見で，成長過程と考え問題ないことが多い。
③脳炎，てんかん，パーキンソン病など中枢性病変による分泌亢進
④ヒステリー，心身症，自律神経障害によるもの
⑤水銀，鉛，ヒ素，サリン，麻薬などの薬物中毒
⑥妊娠，授乳でもまれにみられる

仮性分泌過多症

主に嚥下障害に起因する。咽頭や食道の腫瘍，炎症や潰瘍のほかに口腔・咽頭の神経麻痺や運動麻痺から唾液の嚥下が障害され流涎となってしまう状態である。球麻痺，舌咽神経麻痺，舌下神経麻痺，顔面神経麻痺などがそれにあたる。また舌小帯短縮症，巨舌症でも流涎症をきたしうる。日常診療でも高齢で嚥下機能が低下している患者では口腔，咽頭に唾液が貯留している状態をしばしばみることができる。筆者の経験から，4〜5歳の就学前の児童では，唾液流速が基本的に速くなっていることが基礎にあることを理解した上で，

①口腔・咽頭の炎症性疾患の有無
②歯芽崩出やう歯がないか，咬合不全の有無
③舌小帯短縮症の有無
④アデノイド増殖症や鼻炎で鼻呼吸が障害され常に口を開いた状態（いわゆるアデノイド顔貌）であるか

などをチェックすることが必要である。さらに，周囲のこどもたちからのいじめでストレスが加わり症状を増悪させていることもあるので，保護者の問診も重要である。

思春期，受験生などで多いのは心因的背景を有するもので，以下の例など，多岐にわたる。

①唾液を飲み込むときの音が大きく周囲の人に気付かれるため学校，図書館，電車内などに居られない。唾液を飲むのを止めてしまい流涎が起こっている
②好きな異性に対面すると涎が止まらず嫌われてしまう

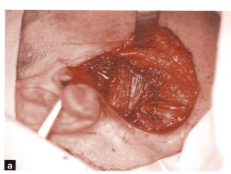 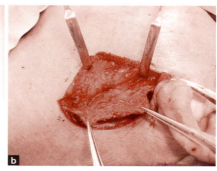

図19　フライ症候群の予防図
a. 胸鎖乳突筋弁により耳下腺部欠損部を被覆。
b. 残存した耳下腺被膜で術創を被覆。

③試験が始まると，ティッシュでぬぐっていないと唾液があふれてしまう
④呑気症を避けるあまり唾液も嚥下もしなくなり流涎となる

(2) フライ症候群 (Frey syndrome)

耳下腺腫瘍手術後に多くみられる徴候で，摂食時に耳下腺部の皮膚に発汗や発赤をみる現象であり，耳介側頭神経中の分泌神経線維と皮膚の汗腺や血管への過誤再生が原因と考えられている。耳下腺浅葉切除や亜全摘出後に高率に発生する[17]。耳前部にヨードチンキまたはイソジンを塗布し，乾燥後にデンプンを薄く散布しておき発汗部が紫色に変化するので範囲がわかる。予防として初回手術の際，露出した耳介側頭神経吻合枝の抜去や，耳下腺実質を胸鎖乳頭筋弁，筋肉の一部，耳下腺被膜などで被覆し皮膚との間を遮断する。良性であれば耳下腺被膜をなるべく残し皮膚との間を遮断することが予防につながる（図19）。

(3) First bite syndrome

本疾患は特に副咽頭間隙の腫瘍の手術後に起り，食事の一口目に強い痛みが耳下腺部に走り，食事が進むにつれて軽快してくる症状である。手術による交感神経の脱神経から自律神経の異常を招き，腺房周囲の筋上皮細胞の過剰な反応が痛みの原因と推測されている。難治性の疾患であるが，ボツリヌストキシンの耳下腺局所投与が有効とする報告がみられる[18]。

(4) 唾液管狭窄・拡張症 (salivary duct stenosis, enlargement)

ステノン管やワルトン管の狭窄による症状は唾石症と類似し，食事時の唾液腺腫脹，違和感である。原因としては炎症，シェーグレン症候群，唾石の口内法摘出後の瘢痕狭窄，口内潰瘍，頬部や口腔底粘膜の損傷・潰瘍，金属製の義歯の刺

激，唾液腺内視鏡による合併症などがある。図20に唾液管狭窄とそれに続く中枢側の管拡張についての所見を示す。

治療法には以下が考えられる。
①唾液腺内視鏡による観察，管拡張用のバルーンカテーテルを試みる
②唾液間開口部の狭窄であればブジーによる拡張を試みる
③造影針を用い，シアログラフィーのように腺管に生食やステロイドによる注入・洗浄を行う
④腺のマッサージによる保存的加療を行う
⑤難治例や重症例ではまれに顎下腺摘出や耳下腺切除を行う

（吉原　俊雄・山村　幸江）

3 耳下腺腫瘍の診断と治療

1. 術前診断

　問診が大切で，唾液腺の腫脹が一側性か両側性なのか，疼痛の有無，腫脹の増大は急速か，年余に亘って徐々に増大したものかなどがその要点である。経過が10数年以上で急に増大した場合は良性腫瘍の悪性化，多形腺腫由来癌などを疑う。耳下腺で両側性であればワルチン腫瘍や悪性リンパ腫を疑う。

　浅葉か深葉腫瘍かを術前に推測する際，画像では下顎後静脈と胸鎖乳突筋および顎二腹筋との境界を結ぶ顔面神経走行想定線が参考となる。

(1) MRI，CT検査
①多形腺腫

　造影CTでは症例によって均一に造影される例と不均一に造影される例がある。腫瘍成分が多いと高い造影効果を示す。MRIはT1強調で低信号，T2強調で高信号を示すが，組織像によってCTと同様に不均一な像を呈する。浅葉，深葉腫瘍に加えダンベル型腫瘍と他の神経原性腫瘍との鑑別にも有用である。

②ワルチン腫瘍

　上皮性部分とリンパ濾胞部分からなりT1強調で低～中等度信号，T2強調で低～高信号とさまざまで上皮成分とリンパ濾胞成分が多くなると低信号を，嚢胞部分が多ければ高信号を示す。

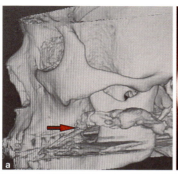
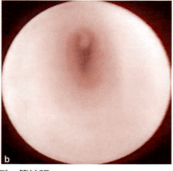

図20　唾液管狭窄とこれに続く中枢側の管拡張
a．3DCTによるステノン管狭窄（矢印）と拡張像
b．唾液管狭窄の唾液腺内視鏡所見

③悪性腫瘍

　MRIは一般に良性・悪性ともにT1強調で低信号を示し，T2強調で高信号を示すのは良性か低悪性の腫瘍で，高悪性の腫瘍は低信号あるいは低信号と高信号の混在したものとなる．CTでは造影効果がみられるが，壊死部分は造影されず不均一な像を呈する．高悪性や周囲へ浸潤している場合は悪性腫瘍の一般的所見である境界不明，辺縁不整像を示すが，小さい腫瘍や低悪性度腫瘍では良性腫瘍との鑑別は難しい．

(2) 超音波所見

　超音波検査の利点は放射線被曝がなく，繰り返し検査可能であること，穿刺細胞診の際にも併せて行うことにより採取部位を確認できることである．多形腺腫で骨腫様部分を含むものは別にして，境界明瞭，辺縁整，内部エコー均一，後方エコーの増強といった良性パターンを示す．

(3) 核医学所見

①テクネシウムシンチグラム (^{99m}Tc)

　腫瘍部分は一般に陰性で欠損像を示すが，ワルチン腫瘍（図21），オンコサイトーマの多くの症例では陽性像を示す．特に^{99m}Tc-pertechnetate（5mCi）を静注20分後にレモン汁の刺激を行うと90％以上の診断が可能とされている．

②ガリウムシンチグラム (^{67}Ga)

　高悪性の癌では高率に陽性像を示すが，低悪性の癌では半数程度の陽性率，良性のワルチン腫瘍や多形腺腫でも20〜40％の陽性像を示すとされている．ルーチンに行う必要はないが，ガリウム陽性悪性腫瘍の転移巣の精査，術後の再発腫

瘍などの有無をみるためには有用である。
③ **PET**（positron emission tomography）
　頭頸部領域では特に原発不明癌の原発巣を検索するために有用であるが，<u>唾液腺腫瘍</u>でもガリウムより感度が高いものの，ワルチン腫瘍や多形腺腫をはじめとする良性腫瘍でも陽性を示すことがあり，単独で診断を下すことは避けたい。

(4) 穿刺吸引細胞診 (FNA)，生検
　唾液腺腫瘍では悪性リンパ腫などの例外を除いて一般に開放生検は行うべきではない。FNA は腫瘍の良性・悪性を判断する上で比較的安全で簡便な検査であるといえる。エコー下に確実に腫瘍部分から穿刺吸引したい。

2. 治療
　原則，手術療法となる。
(1) 耳下腺良性腫瘍
　皮膚切開は標準的には S 状切開とするが，耳前部や耳珠の部位は腫瘍の大きさ，位置によって短く切開したり，極力皺に沿って行うなど美容上の配慮をする（図22）。大耳介神経後枝を温存できる場合は側方に避けておくと耳介の知覚を残しうる。外耳道軟骨前面から腺被膜を剥離し軟骨の先端の突起（ポインター）を確認し，さらに胸鎖乳突筋の深部で顎二腹筋の後腹を明視下に置くことにより顔面神経主幹の同定が容易となる。神経刺激器があればより安心して主幹付近の操作ができる。末梢に向かって神経を剥離しつつ浅葉を挙上していくが，腫瘍の位置，大きさによって適宜剥離を進める（図23）。
　腺実質の切開はモスキートペアン，剪刀や鑷子で行えるが，状況に応じて電気メスの使用，バイポーラやその他の器具もふくめ術者の慣れた方法でよく，基本的操作に大きな差異はない。神経から確実に離れたところで腺実質を十分につけて腫瘍を摘出する。症例によっては神経末梢分枝より逆行性に剥離をすすめ，腫瘍摘出を行うこともある。再発腫瘍で過去に定型的に主幹から剥離された例では，瘢痕のため主幹からの同定が困難で，末梢枝からの剥離を余儀なくされることがある。

(2) 耳下腺悪性腫瘍
　耳下腺悪性腫瘍の手術の基本は十分な周囲正常組織をつけた一塊切除である。一般的には腫瘍が小さく（T1，T2），顔面神経への浸潤のないものは症例に応じて部分切除あるいは浅葉切除を行う。顔面神経との癒着のある例では顔面神経を含めた切除を行い，神経縫合や神経移植縫合を行う。吻合枝の豊富な部位では必ずしも神経移植を施行せずとも麻痺は回避される。その際も神経刺激器が有用で

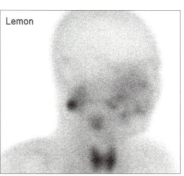

図21　ワルチン腫瘍
レモン負荷後Tc検査で集積が著明。

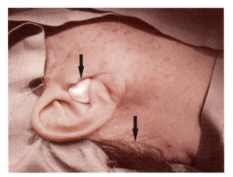

図22　整容的な耳下腺腫瘍手術時切開線

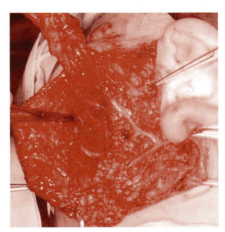

図23　顔面神経の走行（術中所見）

▶▶▶ 唾液腺腫瘍 salivary gland tumor

　唾液腺に発生する腫瘍は他臓器に比較して多様性を示し，WHO分類も多数存在し[19]，さらに現在新しい疾患概念や修正が追加されている。日常診療においてはやや煩雑であり，良性と悪性とまず鑑別し，後者は低悪性，中悪性，高悪性と大きく分け，切除範囲などを決定している。
　また耳下腺，顎下腺，舌下腺，小唾液腺のいずれからも発生するが，悪性腫瘍の発生頻度や予後などは異なっている。治療法については次項 4 参照。

ある。従来の報告にもあるように腺様囊胞癌の神経浸潤のある例では移植をせず，神経を犠牲にすることも多い。術前画像検査で悪性を疑い，頸部リンパ節腫大も認めた症例で，さらに FNA から腺癌，扁平上皮癌，未分化癌など悪性度の高い腫瘍を強く疑った場合は，耳下腺全摘と頸部郭清術を施行する。リンパ節腫大のないものでも上記のような高悪性の腫瘍では，症例により上頸部郭清術を施行する。

術後照射では，神経移植した症例で神経機能回復への影響など不明な点もあるが，高悪性腫瘍の術後照射は有効と考えられている。

（吉原　俊雄）

4 新しい検査・治療法―唾液腺内視鏡

唾液腺疾患のうち，特に唾石症，さまざまな唾液腺炎，唾液腺管の狭窄・拡張症の診断・治療に対して，唾液腺内視鏡（sialendoscope）が有用なツールとなりつつある。唾石は耳下腺，顎下腺に発症するが，大半は顎下腺に認められる。腺内，ワルトン管内，管と腺の移行部にみられるが，50％強は管内に，30％が移行部に存在する。顎下腺に好発する原因は，解剖学的にワルトン管が長く腺体から管開口部まで上方に向かうこと，耳下腺と異なり粘液腺が存在することなどから唾液のうっ滞が起こりやすいこと，カルシウム・リン酸塩の濃度が高いことなどが挙げられる。典型例では摂食時の疼痛・腫脹がみられる。急性顎下腺炎の原因となる。

多くの診療科や臓器で内視鏡による治療の発達が目ざましいが，唾液腺管に使用する際の機器は極細であることのみでなく，治療の際，細い機器の中に治療機器が入る working channel も必要となる。従来の唾石治療においてはしばしば外切開による顎下腺摘出術や，耳下腺手術に準じる切開線で耳下腺やステノン管唾石摘出を施行していたが，唾液腺内視鏡により外切開を行わず整容的な問題を回避できる症例や，内視鏡単独で摘出困難な大きな唾石でも内視鏡と口内法を併用する combined approach が有効な例がある。

1. 手術手技

唾液腺内視鏡の開発と応用は Marchal[20] と Nahlieli[21] らの報告に始まる。対象となる疾患の多くは顎下腺ワルトン管内，耳下腺ステノン管内の唾石である。腺内唾石の摘出には限界があるが，移行部の唾石は適応となる症例も多い。唾液腺

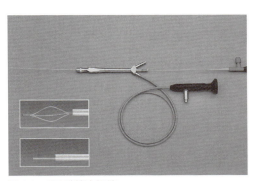
図24 唾液腺管内視鏡

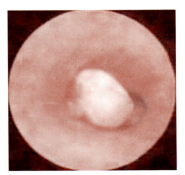
図25 唾液管内唾石の内視鏡所見

内視鏡は検査用内視鏡と sheath（外筒），手術用内視鏡と外筒とに分けられる。筆者の使用している機種は検査用で（太さは外筒に相当するが）直径は 1.3 mm，後者はワーキングチャネルと併せやや楕円形となる太さ 1.3 mm/1.3 mm（成人用），ワーキングチャネルと scope 部分を一つにし，直径を細くした all-in-one miniature endoscope である（図24）。唾石を摘出するためには把持鉗子と生検鉗子が装備されているが，入手できる種類はまだ限られているが，唾液腺管を拡張するための専用に作製されたバルーンカテーテルは本年より入手可能である。摘出用バスケットについては費用の問題はあるが，わが国では泌尿器科で使用している尿管結石摘出用のバスケット（stone extractor）で代用している。

　腺管内への挿入の可否が重要で，その後腺管をモニターに描出しながら屈曲している腺管内を進めていくが，管内壁に内視鏡が直接触れると腺管内の描出が困難となる。腺管内に挿入後は生食による洗浄用チャネルから腺管内の洗浄を行い，腺管内の debris や膿汁を除去し，腺管内壁の粘膜の状態や，狭窄の有無，唾石の有無を確認する。図25に唾液腺内視鏡によって描出される顎下腺ワルトン管内の唾石を示す。

2. 合併症

　出血，感染，腺管の損傷，腺管外への唾液腺管内視鏡の迷入，粘膜浮腫，術後の腺管狭窄，がま腫の発生，レーザー使用時の腺管損傷，唾液腺管内視鏡の破損などが挙げられる。治療後の生食での洗浄や挿入の刺激で腺腫脹や粘膜浮腫は多かれ少なかれ生ずるが，大きな問題となることは少ない。

（吉原　俊雄）

文献

1) 吉原俊雄：唾液腺疾患の病態解明と臨床．SPIO 出版，pp221-227，2013．
2) Satoh M, Yoshihara T. Clinical and ultracytochemical investigation of sialadenosis. Acta Otolaryngol Suppl 2004；553：122-127.
3) 厚生省特定疾患免疫疾患調査研究班：シェーグレン病診断基準．平成10年度研究報告書，p135，1999．
4) Rubin P, Holt JF. Secretory sialography in diseases of the major salivary glands. Am J Roentgenol Radium Ther Nucl Med 1957；77：575-598.
5) Umehara H, Okazaki K, Masaki Y, et al. Comprehensive diagnostic criteria for IgG4-related disease (IgG4-RD), 2011. Mod Rheumatol 2012；22：21-30.
6) 日本シェーグレン症候群研究会ミクリッツ病検討会：IgG4 関連 Mikulicz 病診断基準，2008．
7) Tsuboi H, Nakai Y, Iizuka M, et al. DNA microarray analysis of labial salivary glands in IgG4-related disease：comparison with Sjögren's syndrome. Arthritis Rheumatol 2014；66：2892-2899.
8) 吉原俊雄：IgG4 関連唾液腺疾患．ミクリッツ病・キュットナー腫瘍．唾液腺疾患の病態解明と臨床．SPIO 出版，pp118-127，2013．
9) Sakitani E, Nonaka M, Shibata N, et al. Increased expression of thymic stromal lymphopoietin and its receptor in Kimura's disease. ORL J Otorhinolaryngol Relat Spec 2015；77：44-54.
10) Nonaka M, Sakitani E, Yoshihara T. Anti-IgE therapy to Kimura's Disease：A pilot study. Auris Nasus Larynx 2014；41：384-388.
11) Dave SP, Pernas FG, Roy S. The benign lymphoepithelial cyst and a classification system for lymphocytic parotid gland enlargement in the pediatric HIV population. Laryngoscope 2007；117：106-113.
12) Calabrese LH. Autoimmune manifestations of human immunodeficiency virus (HIV) infection. Clin Lab Med 1988；8：269-279.
13) Schiødt M, Dodd CL, Greenspan D, et al. Natural history of HIV-associated salivary gland disease. Oral Surg Oral Med Oral Pathol 1992；74：326-331.
14) Nittayananta W, Chanowanna N, Jealae S, et al. Hyposalivation, xerostomia and oral health status of HIV-infected subjects in Thailand before HAART era. J Oral Pathol Med 2010；39：28-34.
15) Michelow P, Dezube BJ, Pantanowitz L. Fine needle aspiration of salivary gland masses in HIV-infected patients. Diagn Cytopathol 2012；40：684-690.
16) Chidzonga MM, Mahomva L. Ranula：experience with 83 cases in Zimbabwe. J Oral Maxillofac Surg 2007；65：79-82.
17) 戸川　清：顔面神経麻痺と Frey 症候群．奥田　稔，金子敏郎編，耳下腺腫瘍―その基礎と臨床―．文光堂，東京，pp211-224，1987．
18) Ghosh A, Mirza N. First bite syndrome：Our experience with intraparotid injections with botulinum toxin type A. Laryngoscope 2016；126：104-107.
19) 日本唾液腺学会（編）：唾液腺腫瘍アトラス．金原出版，2005．
20) Marchal F, Dulguerov P, Lehmann W. Interventional Sialendoscopy. New Engl J Med 1999；341：1242-1243.
21) Nahlieli O, Baruchin AM. Sialendoscopy：three years' experience as a diagnostic and treatment modality. J Oral Maxillofac Surg 1997；55：912-920.

第V章 唾液腺腫瘍の病理

1 病理診断の役割

1. 病理診断とは

　病理診断は，主に形態学的（肉眼的および光学顕微鏡を用いた組織学的）に病変を捉えることによって病変の診断名を確定する医行為であり，医療の一翼を担っている。それを行う医師を病理医と呼び，また，唾液腺腫瘍は口腔内に発生することがあるため，その場合には特殊な訓練を受けた歯科医である口腔病理医が診断を行うこともある。病理医・口腔病理医は，病理診断報告書を作成して，主治医に伝える義務がある。

　現在の医療現場においては，的確に病理診断を行うことが正しい治療への基本となっている。病理診断は，組織診断と細胞診断に大別される。さらに，組織診断には生検診断，術中診断，および術後摘出検体の診断がある。生検診断は，病変の一部の組織を採取してそれを標本化して光学顕微鏡でみて病名を決定する行為で，その結果は病変の治療法に大きな影響を与えることになる。術中診断では，術前に診断困難であった症例や，腫瘍であればそれが取りきれているか否かを，手術中にこれまた顕微鏡を用いて組織学的に病理診断し，その結果を通常各手術室に設置されているインターホンを通じて即時に術者本人に報告する。術者はその結果を参考にしながら手術方針を決定することになる。手術によって摘出された検体は，ホルマリンにて固定後，メスにより割を入れて肉眼で詳細に観察し（この行為を切り出しという），必要と思われる部位を標本化して，組織学的所見と合わせて病理診断を下す。この診断により，腫瘍であれば良性か悪性かの判断のみならず，より細かい病名（組織型），および病変の拡がりやその様式が明確になる。この情報は極めて重要で，それにより，術後の処置の方針や悪性腫瘍であれば予後の予測が可能となる。

　病理診断に際しては組織を標本化する必要があるが，それにあたっては，ガラ

ススライドに薄く切った組織片を貼り付けた後，染色して細胞を可視化する。日常の病理診断業務においては，ヘマトキシリン・エオジン染色（HE 染色）が最も一般的な染色法となっている。これにより，細胞の核の構造や細胞質が明瞭となり，細胞形態や各細胞同士が形成する組織構築を把握できるようになる。まず，この HE 染色を行った標本を顕微鏡にて観察後，必要に応じてその他の染色法（特殊組織化学染色：細胞質内外にある特殊な物質・真菌などの病原体の同定；免疫組織化学染色：細胞内に存在する特異的なタンパクの同定）を追加してより正確な病理診断を目指す。また，最近では，*in situ* hybridization 法（蛍光色素を標識して認識しやすいようにした FISH 法を含む）によって細胞内の特定遺伝子の存在の有無や増幅・転座をみたり，遺伝子を増幅して特定遺伝子の同定や変異の有無をみる PCR 法や RT-PCR 法も病理診断によく応用されようになってきた。

細胞診断も病変の同定に重要な一般的に行われている検査法の一つで，個々の細胞を顕微鏡で観察して，主に良性・悪性の判断を行う。対象となる検体としては，喀痰，尿，子宮頸部，胸水・腹水などや，本題である唾液腺の他，乳腺や甲状腺などがあるが，後者の場合には細い針を病変部めがけて刺し，吸引して細胞を採取する方法（穿刺吸引細胞診）がとられることが多い。

2. 唾液腺腫瘍の臨床病理学の実際

唾液腺にも他臓器と同様に実にさまざまな疾患が発生する。しかし，臨床的に腫瘤として認識される病変，すなわち，真の腫瘍や腫瘍類似（様）病変が日常の病理診断の対象となることがほとんどである。腫瘍類似（様）病変としては，一部の炎症，化生・過形成性病変，囊胞などが含まれる。

臨床病理学的には，唾液腺腫瘍は全身臓器に発生する腫瘍の約1％，全頭頸部腫瘍の約3％を占め，発生頻度から考えるとマイナーな部類に入る。その中では耳下腺（注：最も大きな唾液腺臓器で，唾液腺にはその他にも顎下腺，舌下腺，口腔内に分布する小唾液腺がある）が最多で，唾液腺腫瘍全体の約80％が発生する。一般的に悪性腫瘍よりも良性腫瘍の方が多くみられるが，良性：悪性の比率は，耳下腺では約4：1，顎下腺では約2：1，舌下腺と小唾液腺では約1：1と，同じ唾液腺でも発生部位によって異なる。比較的発生頻度の高い組織型としては，良性では多形腺腫（全唾液腺腫瘍の約60％），ワルチン腫瘍（同10％），および基底細胞腺腫（同5％），悪性では粘表皮癌（同8％），腺様囊胞癌（同5％），および多形腺腫由来癌（同5％）が挙げられる。これら上皮性腫瘍（注：唾液腺外分泌腺を構成する細胞［導管上皮細胞，腺房細胞，筋上皮細胞，基底細胞］の性格を有する）に比べて非上皮性腫瘍の発生頻度は低く，唾液腺腫瘍全体の約5％

を占めるに過ぎない。軟部腫瘍の中では血管腫が最も多く（全体の40％），また血液リンパ球系腫瘍の中では，シェーグレン症候群（口腔乾燥症および乾燥性角結膜炎を主訴に，涙腺や耳下腺，ときに顎下腺や小唾液腺の腫脹を呈する自己免疫疾患の一つ）から発生するMALTリンパ腫が多く発生するのが唾液腺に特徴的である。

近年，画像診断機器の精度の向上により，種々の臓器においてその術前診断への高い有用性が証明されてはいるが，こと唾液腺腫瘍においては，特に良性腫瘍と低悪性度癌との鑑別などは困難であると言わざるを得ない。一方，組織針生検や開放生検は一般的ではないが，術前診断に穿刺吸引細胞診が行われることは多い。確かに，穿刺吸引細胞診の良性・悪性の正診率は高いが，組織型の推定となると難しいことが少なくない。したがって，病変の最終的な診断は摘出検体の組織学的な観察に委ねられるのが一般的である。また，術前診断が不確実な場合や腺様嚢胞癌など神経に沿った発育を示す腫瘍では，術中迅速診断が行われることがある。その際，的確な組織型診断に至らない場合には，組織学的悪性度を判定することが治療方針の決定に重要な手助けとなる。

3. 唾液腺腫瘍の病理診断

顕微鏡でみたときに組織構造や細胞所見といった組織像が他臓器の腫瘍と比べて非常に多彩であるという点が，病理学的側面からみた唾液腺腫瘍の最大の特徴である。したがって，その組織分類も複雑を極めており，しかも，唾液腺特有の組織型が多数ある。これら組織型名を全て覚え，さらにそれがどのような臨床像・病理像を示すかを把握することは唾液腺腫瘍を取り扱う臨床治療医（耳鼻咽喉科医・歯科口腔外科医）や放射線診断医は言うに及ばず，一般（口腔）病理医にとっても至難の業である。病理医は，唾液腺腫瘍を病理診断する際には，臨床情報，腫瘍の肉眼的性状と発育様式，腫瘍の組織構築，腫瘍細胞の形態・性状と分化，および腫瘍間質成分の各項目について順を追って注意深く把握し，総合的に判断してはいくが，残念なことに病理医間での診断の食い違いが往々にしてみられ，そのことが治療に多大な影響を及ぼしていることが少なくないのが現状である。また，唾液腺腫瘍においては，一般病理医から専門家へのコンサルテーション（セカンドオピニオン）もよく行われる。

唾液腺腫瘍においても他臓器腫瘍と同様に，WHO（世界保健機関）分類が病理組織分類として国際基準となっており，わが国でもこれに基づいて病理診断と治療が行われている。この分類が記載されている本は全臓器で10冊発刊されており，世界中の専門家によって定期的な改訂がなされてきている。唾液腺腫瘍の現

時点での最新の WHO 病理組織分類を**表 1** に示す[1]。これは第 1 版（1972 年発刊）から数えて第 4 版目に相当する。ここで言及しておきたいことは，病理組織分類は，単に組織像の違いとして捉えるべきではなく，特に悪性腫瘍（癌）では各々の組織型（病理診断名）によって生物学的態度（腫瘍の進展様式や予後）が規定されるという重要な意義をもつ（**表 2**）。ただし，発生頻度の比較的高い粘表皮癌，腺様嚢胞癌，および多形腺腫由来癌（良性の多形腺腫から発生する癌）では，同じ病理診断名でありながら組織像によって悪性度が異なるため注意が必要である。また，組織型のみならず，予後因子〔pT 分類；腫瘍径，実質外進展の有無，組織学的悪性度：細胞異型，壊死の有無を含む，細胞増殖能；核分裂像数，Ki-67 標識率（免疫組織化学染色による），浸潤の様式や程度，リンパ管・静脈侵襲や神経周囲浸潤の有無，リンパ節転移の状態，切除断端の評価，など〕の記載も病理報告書の記載には求められる。

　現状での病理診断は，原則的に組織学的所見からなされるが，それに当たっては，種々のマーカーを用いた免疫組織化学染色により，腫瘍細胞の性質をタンパクレベルから解析する補助的手法も頻繁に行われている。また，極めて悪性度の高い唾液腺導管癌においては，免疫組織化学的に高率にアンドロゲン・レセプターが発現しており，また，約 40％の症例で *Her2*（癌遺伝子の一つ）の強発現もみられ，このような症例では *Her2* 遺伝子増幅も認められる。近年では，アンドロゲン・レセプター陽性あるいは Her2 陽性の唾液腺導管癌に対してはそれぞれアンドロゲン遮断療法あるいはトラスツズマブ（乳癌においてもよく用いられる薬剤）による分子標的治療の有用性が相次いで報告されている。現時点ではわが国でのこれらの治療法が施行可能な施設は限られているが，近い将来，これら治療標的マーカーの検索はコンパニオン診断として病理診断に欠かせないものとなるであろう。

　さらに，最近になって粘表皮癌や腺様嚢胞癌といった重要な腫瘍を含むいくつかの組織型ではそれぞれに特異的な融合遺伝子や遺伝子異常が相次いで報告されており，実際に唾液腺腫瘍の診断に際しては遺伝子検索がなされることも徐々に増えてきている（194 頁参照）。これら融合遺伝子は将来的には有効な治療標的となる可能性がある。

　次項の各論では，唾液腺に発生する腫瘍や腫瘍様病変について，疾患ごとに，概念，臨床的事項，病理学的所見の順序で概説する。

（長尾　俊孝）

表1 唾液腺腫瘍の組織型分類（2017年版 WHO 分類，一部改変）

1. 悪性腫瘍
• 腺房細胞癌　　　　　　　　• 分泌癌　　　　　　　　　　• 粘表皮癌 • 腺様嚢胞癌　　　　　　　　• 多型腺癌　　　　　　　　　• 上皮筋上皮癌 • 明細胞癌　　　　　　　　　• 基底細胞腺癌　　　　　　　• 唾液腺導管癌 • 筋上皮癌　　　　　　　　　• 多形腺腫由来癌 • その他のまれな悪性腫瘍：脂腺腺癌，嚢胞腺癌，導管内癌，腺癌 NOS（粘液腺癌，嚢胞腺癌を含む），癌肉腫，低分化癌（小細胞型・大細胞型：神経内分泌・非神経内分泌），リンパ上皮癌，扁平上皮癌，オンコサイト癌
2. 良悪性境界腫瘍
• 唾液腺芽腫
3. 良性腫瘍
• 多形腺腫　　　　　　　　　• 筋上皮腫　　　　　　　　　• 基底細胞腺腫 • ワルチン腫瘍　　　　　　　• オンコサイトーマ • その他のまれな良性腫瘍：リンパ腺腫（脂腺癌・非脂腺型），嚢胞腺腫，乳頭状唾液腺腺腫，導管乳頭腫（内反性導管乳頭腫・導管内乳頭腫），脂腺腺腫，細管状腺腫など
4. 腫瘍様病変
• 硬化性多嚢胞性腺症　　　　• 結節性オンコサイト過形成　• 腺腫様過形成 • 壊死性唾液腺化生　　　　　• 介在部導管過形成・病変 • 嚢胞性病変（非腫瘍性）：粘液嚢胞，リンパ上皮性嚢胞，唾液腺導管嚢胞など
5. 軟部腫瘍
• 血管腫　　　　　　　　　　• 脂肪腫・唾液腺脂肪腫　　　• 結節性筋膜炎
6. 血液リンパ球系腫瘍
• MALT リンパ腫

表2 唾液腺癌の組織型別悪性度分類

• 低悪性度群（5年生存率：85％以上） 　腺房細胞癌，分泌癌，粘表皮癌（低悪性度），多型腺癌，上皮筋上皮癌，明細胞癌，基底細胞腺癌，導管内癌，粘液腺癌，腺癌 NOS（低悪性度；粘液腺癌・嚢胞腺癌を含む），多形腺腫由来癌（非・微小浸潤型）
• 中悪性度群（5年生存率：50～85％） 　粘表皮癌（中悪性度），腺様嚢胞癌（篩状・管状型），脂腺腺癌，リンパ上皮癌，オンコサイト癌
• 高悪性度群（5年生存率：50％以下） 　粘表皮癌（高悪性度），腺様嚢胞癌（充実型），唾液腺導管癌，腺癌 NOS（高悪性度），筋上皮癌*，多形腺腫由来癌（広範浸潤型），癌肉腫，扁平上皮癌，低分化癌（小細胞癌・大細胞癌），悪性度転化（脱分化）癌

*：一部低～中悪性

2 悪性腫瘍

1. 腺房細胞癌 (acinic cell carcinoma)

概念
漿液性腺房への分化を示す低悪性度の癌腫である。WHO組織分類第1版では良悪性境界腫瘍に位置づけされ acinic cell tumor の名称であったが，その後再発転移症例が報告され，第2版以降は acinic cell carcinoma の組織名になった。従来からその組織細胞多彩性が特徴とされてきたが，遺伝子異常の検索により，現在では充実型以外の亜型，特に乳頭嚢胞型や濾胞型腺房細胞癌とされてきた症例の多くが分泌癌であると考えられており，真の腺房細胞癌の診断は厳密になされるべきである。

臨床的事項
頻度は全唾液腺腫瘍の約9％，唾液腺癌の17％を占めるとされてきたが，今後分泌癌の解析が進むにつれて腺房細胞癌の発生頻度の記載に変更が生じる可能性がある。発生の平均年齢は50〜60歳台であり，大唾液腺に多く80％が耳下腺に発生する。性差はやや女性に優勢である。一般的に生命予後良好な腫瘍で，再発率15〜44％，リンパ節転移率7.9〜16％とされ，死亡例の報告は少ない。

病理学的所見
腫瘍径1〜3 cmの線維増生に乏しい単発の境界明瞭な髄様充実性腫瘍で，割面は暗褐色調〜黄白色調を呈し，出血を伴うことがある。組織学的に細胞質内にジアスターゼ消化 PAS 染色抵抗性のチモーゲン顆粒を有する漿液性腺房への分化を示し，腫瘍性筋上皮細胞の介在は伴わない。組織構築はいわゆる"blue dot tumor"の形状を呈し，唾液腺漿液性腺房を模倣する均一な腫瘍細胞が細血管間質を介して充実性，胞巣状，索状に増殖する充実型構造 (solid patten) が基本形で (図1)，この充実部分と移行するように介在部導管細胞を模倣するとされる淡好酸性〜暗調な腫瘍細胞の腺様〜小腔形成からなる微小嚢胞状構造 (microcystic pattern) (図2) をとることが多い。腫瘍細胞は核クロマチンに濃染する小型類円形核と暗調で好塩基性顆粒状細胞質を有し，核の多形性に乏しく核小体は小型か目立たない。核分裂像はまれである。間質の線維増生を伴うことは少ない。腫瘍内外にヘモジデリン沈着や腫瘍随伴リンパ球増生 (tumor-associated lymphoid proliferation：TALP) がみられることがある。従来の乳頭嚢胞型および濾胞型腺房細胞癌といわれていた組織像をみる場合は分泌癌を疑うべきである。

免疫染色では上皮系マーカーの他に α-アミラーゼ，IgA，DOG1，SOX10が陽

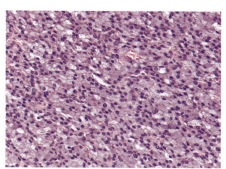
図 1 腺房細胞癌の病理組織像
好塩基性漿液性腺房細胞の充実性増殖を認める。

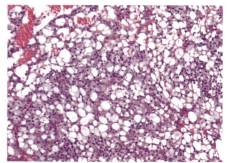
図 2 腺房細胞癌の病理組織像
微小嚢胞性増殖を認める。

性になることが多い。特定の遺伝子変異は明らかにされておらず，分泌癌にみられる *ETV6-NTRK3* 融合遺伝子は認めない。

臨床病理学的特徴
- 50〜60 歳台の耳下腺に発生する低異型度腫瘍
- 充実型および微小嚢胞型構造
- ジアスターゼ消化 PAS 染色陽性のチモーゲン顆粒
- 分泌癌との鑑別が重要

2. 分泌癌 (secretory carcinoma)

概念

2010 年に Skalova らが従来の腺房細胞癌，嚢胞腺癌の一部において乳腺分泌癌と相同の *ETV6-NTRK3* 融合遺伝子の発現を有する腫瘍群を明らかにし，乳腺相似分泌癌 (mammary analogue secretory carcinoma：MASC) と名付けた[4]。現在，従来，乳頭嚢胞型や濾胞型腺房細胞癌として報告されてきた症例の多くが MASC であると考えられている。2017 年版 WHO 分類では分泌癌 (secretory carcinoma) の組織名称で記載される[1]。

臨床的事項

新しい疾患概念であり真の頻度は定かでないが，これまで腺房細胞癌と診断されてきた症例の半数近くが本組織型の可能性があり，発生頻度は唾液腺癌の 10％相当と推定される。分泌癌は腺房細胞癌よりもやや若い平均 40〜50 歳台に生じ，小児発生例もある。発生部位は耳下腺が多いが，顎下腺および頬粘膜，口唇等の小唾液腺にも生じる。性差はない。腺房細胞癌同様，低悪性度の腫瘍であ

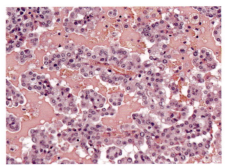

図3　分泌癌の病理組織像
血管間質を伴う乳頭状の上皮増殖からなる乳頭嚢胞構造を認める。

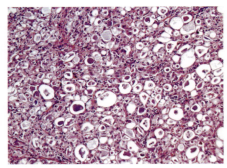

図4　分泌癌の病理組織像
小型～中型の腔内に好酸性貯留物や粘液の貯留をみる濾胞状構造を認める。

るが，腺房細胞癌と比してリンパ節転移率が高いとされ，遠隔転移をきたした死亡例もあり予後不良傾向が指摘されている。高悪性度腫瘍成分を含む予後不良な high grade transformation 例の報告がある。

病理学的所見

　腫瘍径の平均は2cmで，多くは緩徐に増大する無痛性腫瘤を形成する。肉眼的に充実性または囊胞形成性で，組織学的には拡張囊胞腔内に血管間質を伴う乳頭状の上皮増殖をみる乳頭囊胞構造（papillary-cystic）（図3），または小型～中型の腔内に好酸性貯留物や粘液の貯留をみる甲状腺濾胞に類似する濾胞状構造（follicular）（図4）をとることが多い。この形態は乳腺分泌癌の組織像と極めて類似する。腫瘍細胞の核はN/C比が増し核小体が明瞭な類円形で，細胞質は両染性～空胞状細胞または介在部導管型細胞からなる。濾胞様構造内および乳頭状上皮間の淡好酸性粘液様分泌物はジアスターゼ消化PAS染色およびムチカルミン染色陽性である。通常これらの組織像が混在してみられるが，微小囊胞型構造をとる場合は腺房細胞癌の組織像とオーバーラップするため，HE所見上その鑑別は困難である。腫瘍細胞は基本的にチモーゲン顆粒を欠く。異型の程度はさまざまであるが，一般に，腺房細胞癌に比して核異型性に富み核小体が明瞭である。副所見として，腫瘍内外にヘモジデリン沈着やTALPがみられることがある。免疫組織学的にはほぼ全例がビメンチン，サイトケラチン（CAM5.2，34βE12），S-100タンパク陽性を呈し，CK19，MUC1，マンマグロビン，GCDFP-15，STAT5a，GATA3，アディポフィリンが種々の程度に陽性となる。分泌癌では染色体転座 t(12；15)(p13；q25) に伴う *ETV6-NTRK3* 遺伝子融合がRT-PCR法，direct sequence法，FISH法にて

確認される。近年 NTRK3 以外の未知のパートナー遺伝子をもつ症例があるとされており，これらは線維化が強い傾向が指摘されている。

臨床病理学的特徴
- 40〜50 歳台の耳下腺に好発，小児，若年者，小唾液腺にも発生する
- 腫瘍細胞はチモーゲン顆粒を欠く
- 乳頭嚢胞構造，濾胞構造を特徴とする
- 腺房細胞癌との鑑別が重要
- ETV6-NTRK3 融合遺伝子

3. 粘表皮癌 (mucoepidermoid carcinoma)

概念
唾液腺上皮性悪性腫瘍では最も高頻度の癌腫である。粘液細胞，扁平上皮様細胞，中間細胞の出現により特徴づけられる。低悪性度，中悪性度，高悪性度にグレード分類され，組織学的分化度と予後との相関がみられる。

臨床的事項
唾液腺悪性上皮性腫瘍の約 30% を占め，平均年齢は 40 歳台であるが幅広い年齢層に生じ，小児にも発生する。女性にやや多い。耳下腺に好発するが大唾液腺発生例は約半数で，口蓋，頬粘膜，口唇，舌等の小唾液腺発生も多く，喉頭，気管等の気道発生例もみられる。肉眼的に嚢胞化を伴う場合もある。低悪性度例は再発や転移はまれで死亡率は数％であるが，高悪性度例では死亡率は 50% 以上と高い。

病理学的所見
しばしば被膜形成を欠く浸潤性腫瘍で，杯細胞型の形態をとる明調な粘液細胞と敷石状配列をとる扁平上皮細胞（類表皮細胞），およびそれらの特徴を有さないクロマチンの濃染した中間細胞がさまざまな割合で混在し，胞巣状増殖する（図 5）。腫瘍性筋上皮細胞の介在は伴わない。組織学的分化度と予後が相関し，粘液細胞が優勢を占める低悪性度（高分化型），扁平上皮細胞，中間細胞が主体に増殖する高悪性度（低分化型）と，その中間型である中悪性度（中分化型）に分類される。腫瘍内に TALP がみられることがある。嚢胞化，神経浸潤，壊死，核分裂像，退形成の有無でスコア化する grading system が知られている。明細胞型，オンコサイト型，好酸球浸潤を伴う硬化型等の亜型や顎骨内発生例がまれにみられる。免疫染色では通常，扁平上皮細胞は高分子サイトケラチン陽性，中間細胞は CK14，p63 陽性，平滑筋系マーカー，S-100 タンパク陰性であるが診断の決め手になるマーカーはない。粘液細胞と扁平上皮細胞の両者が認識できれば診断

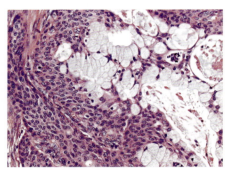 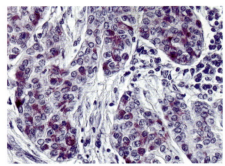

図5　粘表皮癌の病理組織像
杯細胞型粘液細胞と敷石状配列をとる扁平上皮細胞の胞巣状増殖がみられる。

図6　粘表皮癌の病理組織像
腫瘍胞巣内にムチカルミン染色陽性粘液を認める。

は比較的容易であるが，中間細胞と扁平上皮細胞が優勢な場合は扁平上皮癌との鑑別がときに困難である。低分化型粘表皮癌あるいは明細胞型粘表皮癌と，角化に乏しい扁平上皮癌との鑑別では，ムチカルミン染色が有用で（図6），胞巣内にわずかでも陽性粘液が認められれば粘表皮癌の診断が可能である。

口腔，舌など元来扁平上皮癌が好発する部位の小唾液腺に発生した低分化型粘表皮癌は，扁平上皮癌と誤認されることがあるので，被覆重層扁平上皮に異型を伴わない粘膜下発生の扁平上皮様腫瘍をみた場合は，粘表皮癌の可能性を疑うべきである。また粘液細胞の増殖が優勢で囊胞化が目立つ場合は囊胞腺腫/腺癌との鑑別が，異型性が弱く被膜形成が不明瞭な場合は壊死性唾液腺化生や粘液細胞化生を伴った唾液腺炎との鑑別が必要である。また粘表皮癌の50％以上の症例で，染色体転座 t(11；19)(q21；p13) による *CRTC1-MAML2* 融合遺伝子が証明され，この遺伝子変異を認める症例は，臨床病期，組織学的悪性度が低く予後良好とされる。

臨床病理学的特徴

- 唾液腺癌腫の中で最多の頻度
- 40歳台に多いが，小児発生例もあり
- 粘液細胞，中間細胞，扁平上皮細胞からなる
- 組織学的分化度と予後が相関
- 粘液の証明にムチカルミン染色が有用

4. 腺様嚢胞癌 (adenoid cystic carcinoma)

概念
　腺腔形成細胞と筋上皮細胞/基底細胞の増殖からなる二相性を有する腫瘍。基本的に低悪性度であるが根治性に乏しく再発，転移を繰り返し，最終的に腫瘍死することが多い。大小唾液腺のほかに涙腺，鼻副鼻腔，外耳，喉頭，気管，食道，乳腺等にも発生する。

臨床的事項
　唾液腺悪性腫瘍の約10～20％を占める癌腫である。耳下腺，顎下腺，口蓋小唾液腺に好発し，弾性硬でときに有痛性の腫瘤を形成する。40～60歳台に多く小児にはまれである。数カ月～年余にわたる腫瘤として存在し，発育は緩徐で経過は長いがしばしば完全切除が困難である。無病生存率は5年：79～57％，10年：52～26％，15年：37～26％とされ，長期予後は不良である。

病理学的所見
　多くは被膜形成を欠く充実性腫瘍で，腺腔形成細胞と非腺腔形成腫瘍性筋上皮/基底細胞により構成される。前者はやや大型で好酸性細胞質を有し，後者はN/C比が高い多角形核をもち，周囲組織に浸潤増殖する。管状型，篩状型（図7），充実型に分類され，充実型では核異型性がより高度になり，クロマチンは粗く，核小体，核分裂像を認める。神経周囲腔浸潤がしばしばみられる（図8）。腺様嚢胞癌を特徴づける篩状構造はレンコンの輪切り様，あるいはスイスチーズ様の融合性腺管状を呈するが，乳癌や前立腺癌における篩状とは異なっており，

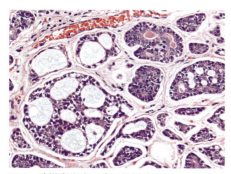

図7　腺様嚢胞癌の病理組織像
多数の偽腺腔と少数の真腺腔の混在からなる篩状構造を認める。

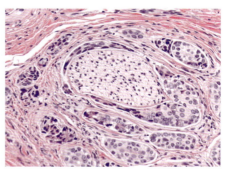

図8　腺様嚢胞癌の病理組織像
神経周囲腔浸潤像を認める。

PAS-アルシアンブルー重染色で PAS 陽性の真腺腔とアルシアンブルー陽性の基底膜物質や間質粘液を有する偽腺腔の混在からなり，通常，後者が数的に優勢である。

免疫染色では腺腔形成細胞がパンサイトケラチン，EMA，CEA，S-100 タンパク等に陽性となる。腫瘍性筋上皮/基底細胞はビメンチン，p63，S-100 タンパク，平滑筋系マーカー，GFAP 等に陽性となる。C-kit 染色は腺様嚢胞癌の腺腔形成細胞に強い陽性像を呈することがあるが，本抗体は多形腺腫等でもしばしば発現しており，鑑別診断に用いるべきではない。また充実型は神経内分泌癌様にみえることがあり，クロモグラニン A，シナプトフィジン染色を要する場合がある。多くの腺様嚢胞癌症例において t(6;9)(q22-23;p23-24) に伴う *MYB-NFIB* 融合遺伝子が形成されているとされ，免疫染色で MYB タンパクの過剰発現を核に認めることがある。篩状増殖が主体で異型が比較的軽度な場合は多形腺腫，基底細胞腺腫，上皮筋上皮癌等の腺上皮細胞-筋上皮/基底細胞からなる二相性分化を示す腫瘍との鑑別が問題となる。

多形腺腫では腫瘍性筋上皮細胞の類円形，紡錘形，形質細胞様等の多彩な形態と粘液軟骨間質に着目する。基底細胞腺腫は核クロマチンが水泡状で腫瘍胞巣縁に核の柵状配列をみる。上皮筋上皮癌は二相性腺管の外層細胞が淡明な胞体を有する。腺様嚢胞癌の診断においては真腔と偽腔からなる篩状構造を見つけ出すことと，浸潤増殖性の判断，核異型性の認識が重要である。口蓋小唾液腺発生例では多型腺癌との鑑別が問題になることがあるが，同腫瘍は基本的に明瞭な二相性構造を呈することはなく，S-100 タンパク染色がびまん性に陽性になる。

臨床病理学的特徴
- 40～60 歳台に多い
- 再発転移を繰り返し長期予後不良
- 腺上皮細胞-筋上皮/基底細胞からなる二相性分化
- 間質粘液を有する偽腺腔が主体の篩状構造
- *MYB-NFIB* 融合遺伝子

5. 多型腺癌 (polymorphous adenocarcinoma)

概念

主として小唾液腺，特に口蓋に好発し多彩な組織像を呈する低悪性度な癌腫。WHO 分類 2005 年版までは多型低悪性度腺癌（polymorphous low-grade adenocarcinoma：PLGA）と記載されていたが，2017 年版では多型腺癌（polymorphous adenocarcinoma）という名称に変更される[1]。

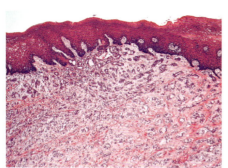 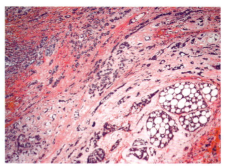

図9　多型腺癌の病理組織像
口蓋上皮下に胞巣状〜小型腺管状に浸潤する腫瘍を認める。

図10　多型腺癌の病理組織像
索状配列（左上）および篩状構造（右下）を呈する腫瘍増殖像を認める。

臨床的事項

　多くが口蓋（60％）に，次いで頬粘膜，上口唇の小唾液腺に発生する緩徐増大性の無痛性腫瘍。大唾液腺発生は例外的である。50〜60歳台に多く，女性に多い傾向がある。従来から欧米では粘表皮癌に次いで高頻度の腫瘍型とされるが，わが国では極めてまれである。生命予後は良好で腫瘍死例はまれであり，再発率は10〜20％，局所転移率は15％以下，遠隔転移はほとんどみられない。

病理学的所見

　被覆上皮下に，比較的境界明瞭だが被膜を欠き局所浸潤性の充実性腫瘍が形成される。"Histological diversity, cytological uniformity"と表現される組織構築の多彩性と細胞形態の均一性を特徴とする。組織構築としては胞巣状〜小型腺管状（図9），索状〜篩状（図10），充実性，乳頭状，同心円状（targetoid）等を呈する。腫瘍腺管は単相性で筋上皮細胞の取り巻きを欠いている。腫瘍間に粘液様や硝子化間質を伴うことがある。通常，壊死はみられない。個々の腫瘍細胞の核は類円形で均一な形態を呈し，核クロマチンの増加に乏しく，核小体は不明瞭で核分裂像はまれである。免疫染色ではサイトケラチン，ビメンチン，S-100タンパクに高率にびまん性陽性を呈する。EMA，CEA，GFAP，Bcl-2等が陽性となるとする報告もある。Ki-67（MIB-1）陽性率は1〜2％と低値である。本腫瘍型はその組織構築の多彩性を反映して，細胞診や小生検組織での診断はしばしば困難であり，多形腺腫，腺様嚢胞癌等との鑑別を要する。近年，*PRKD1*遺伝子変異の報告がみられる。

臨床病理学的特徴
- 50〜60歳台に多い
- 口蓋小唾液腺に好発
- 組織構築の多彩性と細胞形態の均一性
- 浸潤性発育
- S-100タンパクにびまん性陽性

6. 上皮筋上皮癌 (epithelial-myoepithelial carcinoma)

概念
　内層の導管上皮と外層の筋上皮細胞の二相性腺管構造からなる低悪性度の癌腫で，腫瘍性筋上皮細胞が淡明な細胞質を有することが特徴である。まれに多形腺腫由来癌や混成癌の成分として発生する。

臨床的事項
　全唾液腺腫瘍の1%未満のまれな組織型である。60〜70歳台に多く，明らかな性差はないとされる。小児にはまれである。無痛性，緩徐増大性の腫瘍で，耳下腺発生が多い。小唾液腺発生例では潰瘍形成や境界不明瞭な粘膜下腫瘍の形態をとることがある。再発率30〜50%，リンパ節転移率15%相当とされ，5年および10年生存率はそれぞれ80%，72%である。

病理学的所見
　通常，腫瘍径2〜3 cmの境界明瞭な充実性腫瘍で，被膜形成を欠く。組織学的に内層の腺腔形成面に位置する単層立方〜円柱状細胞と，それを取り囲む外層の単層〜多層の多角形筋上皮細胞からなる二相性構造を有する（図11）。前者は均一で円形核と好酸性細胞質を有し，後者は核の大小不同がみられ細胞質はグリコーゲンに富み淡明である。核異型は通常軽度で，核分裂像は2個/10 HPF以下

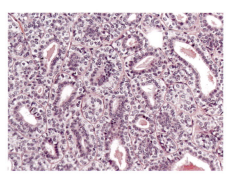

図11　上皮筋上皮癌の病理組織像
内層の好酸性胞体を有する腺管細胞と外層の淡明な筋上皮細胞からなる二相性構造が明瞭な胞巣状腫瘍増殖像を認める。核異型性は軽度〜中等度である。

である。腫瘍内に占める腺腔形成成分の量は症例によりさまざまであり，筋上皮細胞の充実性シート状増殖が優勢で，一見，腺腔構造が不明瞭な像を呈する場合もある。間質の硝子化が目立つことがある。基本的に腫瘍辺縁では浸潤性発育を示し，神経周囲腔浸潤，脈管侵襲が認められることもある。脂腺分化を示す例，オンコサイト型，アポクリン型，脱分化型，double clear variant 等の報告があり，多彩な組織像を示すことがある。二相性構造を有する腫瘍（多形腺腫，基底細胞腺腫/腺癌，腺様嚢胞癌等），および淡明細胞の出現しうる腫瘍（筋上皮腫/筋上皮癌，粘表皮癌，明細胞癌等）との鑑別を要する。免疫組織化学的に内層の腺管形成細胞は EMA，低分子サイトケラチン，CEA 等に陽性，外層の筋上皮細胞は p63，平滑筋アクチン，カルポニン，カルデスモン等に種々の程度に陽性となる。S-100 タンパクは腺腔細胞，筋上皮細胞のいずれにも陽性を示すことがある。特異的な遺伝子変異は明らかでない。

臨床病理学的特徴
- 60〜70 歳台に多い
- まれな低悪性度癌
- 明瞭な二相性腺管構造を呈する
- 外層の筋上皮細胞は淡明な胞体を有する
- 多形腺腫，筋上皮腫，基底細胞腺腫，腺様嚢胞癌，明細胞癌等との鑑別を要する

7. 明細胞癌 (clear cell carcinoma)

概念
　淡明な細胞質を有する均一かつ単一な腫瘍細胞が増殖する腫瘍。WHO 分類 2005 年版では clear cell carcinoma NOS，AFIP アトラス第 4 版では（hyalinizing）clear cell adenocarcinoma の名称で記載されている。唾液腺腫瘍ではさまざまな組織型において淡明細胞が優勢に出現しうるため，本組織型の診断にあたっては特異的な腫瘍の特徴を欠くことを十分に確認することが必要で，除外診断的な名称である。

臨床的事項
　40〜70 歳台に発生し，性差はない。大唾液腺や口蓋，口唇の小唾液腺に発生する。唾液腺上皮性腫瘍の 1% 程度のまれな腫瘍である。

病理学的所見
　肉眼的に径 3 cm 以下の灰白色調状の充実性腫瘍で，核クロマチンに濃染した類円形核とグリコーゲンに富み淡明な細胞質を有する腫瘍細胞が胞巣状，シート

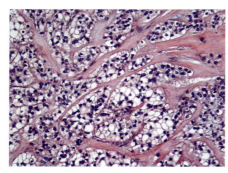

図12　明細胞癌の病理組織像
核クロマチンに濃染した類円形核とグリコーゲンに富み淡明な細胞質を有する腫瘍細胞が間質の硝子化を伴いながら胞巣状，シート状に増殖する。
（広島大学病院口腔検査センター　小川郁子先生提供）

状，索状に増殖する（図12）。間質の硝子化が目立つものは hyalinizing clear cell carcinoma と呼ばれる。核異型は軽度〜中等度で，周囲組織に境界不明瞭に浸潤増殖する。免疫組織化学的所見は報告により一定していないが，腫瘍細胞は基本的にサイトケラチン，EMA に陽性，平滑筋マーカー，S-100，GFAP 等は陰性で筋上皮細胞の形質を発現しない。p63 に陽性を呈することがある。組織学的に淡明細胞が優勢に増殖する可能性のある腫瘍，すなわち筋上皮腫/筋上皮癌，上皮筋上皮癌，明細胞型粘表皮癌，明細胞性歯原性癌，腎細胞癌の転移等を十分に否定した上で診断すべきである。

近年，本組織型に軟部明細胞肉腫等で生じている *EWSR1-ATF1* 融合遺伝子がみられることが報告されている。

（浦野　誠）

8. 基底細胞腺癌 (basal cell adenocarcinoma)

概念
基底細胞腺腫の悪性型に相当し，主体である基底細胞様の腫瘍性筋上皮と種々の量の腺上皮細胞よりなる。全悪性唾液腺腫瘍の 3% 未満とまれで，低悪性度腫瘍に位置づけられる。

臨床的事項
大部分が耳下腺に生じ，まれに顎下腺や小唾液腺（頬，上口唇，口蓋など）での発生がみられる。多くは中高年者に生じ，平均年齢は 60 歳台で，性差はない。通常は無痛性の腫瘤形成を主訴とする。転移はまれであるが，約 1/3 で再発がみられる。

病理学的所見
肉眼的には境界明瞭にみえるもの，浸潤性増殖が明らかなものがあり，多結節

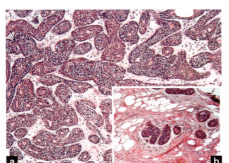

図13 基底細胞腺癌の病理組織像
充実性，索状，管状胞巣よりなり，胞巣辺縁部の細胞は核が柵状に配列する（a）。細胞異型には乏しいが，脂肪組織内に浸潤している（b）。

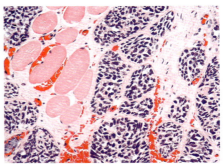

図14 基底細胞腺癌の病理組織像
クロマチンに富む核を有するN/C比の高い異型細胞が充実性胞巣を形成して筋組織内に浸潤している。

性増殖を示す例もある。白色や灰白色の充実性腫瘍で，出血や壊死巣を認めることもある。

組織学的には唾液腺や脂肪組織など周囲組織への浸潤を示し（図13, 14），神経周囲や脈管内への浸潤がみられることもある。また，肉眼所見と一致して，壊死や出血巣を伴う場合もある。組織構築には，基底細胞腺腫と同様に管状型，索状型，充実型（図13）と胞巣内や周囲にPAS染色陽性で基底膜様の硝子様基質の産生が著明な膜性型の4型がある。腺管形成の程度はさまざまであるが，基底細胞腺癌では充実型が多く，線維性間質を伴い，大小の胞巣を密に形成して増殖する。胞巣と間質との境界は明瞭である。腫瘍細胞は，クロマチンに富む類円形核と少量の好酸性細胞質を有するN/C比の高い基底細胞様の小型細胞が主体で（図14），胞巣辺縁部での核の柵状配列は特徴的である（図13）。扁平上皮化生がみられることもある。

基底細胞様細胞は，α-平滑筋アクチンやカルポニン，サイトケラチン14，ビメンチン，p63を種々に発現し，腫瘍性筋上皮細胞の免疫形質を有している。胞巣内にはEMA陽性の腺上皮で囲まれた小腺腔を種々の程度に認める。まれではあるが，間質にS-100タンパク，ビメンチン陽性の紡錘形～星芒状細胞の集簇を認めることがあり，この細胞の存在は基底細胞腺腫，基底細胞腺癌に特異的とされ，診断的意義が高い。

明らかな細胞異型を示す例もあるが，異型，分裂像ともに乏しいことが多く，細胞所見で基底細胞腺腫と鑑別することはしばしば困難であり，浸潤性で悪性と

確定される。また，悪性の指標として，4個以上/強拡10視野の分裂像や5％以上のKi-67陽性細胞率が挙げられている。

臨床病理学的特徴
- 基底細胞腺腫の悪性型
- まれな低悪性度腫瘍
- 中高年者の耳下腺に好発
- 管状，索状，充実性の胞巣形態
- 基底細胞様の腫瘍性筋上皮が主体
- 胞巣辺縁細胞の柵状配列

9. 唾液腺導管癌 (salivary duct carcinoma)

概念
　乳腺の浸潤性，非浸潤性乳管癌との組織学的類似性から命名された，代表的な高悪性度唾液腺腫瘍である。全唾液腺腫瘍の約1～2％とされていたが，認識が広まるにつれて増加する傾向にあり，悪性腫瘍の約10％を占めるとする報告もある。先行病変のない de novo 症例と多形腺腫からの発生例がある。

臨床的事項
　de novo 症例は，50歳以上の中高年者に好発し，男性に多い（男：女＝4：1）。耳下腺例が70～90％を占め，小唾液腺での発生はまれである。発育速度が早く，疼痛や麻痺を伴う腫瘤を形成し，皮膚との癒着を来すこともある。多形腺腫からの発生例では，その臨床的特徴を反映し，de novo 症例よりも口蓋などの小唾液腺や女性での発生率が上がる。長期間存在した無痛性腫瘤が急に大きさを増して悪性腫瘍としての症状を呈するようになる。

　高悪性度の予後不良な腫瘍である。初診時にすでに所属リンパ節への転移がみられることも多く，リンパ節転移率は約60％，1/3～2/3の症例では肺や骨などへの遠隔転移が生じ，腫瘍死は30～80％と報告されている。まれではあるが，導管内あるいは多形腺腫内に留まっている場合には予後良好である。

病理学的所見
　強い浸潤性を反映して一般には境界不明瞭であるが，多形腺腫に発生し，そのなかに留まっている段階では明瞭である。灰白色や黄褐色調を呈し，充実性であるが，肉眼的にも小嚢胞形成がみられるものもある。出血，壊死を伴う例が多い。

　組織学的には面疱壊死を伴う大型の篩状胞巣やRoman-bridge様構造が典型的である（図15-a）。乳頭状，嚢胞状，管状，充実性胞巣を混在し，周囲組織を破壊して高度に浸潤し，神経周囲や脈管侵襲もしばしば観察される（図15-b）。線

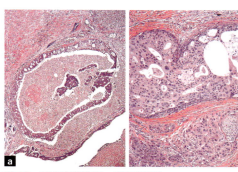

図15 唾液腺導管癌の病理組織像
胞巣中心部の壊死（面皰壊死）を伴う Roman-bridge 様胞巣や篩状胞巣が特徴的である（a）。神経周囲浸潤も多い（b）。

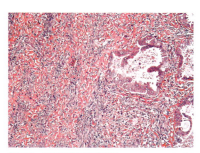

図16 唾液腺導管癌, sarcomatoid variant の病理組織像
アポクリン分泌様を呈する細胞からなる乳頭状胞巣と移行・混在して, 異型細胞が類骨様基質を伴って増殖する骨肉腫様域がみられる。

維化や硝子化を示す豊富な間質を伴って小胞巣が増殖する硬癌に類似する像を呈することもある。腫瘍細胞は豊富な好酸性細胞質を有する大型細胞が多く, 核小体の明瞭な胞状核を有する。胞体が微細顆粒状で, オンコサイト様を呈したり, 細胞質が腔側に突出するアポクリン分泌様の像もよくみられる。通常は高度の核異型と多数の分裂像を認めるが, 症例によって差がある。腺上皮への分化を示す細胞のみからなる腫瘍で, 免疫組織化学的には EMA 陽性である。さらにアンドロゲン受容体（AR）, Her2/neu, gross cystic disease fluid protein-15（GCDFP-15）を高率に発現し, 診断確定の補助となる。

　導管内進展の部分では, 腫瘍胞巣の外側に1層の非腫瘍性筋上皮細胞や基底細胞がみられる。また, 多形腺腫内に発生した場合には, 唾液腺導管癌の組織像を示す腫瘍細胞塊の周囲に多形腺腫の腫瘍性筋上皮が残存していることがある。

　組織学的亜型として, 定型的な組織像と移行的に肉腫様成分を伴う sarcomatoid variant（図16）, 大量の粘液が混在する粘液腺癌様の成分を伴う mucin-rich variant, 小型の腫瘍細胞塊が inside-out growth pattern（腫瘍細胞の腺腔面側が間質側に向き, 間質との間に空隙が生じる）を示す invasive micropapillary variant がある。Invasive micropapillary pattern を伴う症例は, 定型例よりもさらに予後不良であるとする報告がある。

　治療は外科的処置であるが, 術前補助療法として放射線治療が推奨され, 化学療法との併用もある。また, Her2 陽性の進行例に対しては, トラスツズマブによる分子標的治療も試験的に行われている。

臨床病理学的特徴
- 代表的な高悪性度唾液腺腫瘍
- 中高年男性の耳下腺に好発
- 面疱壊死を伴う篩状，Roman-bridge 様胞巣
- 腺上皮分化を示す大型異型細胞
- 診断補助に AR，Her2/neu，GCDFP-15 陽性所見

10. 筋上皮癌 (myoepithelial carcinoma)

概念

　筋上皮腫の悪性型に位置づけられる。腫瘍全体，あるいはほとんどが筋上皮性細胞よりなり，浸潤性増殖や細胞異型を認める。まれな腫瘍で，全唾液腺腫瘍の1％以下とされているが，細胞の形態的な所見のみから未分化癌などと診断されている症例もあり，実際にはこれよりも高い頻度であることが推測される。de novo 症例と多形腺腫や筋上皮腫の悪性化として発生する例がほぼ同じ割合でみられる。

臨床的事項

　良性型である筋上皮腫と同様に耳下腺に好発し，口蓋がそれに次ぐ。平均年齢は50歳台で，広い年齢分布を示すが，小児にはまれである。性差はない。無痛性腫瘤として自覚されることが多いが，疼痛を伴う例もある。多形腺腫や筋上皮腫の悪性化で発生すると，長期間存在した腫瘤が大きさを増し，疼痛や周囲組織との癒着，潰瘍形成などを示すようになる。低悪性度のものもあるが，一般的には中〜高悪性度腫瘍で，2/3 の症例で再発，半数で転移が生じ，腫瘍死は25〜30％と報告されている。

病理学的所見

　被膜を欠き，浸潤性あるいは多結節性に増殖する灰白色充実性腫瘍で，粘液様基質に富む例（図17）では膠様を呈する。出血や壊死巣を認める場合もある。

　組織学的には，筋上皮腫と同様に，腫瘍細胞は多彩な形態を示し，紡錘形，形質細胞様，グリコーゲン顆粒に富む明細胞ならびに特徴に乏しい上皮様細胞がシート状，島状，索状や束状に増殖する（図18）。扁平上皮化生もまれではない。胞巣内外に粘液や硝子様基質を伴い，篩状，網状，粘液腫様を呈することもある。1つの腫瘍内に異なった細胞型や組織構築がみられる。細胞型や組織構築と生物学的態度には関連はないとされている。症例によって細胞異型の程度や分裂像の出現頻度はさまざまで，異型が軽度の場合には浸潤性の有無で良性と鑑別する。また，10％以上の Ki-67 陽性細胞率は，悪性を強く示唆する。多形腺腫あるいは筋上皮腫の悪性化で生じた場合には良性の成分が混在している。免疫組織化

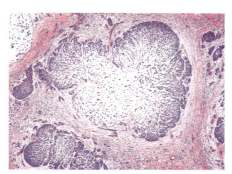

図17　筋上皮癌の病理組織像
唾液腺内に浸潤する腫瘍は，充実性胞巣を形成し，あるいは豊富な粘液様基質を伴って索状，弧在性となっている。

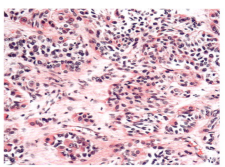

図18　筋上皮癌の病理組織像
異型を示す形質細胞様細胞，短紡錘形細胞，上皮様細胞が混在する。

学的には，腫瘍細胞は，上皮性細胞のマーカーであるサイトケラチンに加えて，α-平滑筋アクチン，カルポニン，S-100タンパク，glial fibrillary acidic protein（GFAP），p63，ビメンチンなどを種々の程度に発現する。

臨床病理学的特徴
- 筋上皮腫の悪性型
- 中高年者の耳下腺に好発
- 紡錘形，形質細胞様，明細胞，上皮様の腫瘍性筋上皮細胞
- 粘液様，硝子様基質を伴う

11. 多形腺腫由来癌 (carcinoma ex pleomorphic adenoma)

概念
　既存の多形腺腫の悪性化によって発生した癌腫と定義される。多形腺腫内に癌腫が混在して認められる場合と多形腺腫の切除を受けた部分に癌腫が発生する場合とがある。多形腺腫の約6％に生じ，全悪性唾液腺腫瘍の約10～20％を占める発生頻度の高い悪性腫瘍の一つである。

臨床的事項
　多形腺腫の好発部位である耳下腺に約2/3が発生し，約1/5は小唾液腺で，特に口蓋に多い。発生年齢は，多形腺腫よりも10～15歳高く，50～60歳台で，小児や若年成人では極めてまれである。長期間存在したり，再発を繰り返す多形腺腫では発生のリスクが高い。典型的には，長い間変化のなかった無痛性可動性腫瘤が急に増大速度を増し，疼痛，麻痺や周囲組織との癒着，潰瘍形成など，悪性

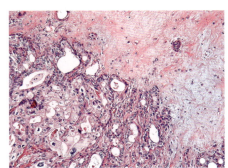
図 19　多形腺腫由来癌の病理組織像
粘液軟骨様基質に富む多形腺腫（右）と異型細胞よりなる腺管（左：腺癌 NOS）とが混在する。

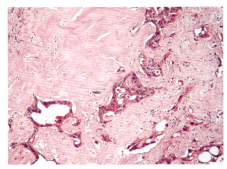
図 20　多形腺腫由来癌の病理組織像
高度の硝子化域に異型細胞よりなる腺管が増殖する。

腫瘍の特徴を示すようになる。予後は，癌腫の浸潤範囲によって異なり，癌細胞が多形腺腫の被膜内に留まっている場合（非浸潤型）には摘出により良好であるが，被膜外への浸潤を示すようになると転移の可能性がある。被膜からの浸潤が 4〜6 mm 以下では比較的予後が良いが，それ以上に浸潤すると所属リンパ節や遠隔臓器（肺，椎骨など）への転移が 70％以上で生じ，20 年生存率は 0〜38％で，予後不良である。

病理学的所見

　非浸潤型では多形腺腫の被膜で覆われて境界明瞭，浸潤型では周囲へのびまん性浸潤を示し，進展段階によって肉眼像が異なる。癌腫部分は，灰白色や褐色調を呈し，種々の程度に壊死や出血がみられる。多形腺腫の領域が明瞭に残存する例では，肉眼的にも多形腺腫に特徴的な粘液を混在する光沢のある領域を認めることがある。また，硬化した白色結節様域は，長期間存在した多形腺腫の可能性を示唆する。

　組織学的には一つの病変内に多形腺腫と癌腫が確認される（図 19）。両者の境界が明瞭な場合と，複雑に混在する場合とがあり，腺腫と癌腫の割合は，症例によって異なるが，多くは癌腫が主体となっている。粘液腫様，軟骨様域や異型に乏しい細胞よりなる腺管など，多形腺腫を容易に認識できる場合もあるが，それらが明らかではなく，高度に硝子化した結節状の領域がみられる症例では（図 20），そのなかに癌腫とともに良性成分の細胞が痕跡的に残存していないか，また，多形腺腫の腫瘍性筋上皮細胞が産生した弾性線維が含まれていないかを注意深く観察する必要がある。

癌腫は，腺癌 NOS，唾液腺導管癌，未分化癌（大細胞癌）の頻度が高く，細胞は高度の異型を示す。また，筋上皮癌が約20％を占め，その他，粘表皮癌，腺様嚢胞癌などさまざまな腫瘍型が発生する。p53, Her2/neu の発現や Ki-67 陽性細胞率の違いが多形腺腫と癌腫部分との識別の参考になる。多形腺腫の腺管内に限局して腺上皮性分化を示す癌細胞が存在する導管内癌の段階では，異型の明瞭な細胞の周囲を異型に乏しい多形腺腫の筋上皮細胞が取り囲んでいる。α-平滑筋アクチンや p63 など，筋上皮が陽性となるタンパクに対する免疫染色を行うとその存在と分布が明瞭となる。

臨床病理学的特徴
- 多形腺腫の悪性化により発生
- 発生頻度の高い悪性腫瘍
- 中高年者の耳下腺に好発
- 多形腺腫と癌腫（腺癌 NOS，唾液腺導管癌，筋上皮癌など）とが混在
- 浸潤程度が予後に関係

12. その他のまれな悪性腫瘍

（1）脂腺癌（sebaceous adenocarcinoma）
概念
脂腺細胞腺腫の悪性型で，脂腺細胞への分化を特徴とし，種々の程度の細胞異型と浸潤性を示す。非常にまれな腫瘍である。

臨床的事項
耳下腺に好発し，20歳台と60〜70歳台に多い。性差はない。一般には中悪性度〜高悪性度腫瘍で，有痛性の腫瘤として自覚されることが多い。症例数が少ないために予後についてのデータは不十分であるが，再発率は約30％，5年生存率は約60％との報告がある。

病理学的所見
脂腺細胞への分化を反映して定型例では割面が黄色を呈する。浸潤性に増殖するが，部分的には境界明瞭にみえるのが一般的である。

大小の島状充実性胞巣を形成して浸潤性に増殖し，索状胞巣を混在したり，導管形成を示す部分もある。しばしば壊死を伴い，約20％に神経周囲浸潤がみられる。脂腺様細胞，扁平上皮細胞と小型でN/C比の高い類基底細胞よりなり，その割合は症例によってさまざまである。脂腺様細胞は，脂肪滴を含む泡沫状〜空胞状の豊富な細胞質と中央に位置する核を有する細胞境界明瞭な細胞である（図21）。分化の低い例では，脂腺様細胞が目立たず，扁平上皮への分化が主体

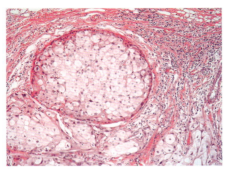

図 21　脂腺癌の病理組織像
泡沫状の豊富な細胞質と中央に位置する異型核を有する脂腺様細胞が，島状充実性胞巣を形成する。胞巣辺縁には好酸性の類基底細胞がある。

となって扁平上皮癌と類似した胞巣を形成することがあり，ズダン染色や抗アディポフィリン抗体による免疫染色などで脂腺細胞への分化を確認する必要がある。類基底細胞は，胞巣の外層に位置する。

　脂腺細胞への分化を示し，リンパ性間質を伴う脂腺リンパ腫の悪性型は，脂腺リンパ腺癌と呼ばれ，極めてまれな腫瘍である。1つの腫瘍内に脂腺リンパ腫と癌腫成分とが混在する。癌腫は，脂腺癌，扁平上皮癌，低分化腺癌などが報告されている。

(2) 嚢胞腺癌 (cystadenocarcinoma)

概念
　嚢胞腺腫の悪性型で，嚢胞状，乳頭嚢胞状胞巣の形成を主体とするまれな腫瘍である。唾液腺腫瘍では，さまざまな腫瘍型が同様の組織像を伴うことがあるが，それらに特徴的な組織像を欠くことが定義となる。

臨床的事項
　耳下腺での発生が多く，次いで小唾液腺（上唇，口蓋，頰粘膜など）に生じる。高齢者に好発し，性差はない。緩徐な増大を示す無痛性の腫瘤として自覚されることが多く，一般的には再発・転移の少ない低悪性度腫瘍であるが，高悪性度の報告も少数ある。

病理学的所見
　大型の胞巣を形成する場合には肉眼的にも分泌物を入れた多数の囊胞がみられる。周囲との境界は比較的明瞭な症例が多い。
　大小多数の囊胞状，乳頭囊胞状胞巣（図 22）が被膜を欠いて浸潤性に増殖する。部分的に篩状構造や充実性の増殖を示すこともある。腫瘍細胞は，立方形～円柱状のものが多いが，粘液細胞が目立つ例や明細胞，オンコサイトがみられる例もある。細胞異型は軽度で，分裂像も目立たない症例が多い。

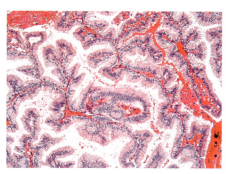

図22 嚢胞腺癌の病理組織像
粘液を有する高円柱状細胞が乳頭嚢胞状に増殖する。核異型は軽度である。

（3）導管内癌（intraductal carcinoma）
概念
　腫瘍細胞の増殖が導管内に限局している腫瘍型で，2017年版のWHO分類で新たに定義される[1]。従来の低悪性度篩状嚢胞腺癌に加えて，より悪性度が高い腫瘍であっても，腫瘍全体が導管内に留まっている段階では摘出により予後良好であるという臨床的共通性からこの腫瘍型に含める。
臨床的事項
　低悪性度篩状嚢胞腺癌は極めてまれな腫瘍で，耳下腺に好発し中高年者に多い。それ以外については，疾患概念が新しく十分なデータはない。いずれも無痛性の腫瘤を形成し，良性腫瘍に類似する。
病理学的所見
　腺組織内に被膜を有さない病変として認められ，低悪性度篩状嚢胞腺癌では嚢胞構造がみられる。

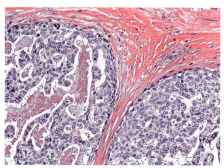

図23 導管内癌（低悪性度篩状嚢胞腺癌）の病理組織像
異型に乏しい立方細胞が篩状胞巣を形成し，最外層には既存の基底細胞が残存する。

種々の程度の異型を示す腺上皮性腫瘍細胞が導管内で乳頭状，篩状に増殖する。腫瘍細胞は，立方形〜円柱状が多いが，粘液細胞やアポクリン様を呈する細胞を混在することもある。腫瘍細胞の増殖巣の外層には既存の導管の基底細胞，筋上皮細胞が全周性に存在する（図 23）。これらの細胞は小型で，内部で増殖する腫瘍によってしばしば圧平され，形態的な認識が困難な場合がある。診断の確定にはその確認が不可欠であるため，腫瘍細胞には発現されず，筋上皮/基底細胞が陽性となる p63，α-平滑筋アクチン，カルポニンなどの免疫染色が必要である。

予後は良好で，完全な切除により転移の報告はない。

(4) 腺癌 NOS (adenocarcinoma, NOS)

概念

腫瘍細胞が腺上皮への分化のみを示して腺腔を形成し，他の腫瘍型の組織学的特徴を欠く悪性腫瘍である。多形腺腫由来癌の癌腫成分として発生することもある。

臨床的事項

悪性唾液腺腫瘍の中で発生頻度の高い腫瘍型に位置づけられているが，除外診断的な腫瘍であるため，悪性腫瘍の 8.8〜44.7％ と報告によって大きな差がある。約半数は耳下腺で，次いで口蓋，頬粘膜などの小唾液腺例が多い。広い年齢分布を示し，中高年者に好発する。発生部位や細胞異型などの組織学的グレードによって低悪性度〜高悪性度まで生物学的態度には幅がある。

病理学的所見

境界は不明瞭であるが，部分的には明瞭なものもあり，灰白色充実性腫瘤を形成し，悪性度の高い例では出血や壊死がみられる。

種々の程度に腺管を形成し，被膜を欠いて周囲組織に浸潤する。腺管形成の明瞭な高分化型（図 24）から索状，充実性胞巣が主体の低分化型まであり，低分化型では細胞異型が強く，増殖活性が高くて，出血・壊死も目立つ傾向にある。腺

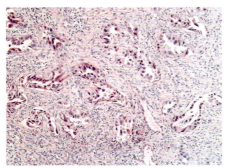

図 24　腺癌 NOS の病理組織像
異型細胞が大小の管状，篩状腺管を形成して増殖する。

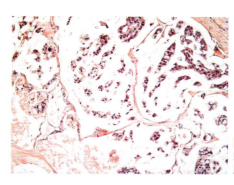

図25　粘液腺癌の病理組織像
結合組織で囲まれた豊富な上皮性粘液のなかに腫瘍細胞が浮遊する。

上皮のみからなり，立方形〜円柱状細胞，粘液細胞，明細胞，オンコサイトなど症例によってその形態は多彩で，細胞異型の程度もさまざまである。

腺癌 NOS の診断確定に当たっては，十分な検討により他の組織型に分類できないことを確認し，他部位からの転移性腫瘍でないことも精査する必要がある。

(5) 粘液腺癌 (mucinous adenocarcinoma)

線維性結合組織で区画され，そのなかに大量の上皮性粘液が貯留し，腫瘍細胞が小島状，索状，乳頭状の胞巣を形成して浮遊する（図25）。非常にまれな腫瘍で，口蓋腺，舌下腺，次いで顎下腺での報告がみられ，耳下腺例は少ない。中高年者で，男性にやや多い。小唾液腺例では再発，転移が多く，約半数が腫瘍死している。

(6) 癌肉腫 (carcinosarcoma)

概念

癌腫と肉腫（様）組織とが混在する二相性腫瘍である。極めてまれで，先行病変として多形腺腫がある場合と *de novo* 発生例がある。

臨床的事項

約2/3は耳下腺に発生し，小唾液腺では口蓋例が多い。50歳以上の中高年者で，男性に好発する。急激に増大する腫瘤として自覚され，疼痛，麻痺や潰瘍形成もまれではない。多形腺腫内に発生する場合には，長い経過を有する無痛性腫瘤に上記の症状がみられるようになる。高悪性度腫瘍で，再発，肺や骨などへの遠隔転移が多く，平均生存期間は2.5〜3.6年と報告されている。

病理学的所見

境界不明瞭な充実性腫瘍で，しばしば出血，壊死を伴う。硝子化結節がみられる場合には多形腺腫に発生した可能性がある。

癌腫と肉腫（様）成分が混在してみられ，通常，後者が優位である。癌腫は，

異型の強い腺癌 NOS, 低分化癌が多く, 肉腫 (様) 部分は, 軟骨肉腫が最も一般的で, 骨肉腫, 粘液 (線維) 肉腫, 横紋肉腫など, さまざまなものがある (図 26)。再発, 転移腫瘍でも原発腫瘍と同様の二相性組織像を呈するが, どちらか一方のみの場合もある。少数例では, 多形腺腫の領域が残存し, あるいは多形腺腫の既往がある。

(7) 扁平上皮癌 (squamous cell carcinoma)

概念

腫瘍細胞が扁平上皮への種々の程度の分化を示し, 腺腔形成や粘液細胞はまったくみられないものと定義される。唾液腺原発としては非常にまれであり, 他部位に発生した扁平上皮癌の進展, 転移を否定する必要がある。また, 小唾液腺は, 粘膜上皮と近接しており, 小唾液腺原発と確定することは不可能であるため, 大唾液腺にのみ使用される診断名である。

臨床的事項

全唾液腺腫瘍の 1% 以下で, 多くは耳下腺に発生し, 顎下腺での報告例もある。中高年の男性に好発する。急速に増大する非可動性, 有痛性の硬い腫瘤を形成し, 顔面神経麻痺もしばしば認める。再発, 転移が高頻度に生じる予後不良な腫瘍で, 5 年生存率は 30% 以下である。

病理学的所見

境界不明瞭な灰白色充実性腫瘍で, 点状や地図状の壊死を伴うこともまれではない。一般的には中～高分化型の扁平上皮癌で, 角化や細胞間橋が種々の程度にみられる異型扁平上皮細胞がシート状, 島状, 索状胞巣を形成して浸潤性に増殖する。周囲の導管上皮に異形成を伴う扁平上皮化生が観察されることがあり, 導管上皮に由来することを示す所見と解釈される。脈管侵襲や神経周囲浸潤もしばしば認められる。診断の確定には他部位からの浸潤, 転移を否定するのに加え

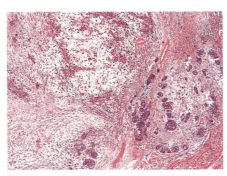

図 26　癌肉腫の病理組織像
島状, 管状胞巣を形成する癌腫 (右) と異型紡錘形～星芒状細胞と豊富な基質よりなる粘液肉腫, 軟骨肉腫とが移行・混在する。

て，粘液染色や免疫染色を行い，他の腫瘍型の広範な扁平上皮化生と鑑別する必要がある。

(8) 低分化癌 (poorly differentiated carcinoma)

概念

他の特異的な唾液腺腫瘍の組織学的特徴を有さない癌腫である。大細胞型（大細胞癌）と小細胞型（小細胞癌）に分けられ，それぞれ神経内分泌分化を示すもの，示さないものがある。いずれも非常にまれで，他部位からの浸潤転移を否定する必要がある。

臨床的事項

高齢者の耳下腺に好発し，小細胞癌は男性に多い。通常は無痛性腫瘤を形成するが，顔面神経麻痺を伴う場合もある。予後不良な高悪性度腫瘍である。

病理学的所見

境界不明瞭で浸潤性に増殖する灰白色充実性腫瘍で，しばしば出血，壊死を伴う。

組織学的には，いずれも高い増殖活性を示し，壊死を伴う。小細胞癌は小型異型細胞の不規則充実性，索状胞巣からなり，ロゼット形成や類器官配列を認めることもある。腫瘍細胞は成熟リンパ球の2～3倍未満（30 μm 以下）の大きさで，細胞質に乏しく細胞境界は不明瞭で，N/C 比が非常に高い。クロマチンが繊細な核を有し，核の人工的挫滅による核線がしばしば観察される（図 27）。神経周囲浸潤や脈管侵襲像が多い。典型的には神経内分泌マーカー（シナプトフィジン，クロモグラニン A，ニューロフィラメント，CD56 など）が陽性となる。核近傍の細胞質内にサイトケラチンが点状に陽性となる所見も特徴的である。ごく一部に扁平上皮への分化や腺管形成を認める例もある。

大細胞癌は，豊富な好酸性細胞質と多型を示す核を有する大型細胞の充実性，

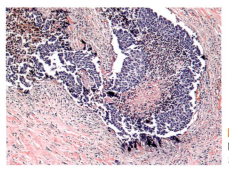

図 27 低分化癌（小細胞癌）の病理組織像
N/C 比の高い小型異型細胞の充実性増殖よりなり，壊死や核の人工的な挫滅がみられる。

島状増殖よりなる。*de novo* 症例のほかに，多形腺腫の悪性化や腺房細胞癌，腺様嚢胞癌などの高悪性度転化（脱分化）として発生する場合もある。神経内分泌への分化を示すものは肺などと同様に大細胞型神経内分泌癌（LCNEC）と呼ばれる。ロゼット形成や類器官配列，リボン状索状配列，胞巣辺縁細胞の柵状配列がみられ，神経内分泌マーカーが種々の程度に陽性となる。

(9) リンパ上皮癌 (lymphoepithelial carcinoma)

概念

大型異型上皮細胞の島状増殖と非腫瘍性リンパ性間質を特徴とする未分化癌と定義される。唾液腺悪性腫瘍の1％以下と非常にまれな腫瘍であるが，エスキモーやアジアの南東部などでは発生頻度が高く，わが国も多い地域の一つとされている。Epstein-Barr（EB）ウイルスとの関連が指摘されているが，地域によって差がある。

臨床的事項

約80％は耳下腺に，次いで顎下腺に発生する。発生年齢は幅広く，平均年齢は50歳台で，性差はない。無痛性の腫瘤を形成することが多いが，疼痛や顔面神経麻痺を伴うこともある。40％以上の症例でリンパ節転移を来たし，遠隔転移も10〜20％に生じるが，5年生存率は70〜80％で，低分化癌に含まれる大細胞癌よりも良好である。

病理学的所見

比較的境界明瞭で，分葉状を呈するものから高度のびまん性浸潤を示すまでさまざまで，割面は灰白色充実性である。

腫瘍は核小体の明瞭な明るい大型核を有し，分裂像を伴う上皮細胞がシート状，索状胞巣を形成して増殖する。上皮細胞は細胞境界が不明瞭で，合胞体様を呈する。扁平上皮への分化がみられる例もある。間質は，B細胞，T細胞の混在

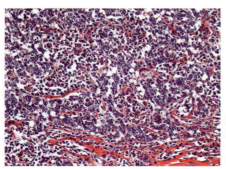

図28　リンパ上皮癌の病理組織像
細胞境界が不明瞭で合胞体様を呈する分化の低い上皮細胞とリンパ球性間質よりなり，リンパ球は，上皮内にも多数浸潤している。

したリンパ球性で，胞巣内にも浸潤している（図28）。形質細胞や組織球を含むこともある。病理所見は，鼻咽頭原発のリンパ上皮癌と同じであり，唾液腺原発と確定するには臨床的な鑑別を要する。

EBウイルス陽性例では，*in situ* hybridization法で上皮の核内にEB virus-endoced RNA（EBER）が陽性となる。

(10) オンコサイト癌 (oncocytic carcinoma)

概念

ミトコンドリアが増加した好酸性顆粒状細胞質を有するオンコサイトからなる極めてまれな悪性腫瘍で，オンコサイトーマの悪性型に相当する。唾液腺腫瘍ではさまざまな腫瘍型がオンコサイト化生を示すことから，それらの特徴像を有さない悪性腫瘍のみをオンコサイト癌とする。組織学的には良性のオンコサイトーマの像を呈するが，転移をきたした場合もオンコサイト癌に分類される。

臨床的事項

大多数が耳下腺に発生し，顎下腺がそれに次ぐ。高齢者に好発し，男性にやや多い。無痛性，あるいは疼痛や麻痺を伴う腫瘤を形成する。悪性度が高く，しばしば再発，転移を来す。

病理学的所見

黄褐色調や灰白色で，浸潤性に増殖する結節状腫瘤を形成する。

好酸性顆粒状の豊富な細胞質と核小体の明瞭な明るい核を有する異型オンコサイトが充実性，島状，管状，索状あるいは孤在性に増殖し（図29），細い線維性間質を伴って類器官構造を示す場合もある。神経周囲浸潤や脈管侵襲がしばしば観察される。ミトコンドリアの増加を証明するにはPTAH染色や抗ミトコンドリア抗体による免疫染色を行う。

結節性オンコサイト過形成は，オンコサイトの結節状増生で，被膜を欠いて周

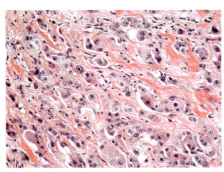

図29 オンコサイト癌の病理組織像
好酸性顆粒状の豊富な細胞質と核小体の明瞭な明るい核を有する異型オンコサイトが小島状，びまん性に増殖している。

囲唾液腺の腺房や導管を含んでいることがあり，浸潤と判断してオンコサイト癌としないよう注意を要する。また，粘表皮癌，多形腺腫，筋上皮腫など，さまざまな唾液腺腫瘍がオンコサイト化生を示し，変性によりオンコサイトに核多型を認める場合もある。本来の腫瘍の特徴的な組織構築や細胞形態，分化を捉えることが必要である。

(11) 唾液腺芽腫 (sialoblastoma)

概念

出生前後に発生する非常にまれな腫瘍で，胎児の唾液腺組織に類似した組織像を示す。良悪性の境界病変に位置づけられる。

臨床的事項

大部分は耳下腺に発生し，新生児から幼児期に下顎角部や頬部に硬い腫瘤として認められる。皮膚に潰瘍を形成することもある。通常，完全摘出により予後は良好で，転移はまれであるが，摘出後の残存や再発が約1/4の症例にみられる。肝芽腫を合併した症例の報告がある。

病理学的所見

境界明瞭な分葉状腫瘤を形成するが，浸潤性に増殖するものもある。クロマチンに富む核を有するN/C比の高い小型の基底細胞様細胞が充実性，索状胞巣を形成して増殖し，外層細胞が柵状に配列して基底細胞腺腫に類似する。小導管様構造もみられる。また，胎児期の唾液腺原器を模倣するように樹枝状あるいは出芽様の突出が認められる。核異型や増殖活性は，症例により差がある。壊死や神経周囲浸潤を伴うこともあり，予後不良の指標とされている。

（小川　郁子・高田　隆）

3 良性腫瘍

1. 多形腺腫 (pleomorphic adenoma)

概念

最も頻度の高い良性の唾液腺腫瘍であり，全唾液線腫瘍の約60％，唾液腺良性上皮性腫瘍の80％を占める。名前の通り，多彩な組織構築と細胞形態を呈し，導管構造を主体とする上皮系細胞と筋上皮系細胞の2種類の細胞が混在している腫瘍である。かつては「混合腫瘍」とも言われていた時代もある。

臨床的事項

　発症年齢は幅広いが，平均46歳であり，耳下腺に好発し女性にやや多い[5]。多くは2～5cm大であるが，まれに巨大なものも経験される。通常は緩徐な発育を示す無痛性で，可動性良好な結節性腫瘤として認められる。周囲の健常唾液腺を含めた腫瘍の完全切除が治療の基本となる。ときに再発を繰り返したり，転移をしたりすることがあり，それぞれ「再発性多形腺腫」，「転移性多形腺腫」と呼ばれる。また，放置しておくと，5～10％が悪性化する[6,7]（161頁参照）。

病理組織学的所見

　肉眼的には周囲との境界が明瞭な充実性で，結節状の腫瘤として認められ，通常，被膜を有する。八つ頭状になることもある。割面は光沢感のある乳白色のことが多い。再発性多形腺腫の場合には多結節性の皮下病変として認められる。

　組織学的には，上皮性成分と間葉様成分が互いに移行しながら混在し，非常に多彩な像を呈することが特徴である。腫瘍は通常，被膜を有するが，ときに被膜の不明瞭化や欠損を示す。上皮性成分では腫瘍細胞の管状，シート状，索状あるいは網状の配列からなる（図30）。腫瘍細胞は立方状，基底細胞様，紡錘形の形態をとり，ときに扁平上皮化生のほか，杯細胞，オンコサイトや淡明細胞もみられ，まれには脂腺細胞も混在する。また，形質細胞様細胞（plasmacytoid cell）が集簇している部分もみられる。典型的には，管状構造では立方状の導管上皮様細胞の周囲に筋上皮系細胞（腫瘍性筋上皮細胞）の増殖からなる層を認める（図31）。扁平上皮化生部では角化を伴うことが多い。紡錘形細胞は束状に錯走配列を示す。最も特徴的な間葉様成分では，粘液腫様，軟骨様，線維性あるいは硝子様を呈する。粘液腫様成分では，豊富な粘液性基質内に星状～紡錘形の腫瘍細胞（腫瘍性筋上皮系細胞）がまばらに認められる。軟骨様成分では，軟骨小腔構造とその中に入った軟骨細胞様細胞と軟骨小腔に入っていない非軟骨細胞様細胞からなり（図32），基質もII型コラーゲンやアグリカンなどの軟骨基質分子からなる。ときに骨形成や脂肪細胞もみられるが，後者で特に脂肪細胞の多いものを「脂肪腫様多形腺腫」ともいう[8,9]。概して細胞異型には乏しく，核分裂像もほとんどないが，ときに好酸性の大型異型細胞をみることがある。

　「再発性多形腺腫」は，初回手術時に被膜を損傷したり娘結節を取り残したりした場合に，再発腫瘍が5～10年後に多結節性に皮下に出現する病態をさす疾患概念で，完全切除が困難な場合がある。組織像はミクロレベルからマクロレベルの大きさの良性の多形腺腫であるが，瘢痕内に散在しており，通常，被膜は明らかではない（図33）。また，「転移性多形腺腫」とは，組織像が全く通常の良性の多形腺腫と同様にもかかわらず，唾液腺腫瘍の手術や頻繁に手で触っていたこ

となどの後に,肺や骨に転移を来した病態について用いられる疾患概念で,転移巣も全く「良性」の多形腺腫からなるが,この場合には悪性腫瘍として取り扱う。

　免疫組織科学的には,導管上皮様細胞は上皮膜抗原(epithelial membrane antigen：EMA)やサイトケラチン 7 が陽性で,筋上皮系細胞は α-平滑筋アクチン,カルポニン,S-100 タンパク,p63,サイトケラチン 14 などが陽性になる[10]。

　多形腺腫では t(3；8)(p21；q12),t(5；8)(p13；q12) などの染色体転座がみ

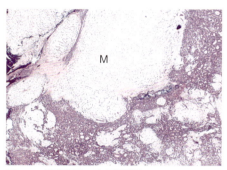

図30　多形腺腫の病理組織像
粘液腫様成分(M)と管状構造部からなる上皮性成分が入り混じっている。

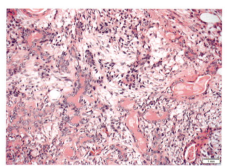

図31　多形腺腫の病理組織像
内側の導管上皮様細胞とその周囲の筋上皮細胞からなる 2 層性の管腔構造を認める。筋上皮様細胞はそこからほつれるように増殖している。導管上皮様細胞は中に好酸性の物質を有する。

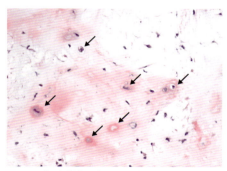

図32　多形腺腫の病理組織像
軟骨様成分には軟骨小腔に入った軟骨細胞様細胞(lacuna cell：矢印)と軟骨小腔を有さない非軟骨細胞様細胞(non-lacuna cell)を認める。この部分には健常軟骨と同様に血管は認められない。

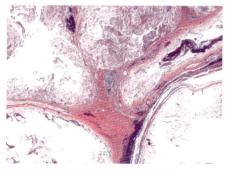

図33　再発性多形腺腫の病理組織像
被膜を有さない粘液腫様成分からなる多形腺腫が多結節性に多数認められる。

られ，そのためにPLAG1遺伝子の発現が活性化し，それが腫瘍発生に重要な役割を果たしているとされている[11]。また，間葉様成分も上皮由来であり，HUMARA法での単一クローン性の解析でも，多形腺腫の間葉様成分は上皮性成分と同じ結果であり，腫瘍自体がモノクローナルであることが証明されている[12]。

臨床病理学的特徴
- 最も頻度の高い良性唾液腺腫瘍
- 中年女性に多い
- 多彩な組織像
- 管腔構造と粘液腫様・軟骨様成分の混在
- 導管上皮系細胞と筋上皮系細胞
- 5～10％に癌が発生する
- 再発性多形腺腫
- まれに転移を起こす

2. 筋上皮腫 (myoepithelioma)

概念
全唾液腺腫瘍の1.5％で，良性大唾液腺腫瘍の2.2％，小唾液腺腫瘍の5.7％を占める腫瘍である。定義としては，構成細胞の大部分が筋上皮系細胞からなる良性腫瘍であり，目安として，腺管構造が5～10％以下のものとされている[13]。多形腺腫と同様のスペクトラムに位置する腫瘍であると考えられている。

臨床的事項
40％が耳下腺に発生し，次いで口蓋に好発する。年齢も広範であり，平均44歳である。通常，緩徐な発育を示す無痛性の腫瘤として認められ，無症候であることが多い。腫瘍の全摘出により予後は良好であり，再発率は多形腺腫より低い。

病理組織学的事項
腫瘍は基本的には被膜を有するが，時に被膜の不明瞭化が認められる。筋上皮腫は構成細胞の形態と組織構築により多彩な組織像を示す。腫瘍細胞の形態は紡錘形，形質細胞様（あるいは硝子細胞様），上皮様や明細胞がある（図34）。時にはオンコサイト細胞から成るものも含まれる。通常，紡錘形細胞は束状の増殖を示し，一見，間葉系腫瘍のようにもみえる。形質細胞様細胞はその名の通り，形質細胞に似ており，楕円形で，豊富な好酸性の硝子様細胞質と類円形の偏在核を有し，結合は緩い（図35）。上皮様細胞は，類円形～多角形の細胞で，類円形の核を有し，結合はややタイトで，充実性や索状の増殖を示す。明細胞は豊富なグリコーゲンを含む胞体からなり，通常，索状あるいは充実性に増殖する（図36）。

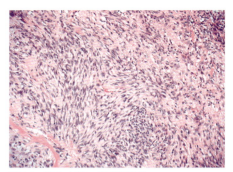

図 34　筋上皮腫の病理組織像
紡錘形の筋上皮細胞が束状に増殖している。

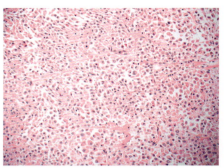

図 35　筋上皮腫の病理組織像
硝子様の細胞質と偏在核を有する形質細胞様の腫瘍細胞が緩い結合で充実性に増殖している。

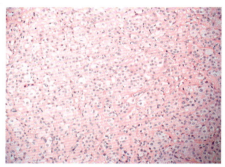

図 36　筋上皮腫の病理組織像
上皮細胞に似た類上皮型筋上皮細胞が，強固な結合で増殖している。

　組織構築では充実型が最も多く，粘液腫様，索状，偽嚢胞，網状のパターンからなる。
　免疫組織化学的には，種々の筋上皮細胞のマーカーが種々の程度に陽性になる。主だったものとして，α-平滑筋アクチン，筋特異的アクチン（HHF-35），サイトケラチン 14，p63 があるが，その他に S-100 タンパク，グリア線維酸性タンパク質（glial fibrillary acidic protein：GFAP），ビメンチンも陽性になることがある[14]。
　筋上皮腫では PLAG1 の免疫染色は弱陽性を示すことがあるが，*PLAG1* 遺伝子の転座はほとんどない[15]。
　最近，細胞質に豊富な粘液を有し，同時に筋上皮マーカーが陽性になる筋上皮腫の新しい亜型である粘液産生性筋上皮腫（mucinous myoepithelioma）が提唱されているが，まだ症例が少なく，臨床的態度や診断基準に関しても確定的ではない[16]。

臨床病理学的特徴
- 年齢層は広範で，平均44歳
- 耳下腺に好発
- ほとんど全部が筋上皮系細胞からなる腫瘍
- 紡錘形，形質細胞様，上皮様，明細胞の細胞亜型
- 充実型，粘液腫様，索状，偽囊胞，網状の形態亜型
- 平滑筋マーカーと上皮マーカーが種々の程度の陽性

3. 基底細胞腺腫 (basal cell adenoma)

概念
以前は多形腺腫以外の良性唾液腺腫瘍として，ワルチン腫瘍とともに単形腺腫に分類されていたが，1991年のWHO分類第2版で，単形腺腫の名称が削除され，新たに基底細胞腺腫として独立した疾患単位になった。全唾液腺腫瘍の約5％を占める[17]。基底細胞に類似した細胞からなる腫瘍で，2層性を示すが，多形腺腫と異なり，ほつれるような増殖パターンは示さない。

臨床的事項
好発年齢は50〜60歳台で，男女比は1：2で女性に多い。耳下腺原発が70％以上であり，緩徐な発育を示す無痛性の可動性良好な腫瘤として見つかる。通常は3cm大程度の大きさである。再発や悪性化はほとんどないが，膜型ではときに再発することがある。

病理組織学的事項
被膜に囲まれた腫瘍であり，主に基底細胞様細胞の充実性，索状あるいは胞巣状の増殖からなる（充実型，索状型）。基底細胞様細胞は細胞質に乏しく，核クロマチンは均一で，卵円形〜類円形の核を有する細胞である。核分裂像はほとんどみられない。またそれ以外に基底細胞様細胞よりもやや大型で，好酸性の細胞質をもった導管上皮系細胞が真の腺腔構造を形成しながら混在している（管状型）。また，腫瘍胞巣と間質の境には明瞭で，しばしば胞巣辺縁に核の柵状配列がみられる（図37）。また，胞巣周囲のPAS染色陽性の基底膜部分は肥厚することがあり，このような場合には膜型と呼ばれる。基底細胞様細胞は，ときに短紡錘形を呈することもある。また，囊胞形成が認められることは本腫瘍の特徴でもあり（図38），60％以上の症例でみられる[18]。また腺様囊胞癌でみられるような，アルシアンブルー陽性の物質を入れた偽囊胞形成が目立つこともあり，このような場合には篩状型とも呼ばれる[19]。

免疫組織化学的には，腫瘍細胞はサイトケラチン14，サイトケラチン5/6，

α-平滑筋アクチン，ビメンチン，p63，S-100 タンパクが種々の程度に陽性になるが，腺腔側の細胞はサイトケラチン 7 や EMA が陽性になるのに対して，基底側の腫瘍細胞がサイトケラチン 14，α-平滑筋アクチン，ビメンチンや p63 が陽性になる。また腫瘍間質には S-100 タンパク強陽性の紡錘形細胞がしばしば認められることが，本腫瘍の特徴である（図 39）[20]。また β-カテニンの核陽性所見が高率に認められることも特徴であるが[21]，これは抗体によっても陽性率が異なるので，注意が必要である。

臨床病理学的特徴

- 50〜60 歳台の女性に多い
- ほとんどが耳下腺原発
- 基底細胞様細胞と導管上皮系細胞

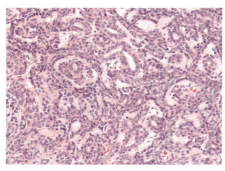

図 37　基底細胞腺腫の病理組織像
間質とは境界明瞭な基底細胞様細胞の柵状配列を認める。内側には真の腺管を認める。

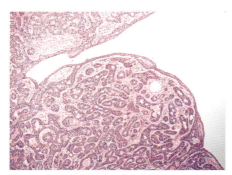

図 38　基底細胞腺腫の病理組織像
腫瘍の内部に囊胞形成を示す基底細胞腺腫を認める。

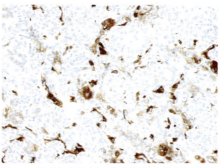

図 39　基底細胞腺腫の免疫組織化学的組織像
S-100 タンパク陽性の間質細胞（褐色のシグナル）を腫瘍胞巣の間に認めるが，これは筋上皮細胞ではない。

- 囊胞形成
- S-100タンパク陽性間質細胞
- β-カテニンの核陽性所見

4. ワルチン腫瘍 (Warthin tumor)

概念
　ワルチン腫瘍は多形腺腫に次いで頻度の高い唾液腺腫瘍（全唾液腺腫瘍の4〜11％）であるが，そのほとんどが耳下腺に発生する[22]。リンパ球間質と腺上皮から構成されていることから，以前は「腺リンパ腫」とも呼ばれていたが，リンパ球系の悪性腫瘍と混同するおそれのあることから，WHO分類ではワルチン腫瘍という名称で統一されている。

臨床的事項
　本腫瘍の発生には喫煙が関係しているとされており，喫煙者での発生頻度は約8倍高いとされている[23]。そのため，高齢者の男性に多い傾向にある。ほとんどが耳下腺下極に発生し，両側性や多発性に発生することも多い。また，ポジトロン断層法（positron emission tomography：PET）検査で陽性になることが多く，悪性腫瘍の転移との鑑別が必要である[24]。

病理組織学的事項
　境界明瞭な腫瘍で，割面では囊胞形成や泥状・クリーム状の混濁した内容物を認めることが多く，これが本腫瘍の特徴でもある。被膜を有し，境界明瞭な腫瘍であり，主に好酸性の細胞質を示す高円柱状および基底細胞様の上皮細胞とリン

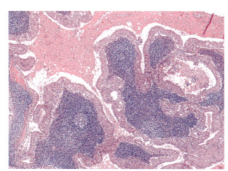

図40　ワルチン腫瘍の病理組織像
境界明瞭な腫瘍で，好酸性の上皮細胞の囊胞・乳頭状の増殖とリンパ球間質を認める。

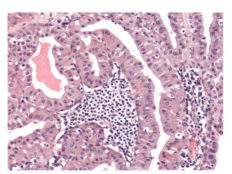

図41　ワルチン腫瘍の病理組織像
好酸性の高円柱上皮と立方状の基底細胞様細胞の増殖を認める。上皮下にはリンパ組織を認める。

パ組織からなる間質で構成された腫瘍である（図40, 41）。上皮成分は囊胞・乳頭状あるいは管状に増殖している。細胞質が好酸性なのは，ミトコンドリアが充満しているからである。リンパ組織は大小の杯中心を伴うリンパ球間質で，通常のリンパ組織と同様な組織を示す。上皮成分には異型はほとんどないが，時に杯細胞や線毛円柱上皮，扁平上皮が混在することがある。扁平上皮化生が目立つ場合には「化生性ワルチン腫瘍」という名称も用いられる。またリンパ球間質の代わりに高度な線維化や壊死・好中球浸潤を伴う場合があり，この場合には「壊死性ワルチン腫瘍」という名称も用いられる[25]。まれに化生性上皮から粘表皮癌が発生したり，リンパ球間質から悪性リンパ腫が発生するとの報告もある[26]。

近年，前者は，*MAML2* 遺伝子再構成の観点から「ワルチン腫瘍様粘表皮癌」とすべきとの報告もある。またHUMARA法での遺伝子検索の結果，ワルチン腫瘍の上皮自体がポリクローナルであり，真の腫瘍ではないとする報告もある[27]。

臨床病理学的特徴
- 高齢の男性喫煙者に多い
- ほとんどが耳下腺に発生
- PET検査で陽性になる
- 暗灰色の泥状・クリーム状の内容物
- 好酸性高円柱上皮の囊胞・乳頭状の増殖とリンパ球間質

5. オンコサイトーマ (oncocytoma)

概念
唾液腺にはオンコサイト（oncocyte）という好酸性の顆粒が細胞質内に充満する大型の上皮細胞が存在する。オンコサイトは加齢によって出現する頻度が増えるので，退行性変化との考え方があったが，この細胞自体は高い酵素活性を有することから導管上皮の再分化との考え方もある。オンコサイトーマはオンコサイトのみからなる良性腫瘍で，他の組織亜型ではないものと定義される。全唾液腺腫瘍の1〜2％とされる[28]。

臨床的事項
80％が耳下腺に発生し，通常50〜70歳台の高齢者に多い。若年症例では頭頸部領域への放射線治療の既往がある場合が多いとの報告もある[29]。通常は緩徐な発育を示す無痛性の腫瘤として認められる。

病理学的所見
肉眼的には境界明瞭な単結節性の腫瘍であり，割面は充実性で，黄褐色調である。組織学的には，オンコサイトの充実性増殖からなる腫瘍で，薄い線維性被膜

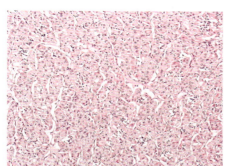

図42 オンコサイトーマの病理組織像
Light cell と dark cell の胞巣状増殖からなり，その間には狭い血管結合織が認められる。
（福井大学医学部附属病院病理診断科：今村好章先生より提供）

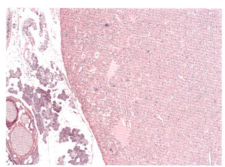

図43 結節性・腺腫様オンコサイト過形成の病理組織像
結節は境界明瞭だが，背景の唾液腺との間に被膜は認められない。

を有する。腫瘍細胞は胞巣状・索状を呈し，狭い血管結合織が胞巣間にみられる。やや淡明で明るい細胞（light cell）とやや強い好酸性を示す暗調の細胞（dark cell）からなる（図42）。細胞異型には乏しく，核分裂像もほとんどない。免疫組織化学的には，抗ミトコンドリア抗体で強陽性を示す。亜型として明細胞型オンコサイトーマがあり，淡明な細胞の充実性増殖からなり，電子顕微鏡的には細胞質内に豊富なグリコーゲンとミトコンドリアを認める[30]。

オンコサイトーマと鑑別すべき疾患として，結節性・腺腫様オンコサイト過形成（図43）とびまん性過形成性オンコサイトーシスがある。前者はオンコサイトの結節性増生からなる病変で，周囲との境界は明瞭であるが，被膜は有さない[31]。後者は唾液腺全体にオンコサイトの増生がみられる病変である。それ以外にオンコサイトが出現する他の組織型も鑑別対象となる。

臨床病理学的特徴
- 好酸性の顆粒が細胞質に充満した大型多角形のオンコサイトの充実性増殖
- 耳下腺原発
- 高齢者
- 抗ミトコンドリア抗体で強陽性
- 被膜を有する

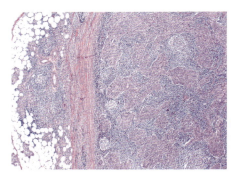

図44　リンパ腺腫（非脂腺型）の病理組織像
豊富なリンパ球間質の中に異型に乏しい上皮細胞が不整なシート状に増殖している。周囲唾液腺との間には線維性被膜を有する。

6. その他のまれな良性腫瘍

(1) リンパ腺腫（脂腺型，非脂腺型）(lymphadenoma [sebaceous/non-sebaceous])

リンパ腺腫は，豊富なリンパ球間質を伴った島状の上皮の増殖からなる良性腫瘍で，全唾液腺腫瘍の 0.9％ であり，50〜60 歳台の耳下腺に好発する[32,33]。上皮細胞は基底細胞様細胞，立方状細胞，円柱状細胞，扁平細胞であり，それらが充実性，索状，管腔状，囊胞状の組織構築をとる（図44）。脂腺型では島状の上皮胞巣の中に脂腺細胞様細胞が混在する。いずれの型でも細胞異型は乏しく，核分裂像もほとんどみられない。また，リンパ上皮癌とは異なり，EBER *in situ* hybridization は陰性で，Epstein-Barr (EB) virus の関与はない[34]。

(2) 囊胞腺腫 (cystadenoma)

腺管の囊胞状の増殖からなる良性腫瘍で，非常にまれである。50歳以上の女性に好発するとされており，耳下腺あるいは上口唇や頬粘膜などが好発部位である。以前には乳頭状囊胞腺腫と粘液性囊胞腺腫に分類されていた[33,35]。単〜多房性の囊胞状腫瘍で，大小不同の囊胞の増殖からなる。上皮細胞は円柱状〜立方状で，基底側に小型の基底細胞様細胞がみられることが多い（図45）。上皮の囊胞・乳頭状の増殖を示す症例が乳頭状囊胞腺腫に，上皮に杯細胞が目立つ症例が粘液性囊胞腺腫に相当する。異型には乏しく，核分裂像もほとんどみられない。通常，悪性カウンターパートである囊胞腺癌では上皮の2層性に欠ける[36]。

(3) 乳頭状唾液腺腺腫 (sialadenoma papilliferum)

主に口蓋や頬粘膜などの小唾液腺に好発する非常にまれな良性腫瘍で，中高年の男性にやや多いとされている[37]。病変は通常 1.5 cm 以下である。組織学的には，粘膜上皮と唾液腺導管上皮が外向性に増殖した腫瘍で，疣贅状・乳頭状に増殖する扁平上皮の下に，導管類似の立方上皮と基底細胞様細胞の2層性の小囊胞

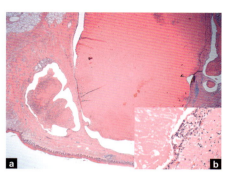

図 45　嚢胞腺腫の病理組織像
粘膜上皮下に多嚢胞性に増殖する嚢胞腺腫を認める（a）。上皮は立方上皮と小型の基底細胞様細胞からなる（b）。

状・乳頭状の増殖からなる。細胞異型は乏しい。被膜は通常みられないが，悪性腫瘍とは見間違ってはならない。

(4) 内反性導管乳頭腫 (inverted ductal papilloma)

非常にまれな腫瘍であり，20〜70歳台に発生し，やや男性に多いとされている。通常，下口唇に多く，頬粘膜や下顎口腔前庭部が好発部位である[37]。1.5 cm以下であることが多い。粘膜表層の排泄管様開口部から連続して，内反性・乳頭状に円柱上皮あるいは扁平上皮が増殖する。上皮細胞には異型は乏しい。

(5) 導管内乳頭腫 (intraductal papilloma)

非常にまれな腫瘍であり，60〜70歳台に多く，性差はなく，口唇や頬粘膜に好発するとされているが，耳下腺にも発生するとの報告がある[38]。導管内乳頭腫はその名の通り，被膜で覆われた単房性の嚢胞性病変内に，小葉間導管や排泄管の導管上皮細胞が血管結合織の軸を伴って，嚢胞内に乳頭状に増殖する病変である。異型には乏しく，核分裂像もほとんどみられないが，極めてまれに悪性型もある。

(6) 脂腺腺腫 (sebaceous adenoma)

非常にまれな腫瘍で，全唾液腺腫瘍の0.1%，唾液腺良性上皮性腫瘍の0.5%であり，耳下腺のほか，口蓋や顎下腺にも発生する[39]。50〜60歳台に多く，やや男性に多い。被膜に囲まれた境界明瞭な腫瘍であり，泡沫状〜多空胞状の脂腺細胞様細胞が大小不同の胞巣を形成して増殖している。胞巣の辺縁には基底細胞様細胞が認められ，胞巣中心部には小嚢胞状の拡張した腺管様構造もみられる。細胞異型には乏しい。リンパ球間質はみられない。

(7) 細管状腺腫 (canalicular adenoma)

全唾液腺腫瘍の2%以下，良性唾液腺上皮性腫瘍の4%以下とされており，わが国ではまれな腫瘍であるが，欧米では小唾液腺腫瘍としては3番目に多い。上口

唇に好発する点が特徴的である[40]。中年女性にやや多い。被膜に囲まれた境界明瞭な腫瘍で，卵円形で均一なクロマチンを有する円柱状～立方状上皮が単層性に細管状，念珠状，ビーズ状に増殖する。間質が浮腫性・粘液腫様であることも特徴である。核密度はやや高いが，核分裂像はまれである。免疫組織化学的にはパンケラチンやS-100タンパクがびまん性に陽性で，ビメンチンも陽性になることがある[41]。

（草深　公秀）

4 腫瘍様病変

1. 硬化性多嚢胞性腺症 (sclerosing polycystic adenosis)

概念

　乳腺症の組織像に類似し，上皮の種々の変化を伴う結節性の硬化性病変である[4]。膠原線維に富む硝子様の線維化とともに，上皮の種々の変化と嚢胞状変化，炎症性変化がみられることが特徴である。当初は炎症性病変と考えられていたが，現在では腫瘍性病変との説がより有力である。

臨床的事項

　主に耳下腺に発生するが，顎下腺や小唾液腺等でも少数報告がある[42]。7～84歳まで幅広い年齢層に認められ，まれに家族内発生が報告されている[43]。無症状の徐々に増大する結節として認識される。再発が10％程度まで報告されているが，転移の報告はない。

病理学的所見

　肉眼的には，被膜はないが境界明瞭で，1～12 cm大（平均3 cm）の白色弾性硬の結節として認められる[42]。組織学的には，高度の硝子様線維化を伴う結節内に大小の嚢胞状構造が認められる（図46）。導管や腺房の過形成がみられ，小葉構造は不明瞭となることがある。全体に張りのない篩状構造がみられる。上皮のアポクリン化生をしばしば伴い，粘液細胞や扁平上皮，脂腺細胞への分化，淡明細胞化がみられることがあり，泡沫状変性を伴うことも多い（図47）。好酸性球状物質を上皮が取り囲む像がみられることもある。泡沫細胞の集簇巣がみられることがあり，変性消失した導管部をみているものと推測されている。炎症細胞浸潤が種々の程度で認められる。上皮に異型を伴うことがあり，ごくまれに悪性化

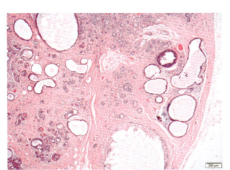

図46 硬化性腺症の病理組織像
硬化性の線維性間質を伴う境界明瞭な結節がみられ，大小種々の囊胞性変化を伴う。

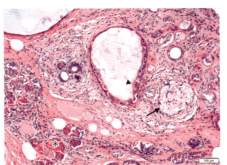

図47 硬化性腺症の病理組織像
上皮のアポクリン化生（▲）や泡沫状変性（→），好酸性顆粒を有する上皮（＊）など，種々の変化が認められる。

症例が報告されている[44]。

臨床病理学的特徴
- 幅広い年齢層
- 大小の囊胞状変化と炎症性変化を伴う硬化性の結節
- 導管，腺房成分を含み，上皮の増殖像と変性像が混在
- 乳腺症の組織像に類似し，アポクリン化生など種々の上皮化生を伴う
- 良性病変だが，ごくまれに悪性化の報告あり

2. 結節性オンコサイト過形成 [(multifocal) nodular oncocytic hyperplasia]

概念
　オンコサイト（膨大細胞）は，好酸性顆粒状の細胞質を有する腫大した細胞で，部分的には種々の唾液腺疾患で認められる。オンコサイトが主体の唾液腺疾患には，びまん性オンコサイトーシス，結節性オンコサイト過形成，ワルチン腫瘍，オンコサイトーマ，オンコサイト癌がある（171頁参照）[45]。いずれも主に耳下腺に発生するが，結節性オンコサイト過形成はその中でもまれな良性過形成性病変である[46,47]。

臨床的事項
　まれな病変で，多くは女性に認められ[45]，50歳台に多い（発症年齢は40〜80歳）。3週間〜20年にわたる片側あるいは両側の耳下部の腫脹，あるいは圧痛により認識されることが多い。

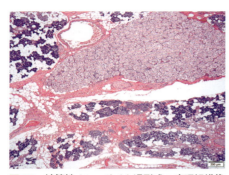 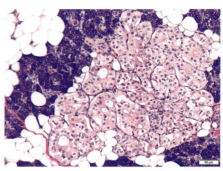

図 48　結節性オンコサイト過形成の病理組織像
唾液腺実質内に被膜のないオンコサイトの小結節が認められる。

図 49　結節性オンコサイト過形成の病理組織像
豊富な好酸性細胞質を有する上皮（オンコサイト）よりなる微小結節が，小葉内に認められる。

病理学的所見

被膜のない 0.1〜2.5 cm 大の複数の褐色小結節が唾液腺内に認められる（図 48）。結節は豊富な好酸性顆粒状細胞質を有するオンコサイトの密な増生よりなり（図 49），索状，腺房状あるいは管状に認められる。健常唾液腺と連続し，しばしば導管上皮のオンコサイト化生を伴う。まれに淡明な細胞からなる病変も報告されている[48]。オンコサイトにはミトコンドリアが豊富にみられ，淡明な細胞が認められる場合にはグリコーゲンに富む。多形腺腫や粘表皮癌などの他の腫瘍でもオンコサイトが多く認められることがあるので，鑑別が必要となることがある。オンコサイトーマは基本的に単結節であるが，結節外に結節性オンコサイト過形成を伴うこともある。

臨床病理学的特徴

- 50 歳台女性に多い
- 被膜のないオンコサイトよりなる小結節が多発
- 淡明細胞からなる場合もまれにあり

3. 腺腫様過形成 (adenomatoid hyperplasia)

概念

小唾液腺に発生し，腺房組織の結節性肥大増生を示すまれな病変である[49]。

臨床的事項

口腔内，特に口蓋の小唾液腺に発生し，若年から高齢までみられるが，30〜50 歳台に多い[50]。舌下腺での報告がまれにあるが，耳下腺や顎下腺での報告は

ない。症状は特になく，長期にわたり病変を有していることが多い

病理学的所見
　1 cm 前後の弾性軟な結節を形成する。正常腺組織に類似した，粘液腺組織の分葉状過形成を示す[50-52]。粘液が間質に漏出する像や導管の拡張像がときに認められるが，炎症性変化は通常乏しい。

臨床病理学的特徴
- 30～50 歳台に多い
- 口腔の小唾液腺に発生
- 被膜を欠いた粘液腺組織の過形成性結節

4. 壊死性唾液腺化生 (necrotizing sialometaplasia)

概念
　良性の炎症性反応性病変であるが，扁平上皮化生と上皮の反応性増殖を伴い，組織学的に腫瘍との鑑別が重要となる[53]。

臨床的事項
　幅広い年齢層に認められるが，40～50 歳台に多く発生する。男/女比はほぼ 2/1 で男性に多い[54]。主に口腔の小唾液腺に発生し，口蓋発生が 3/4 を占める。大唾液腺例は 10％未満で，まれに，鼻腔や上顎洞，喉頭腺などにも発生する。痛みのない潰瘍あるいは結節性病変としてみられることが多いが，痛みやしびれを訴えることもある。発生要因として，外傷や虚血が推測されている。数日～数週間の経過で病変の進展をみるが，数ヵ月経過してから来院するものも報告されている。治癒までに数週間～数ヵ月を要し，通常，再発はみられない。

病理学的所見
　典型的には，初期には結節状の腫脹がみられ，次に深い陥凹あるいは潰瘍形成が出現する[55]。1 cm 以下のものから 5 cm 大までに達するものがみられる。組織学的に，小葉構造は維持されるが，部分的に小葉の壊死と周囲導管上皮の扁平上皮化生が認められることが特徴である（図 50）。扁平上皮は異型に乏しいが，ときにクロマチンや核/細胞質比の増加，核分裂像などを伴い，腫瘍との鑑別が問題となることがある[54]。壊死周囲にはしばしば粘液の貯留を伴い，肉芽組織の形成や，好中球やリンパ球，組織球などの浸潤が認められる。壊死性変化は早期に強く，上皮の化生や線維化は後期に目立つ傾向がある。耳下腺などの漿液腺では，壊死性変化よりは腺房の萎縮や線維化がより目立つ傾向にある。

臨床病理学的特徴
- 40～50 歳台，男性に多い

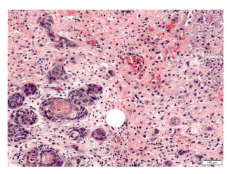

図50 壊死性唾液腺化生の病理組織像
壊死（右側）周囲に扁平上皮化生（左側）を伴った上皮の増生がみられ，一部角化を伴う。

- 上皮の化生を伴う良性の反応性病変
- 口腔，特に口蓋
- 無痛，有痛の潰瘍性病変で，数週間までの経過で進展
- 壊死部以外の小葉構造は保たれる
- 壊死と扁平上皮化生，種々の炎症細胞浸潤をみる
- 化生上皮に異型を伴うと扁平上皮癌や粘表皮癌との区別が問題となる

5. 介在部導管過形成性/病変 (intercalated duct hyperplasia/lesion)

概念

Di palma ら[56]や Chetty ら[57]によって提唱された概念で，Yu ら[58]らは腺腫様導管増殖症（adenomatous ductal proliferation）として13例を報告した。数個の小葉に限局した病変で，一部に腺房組織を混じた導管成分の密な増殖よりなる。通常は過形成性病変と考えられるが，一部，被膜を有する大きな結節状病変は腺腫としてとらえられることもある[59]。基底細胞腺腫や上皮筋上皮癌などの前駆病変としての可能性が示唆されている。

臨床的事項

女性にやや多く，13〜88歳（平均52歳）に認められる。80％が耳下腺に認められ，15％が顎下腺，5％が口腔内に認める。約60％に唾液腺腫瘍との合併が報告されている。

病理学的所見（図51，52）

被膜のない1〜4 mm大の微小な病変であり，通常，顕微鏡的に発見される。1個の小葉あるいは数個の小葉にまたがる。1層性の導管上皮の増生，あるいは筋上皮との2層性の増殖がみられる。筋上皮の増生が目立つ場合は，上皮筋上皮腫様にみえる場合がある。内腔側の細胞質にはPAS染色陽性顆粒がしばしば認め

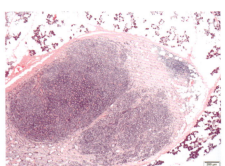
図51 介在部導管過形成性/病変の病理組織像
唾液腺内に，限局性だが境界不鮮明な微小結節が認められる。

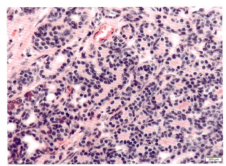
図52 介在部導管過形成性/病変の病理組織像
結節は小腺管の密な増生よりなり，細胞質に顆粒を有する腺房細胞が一部混在する。導管上皮は筋上皮との2層性を有するが，HE染色では2層性が認められる部分と不明瞭な部分がみられる。上皮の核はほぼ均質で，異型性や核分裂像は乏しい。

られる。管状構造を主とする基底細胞腺腫との移行例や，まれには上皮筋上皮癌との移行例が報告されており，互いの関連性が示唆されている[56,59,60]。免疫染色で，S-100タンパクが陽性となること以外は，正常の介在部導管と同様の染色態度を示す。

臨床病理学的特徴
- 13～88歳に認められ，女性にやや多い
- 1個～数個の小葉にまたがる微小な良性病変
- 導管上皮の増殖が主だが，筋上皮も混在
- 他の唾液腺腫瘍を合併することが多い

6. 囊胞性病変（非腫瘍性）

(1) 粘液囊胞 (mucous cyst)
概念
　唾液腺の良性囊胞性疾患で最もよくみられる病変であり，粘液瘤（mucocele）とも呼ばれる[61,62]。導管の閉塞や外傷により，導管の拡張を伴い，導管内の粘液の貯留や間質への流出をみるものである。壁に上皮を伴わないものを粘液溢出現象（mucous extravasation phenomenon），上皮に囲まれた真の囊胞を粘液貯留囊胞（mucous retention cyst）とも呼ぶ。

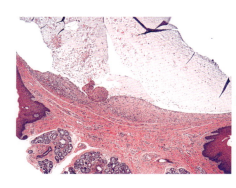

図53 粘液嚢胞の病理組織像
粘膜上皮下に境界明瞭な嚢胞性病変が認められる。壁は主に肉芽組織よりなるが，一部に扁平上皮化生を伴った上皮成分が認められる。嚢胞内は粘液が貯留し，組織球や好中球などの浸潤を伴う。嚢胞直下には小唾液腺が認められる。

臨床的事項

ほとんどが小唾液腺にみられる。いずれの年齢層にも認められるが，粘液逸脱現象は若年者に多く，粘液貯留嚢胞は高齢者に多い。下口唇が最も多く，そのほか頬粘膜，口腔底，口蓋，舌，臼後部，口蓋扁桃部，上口唇等に認められる。数日～数週間にわたる無痛性の腫脹として認められることが最も多い。口腔底（舌下部）や顎下部にみられる特に大きな嚢胞はがま腫（ranula）と呼ばれる。

病理学的所見

表面に近い部分では，数mm～数cm大の表面平滑な水疱様病変としてみられ，深部にある場合は健常粘膜で被われた隆起性病変として認められる。嚢胞の上皮は異型に乏しい。好中球や形質細胞の浸潤をみることがある（図53）。上皮の内張りがみられない粘液瘤の場合は，嚢胞状の粘液の貯留がみられ，炎症性肉芽組織で囲まれる。嚢胞内や壁には通常泡沫細胞の集簇がみられ，そのほか好中球，リンパ球などの炎症細胞が種々の程度で認められる。隣接して小唾液腺がみられ，導管の拡張を伴うことが多い。

臨床病理学的特徴

- 粘液逸脱は若年者，貯留は高齢者に多い
- 最も頻度の高い良性唾液腺嚢胞性病変
- 小唾液腺，特に口唇に多い
- 上皮成分を伴わないことが多い

（2）リンパ上皮性嚢胞 (lymphoepithelial cyst)

概念

周囲に豊富なリンパ組織を伴う良性の嚢胞性病変で，由来は明確ではない[63,64]。当初は鰓弓組織の遺残の可能性が考えられていたが，近年ではリンパ節内に取り込まれた唾液腺上皮の嚢胞状拡張や，嚢胞性変化に対するリンパ球の反

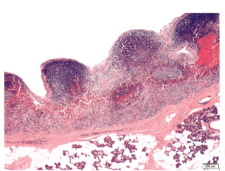

図 54　リンパ上皮性囊胞の病理組織像
唾液腺と線維組織で境界された囊胞性病変が認められる。壁にはリンパ濾胞を伴う密なリンパ組織が認められる。囊胞内腔面は上皮で囲まれており，上皮内へのリンパ球浸潤も伴う。

応性変化がより考えられている[65]。HIV 感染を伴わない。

臨床的事項
　小児から高齢者にみられるが，40 歳台に多く，男性にやや多い。通常片側性だが，両側性にみられることもある。無痛性の耳下腺の腫脹として認められることがほとんどであるが，感染が加わると痛みを伴うことがある。まれに顎下腺や口腔内にも認められる[64,66]。

病理学的所見
　通常単房性で 0.5〜6 cm 大の囊胞を形成する。囊胞内壁には，異型に乏しい扁平上皮や円柱上皮などがみられ，杯細胞の混在や脂腺上皮化生，オンコサイト化生などを示すことがある。囊胞壁には豊富なリンパ組織がみられ，上皮内にもリンパ球浸潤が認められる（図 54）。病変外の唾液腺にはシェーグレン症候群でみられるような炎症やリンパ上皮巣はみられない。リンパ球は成熟しており，異型は乏しく，モノクローナルな増殖はみられない。周囲の耳下腺組織との境界は明瞭で線維組織が介在する。

臨床病理学的特徴
- 幅広い年齢層にみられるが，40 歳台男性に多い
- 耳下腺に多い
- リンパ組織に囲まれた境界明瞭な良性囊胞性病変
- 上皮は円柱上皮や扁平上皮，種々の化生上皮が混在

(3) HIV 関連唾液腺疾患（human immunodeficiency virus salivary gland disease）

概念
　HIV 感染患者に発生する，リンパ上皮性囊胞に類似した病変である[67]。

臨床的事項
　HIV 感染者の約 5% に発生するといわれており，HIV 感染発見の契機となるこ

ともある[68]。主に20～60歳台の男性にみられ、口腔内乾燥やドライアイ、関節炎を合併することがある。シェーグレン症候群にみられるような自己抗体は通常みられない。耳下腺にみられるが、まれに顎下腺での報告もある。両側性のことが多い。

病理学的所見

リンパ上皮性嚢胞に類似するが、通常、多房性で、嚢胞外にはリンパ濾胞の肥大や萎縮、多核巨細胞の出現などが認められる[69]。上皮内にリンパ球浸潤がみられ、上皮の扁平上皮化生を伴う。リンパ組織には、組織球や好中球、形質細胞などの浸潤がみられ、モノクローナルなリンパ球の増殖はみられない。リンパ上皮性嚢胞やシェーグレン症候群、低悪性度のB細胞性リンパ腫などとの鑑別が必要となる。

臨床病理学的特徴

- 主に20～60歳台男性
- 組織像はリンパ上皮性嚢胞に類似
- 両側耳下腺に多い
- 通常多房性

(4) 唾液腺導管嚢胞 (salivary duct cyst)

概念

後天的に導管が嚢胞状に拡張した病変で、種々の原因による導管の閉塞により発生すると考えられている[70]。通常、粘液の貯留を伴わない。

臨床的事項

85%が耳下腺に、10%が顎下腺に、他は小唾液腺等に認められる。広い年齢層に発生するが、30歳以降に多く、片側性の無痛性腫瘤として認識されることが多い。

病理学的所見

1～3cm大で単房性が多いが、多房性のこともある。内容は漿液性のことが多く、透明～褐色調である。円柱上皮あるいは扁平上皮が嚢胞内壁にみられ、杯細胞やオンコサイト化生もみられることがある[71]。嚢胞壁は膠原線維に富む線維組織よりなり、周囲の唾液腺実質と線維組織で境界される。軽度の慢性炎症性変化や肉芽腫性反応をみることがある。

臨床病理学的特徴

- 30歳以降に多い
- 主に耳下腺に発生する後天性嚢胞性病変
- 粘液の貯留を伴わない

(5) 多嚢胞性疾患 (polycystic disease)
概念
　腎臓や肝臓などでみられる多嚢胞性疾患と類似した，非常にまれな多嚢胞性疾患である[72]。唾液腺導管の発育異常によって生ずる。
臨床的事項
　耳下腺に発症するが，ごくまれに顎下腺報告例もある[73]。女性にみられ，若年者に多い。通常，両側性にみられるが，片側性のこともある。無痛性の唾液腺腫大がみられ，唾液の分泌異常を伴う。常染色体優性遺伝が示唆されているが，他臓器の多嚢胞性疾患との関連性は認められてない。
病理学的所見
　肉眼的に唾液腺は腫大し，スポンジ様の割面を示す。組織学的に，唾液腺内にびまん性に大小の嚢胞が認められ，蜂窩状にみえる。主に介在部導管が拡張し，腺房や線条導管，小葉間導管は変化に乏しい。嚢胞を形成する上皮は立方～円柱状で，アポクリン様分泌像や空胞状の細胞質が混在する。ときに上皮に異型をみることがある。
臨床病理学的特徴
- まれな先天性多嚢胞性疾患
- 若年女性に発症し，ほとんどが耳下腺
- 遺伝性疾患が示唆されているが，他臓器の多嚢胞性疾患との関連性はない

〈湊　　宏〉

Topics

唾液腺腫瘍における遺伝子異常

近年、唾液腺腫瘍でも遺伝子再構成や遺伝子変異が解明されてきており、唾液腺腫瘍の遺伝子診断、分子標的治療の標的分子の同定および発癌機序の解明などで注目されている。特に融合遺伝子の同定は診断のみならず、予後とも関わってくる場合がある。

(1) 多形腺腫

多形腺腫では、8q12 に位置する *PLAG1* 遺伝子と 12q13-15 に位置する *HMGA2* 遺伝子の 2 種類の責任遺伝子が知られているが、パートナー遺伝子としてそれぞれ 5 種類 (*CNNTB1, TCEA1, CHCHD7, FGFR1, LIFR*) と 3 種類 (*NFIB, WIF1, FHIT*) が同定されている[74]。同じ筋上皮系細胞が主体である筋上皮腫では、*PLAG1* 遺伝子再構成はほとんど認めないので、鑑別に有用であるとの報告もある[75]。また、抗 PLAG1 抗体での検索では、組織型や融合遺伝子の組み合わせに関わらず、多形腺腫のほとんどの症例で陽性を示すとの報告もある。

多形腺腫では軟骨様組織がしばしば認められるが、そのような症例では BMP-2 や BMP-6 の過剰発現があり[76]、それによって、軟骨特異的基質分子である type II コラーゲン、アグリカンおよびコンドロモデュリン-I が異所性に発現している[77]。

(2) 粘表皮癌

唾液腺悪性腫瘍の融合遺伝子解析で、最初に報告されたのが、粘表皮癌における *CRCT1* である[78]。わが国では *CRCT1-MAML2* 融合遺伝子は粘表皮癌の 38%[79]、海外では 55～81% で検出されている。この融合遺伝子陽性症例は有意に臨床病期・組織学的悪性度が低く、予後良好であるとされている。ただし、陽性群でも *CDK2 (p16)* 遺伝子の欠失を伴う症例は予後不良であるとの報告もある。一方、*CRCT3-MAML2* 融合遺伝子が認められる粘表皮癌も僅かにあり、やや若年者に多いとされている[80]。

一方、*MAML2* 遺伝子再構成陰性群のうち、高悪性度粘表皮癌症例で、*EWSR1-POU5F1* 融合遺伝子が同定されている[81]。*EWSR1-POU5F1* 融合遺伝子陽性症例は、通常の粘表皮癌よりも未分化な腫瘍細胞が多いとの報告もある。また、*EWSR1-POU5F1* 融合遺伝子は、組織像の全く異なる皮膚汗腺腫や軟組織の筋上皮腫にも認められる。

(3) 腺様嚢胞癌

t(6;9)(q22-23;p23-24) を示す腺様嚢胞癌では、*MYB-NFIB* 融合遺伝子が証明された。*MYB* 遺伝子はそれ自体が発癌遺伝子である。腺様嚢胞癌の 80～90% で、*MYB-NFIB* 融合遺伝子が認められ、そのため、MYB タンパクが過剰発現しており、免疫組織化学的に特異性があるとの報告もある[82]。また、最近では、頻度は少ないが、*MYBL1* 遺伝子の再構成も報告されている。

6q 欠失単独症例の報告もあり、腺様嚢胞癌の 50～75% にみられるとされている。また 1p 欠失を示す症例も 44% に認められ、1p 欠失陽性症例は有意に予後不良との報告もある[83]。

p53 遺伝子異常は、再発例・遠隔転移例に多く、また原発巣よりも再発巣に多く変異が認められたことから、*p53* 遺伝子異常は腺様嚢胞癌の再発に重要な因子である。

p27 遺伝子は染色体 12 番に位置し、*CDKN1B* 遺伝子にコードされる癌抑制遺伝子であり、p27 タンパクは CDK 抑制因子の一つである。腺様嚢胞癌の 83% に p27 タンパクの発現低下を認め、その低下が転移や生存率の低下に相関するとの報告がある[84]。

(4) 乳腺相似分泌癌 (MASC)

唾液腺腫瘍の病理診断で、おそらく最もショッキングだったのが、この乳腺相似分泌

癌であろう。それまでは腺房細胞癌のある種の亜型のほとんどに，*ETV6-NTRK3* 融合遺伝子が証明されたことで，それらの症例は乳腺相似分泌癌に再分類されたからである（詳細は 147 頁参照）。唾液腺の「腺房細胞癌」でも乳腺分泌癌と同様の組織像を示す症例があり，遺伝子検索の結果，乳腺分泌癌と同じ t(12；15)(p13；q25) の染色体転座があり，その結果，*ETV6-NTRK3* 融合遺伝子が検出された[4]。また，最近では，*ETV6-X* というパートナー遺伝子が不明の症例もあり，その様な症例では間質の線維化や神経周囲浸潤が目立つとの報告もある[85]。なお，*ETV6-NTRK3* 融合遺伝子は急性骨髄性白血病や先天性間葉腎芽腫，乳幼児型線維肉腫でもみられる。

(5) 硝子化明細胞癌

硝子化明細胞癌では，t(12；22)(q13；q12) の染色体転座があり，その結果，*EWSR1-ATF1* 融合遺伝子が生じていることが報告されている[86]。本融合遺伝子では明細胞性歯原性癌でも高頻度に生じ，両者の組織像も類似しているが，一方で，他の明細胞性腫瘍ではこの融合遺伝子は証明されないので，これらの腫瘍の診断には有用である。

(6) 多型腺癌

多型腺癌は，以前は多型低悪性度腺癌（polymorphous low-grade adenocarcinoma：PLGA）と小唾液腺原発篩状腺癌（cribriform adenocarcinoma of minor salivary glands：CAMSG）と区別・呼称されていたが，両者には共通する所見が多いことから，最近，まとめられた疾患概念である（詳細は 152 頁参照）。元々，CAMSG では *ARIDIA-PRKD1* と *DDX3X-PRKD1* の各融合遺伝子が検出された[87]。また，*PRKD2* や *PRKD3* 遺伝子の再構成も含めると，これらいずれかの融合遺伝子は 76％ に認められるとの報告がある。また PLGA でも *PRKD1* 遺伝子の点突然変異が証明された。わが国では多型腺癌の症例は，人種差のためか発生頻度が少なく，日本人での症例集積による遺伝子解析および欧米人との結果の比較が必要である。

(7) 唾液腺導管癌

唾液腺導管癌では，*Her2* 遺伝子の高発現を 30〜40％ で認めるが，そのほとんどは FISH 法などで調べてみると，*Her2* 遺伝子増幅のある症例である[88]。また，唾液腺導管癌では，組織像が類似する乳腺の浸潤性導管癌とは異なり，エストロゲン受容体やプロゲステロン受容体はほとんど発現せず，アンドロゲン受容体（AR）が強発現する。その際，AR のパイオニア因子である FOXA1 も共発現することが最近証明され，この FOXA1 の発現消失が，唾液腺導管癌におけるアンドロゲン遮断療法の不感応性に関与しているとされている[89]。また，最近提唱されたラブドイド様唾液腺導管癌では E-カドヘリンの発現消失や減弱があり，これが乳腺の多形型小葉癌と同様に緩い結合や特異的な細胞像の形成に関与していると報告されている[90]。

(8) 多形腺腫由来癌

多形腺腫由来癌では 17p の欠失が悪性化と関与していることが示唆されている。17p13 には *p53* 遺伝子があるが，*p53* 遺伝子産物の発現は，多形腺腫由来癌の多形腺腫成分よりも癌種成分で高頻度に発現しており，*p53* 遺伝子の異常が悪性化に関与している。また，癌種成分では *MDM2* などの遺伝子増幅，*HMGA2-WIF1* 融合遺伝子の存在，*PLAG1* と *c-MYC* の遺伝子増幅も報告されている[91]。また，*Her2* 遺伝子増幅および Her2 タンパクの強発現も悪性化に重要であり[92]，その場合には発生する癌種成分は唾液腺導管癌が主体である。

（草深　公秀）

文献

1) El-Naggar AK, Grandis JR, Slootweg PJ, et al (Eds). World Health Organization Classification of Head and Neck Tumors. Pathology and Genetics. Lyon, France, IARC Press, 2015.
2) 日本頭頸部癌学会（編）：頭頸部癌診療ガイドライン　2013年版，金原出版，2013.
3) 森永正二郎，高田　隆，長尾俊孝（編）：腫瘍病理鑑別診断アトラス　頭頸部腫瘍Ⅰ．文光堂，2015.
4) Skálová A, Vanecek T, Sima R, et al. Mammary analogue secretory carcinoma of salivary glands, containing the ETV6-NTRK3 fusion gene：a hitherto undescribed salivary gland tumor entity. Am J Surg Pathol 2010；34：599-608.
5) 樋口佳代子：多形腺腫．森永正二郎，高田　隆，長尾俊孝（編），腫瘍病理鑑別診断アトラス頭頸部腫瘍Ⅰ，文光堂，pp119-127，2015.
6) Bonet-Loscertales M, Armengot-Carceller M, Gaona-Morale J, et al. Multicentric recurrent parotid pleomorphic adenoma in a child. Med Oral Patol Oral Cir Bucal 2010；15：e743-745.
7) Chan JKC, Cheuk W：Tumors if the salivary glands. In：Diagnostic Histopathology of Tumors 4h Ed, Fletcher CDM (ed), Elsevier Saunders, Philadelphia, pp285-287, 2013.
8) Kusafuka K, Hiraki Y, Shukunami C. et al. Cartilage-specific matrix protein chondromodulin-I is associated with chondroid formation in salivary pleomorphic adenomas：immunohistochemical analysis. Am J Pathol 2001；158：1465-1472.
9) Musayey J, Onal B, Hasanov A, et al. Lipomatous pleomorphic adenoma in the hard palate：Report of a rare case with cyto-histo correlation and review. J Cytol 2014；31：36-39.
10) Savera AT, Gown AM, Zarbo RJ. Immunolocalization of three novel smooth muscle-specific proteins in salivary gland pleomorphic adenoma：assessment of the morphogenetic role of myoepithelium. Mod Pathol 1997；10：1093-1100.
11) Voz ML, Aström AK, Kas K, et al. The recurrent translocation t(5；8)(p13；q12) in pleomorphic adenomas results in upregulation of PLAG1 gene expression under control of the LIFR promoter. Oncogene 1998；16：1409-1416.
12) Lee PS, Sabbath-Solitare M, Redondo TC, et al. Molecular evidence that the stromal and epithelial cells in pleomorphic adenomas of salivary gland arise from the same origin：clonal analysis using human androgen receptor gene (HUMARA) assay. Hum Pathol 2000；31：498-503.
13) Cardesa A, Alos L. Myoepithelioma. In：Barnes L, Eveson JW, Reichart P, et al (eds) World Health Organization Classification of Tumours；Pathology and Genetics of Head and Neck Tumours. IARC Press, Lyon, pp259-260, 2003.
14) Furuse C, Sousa SO, Nunes FD, et al. Myoepithelial cell markers in salivary gland neoplasms. Int J Surg Pathol 2005；13：57-65.
15) Rotellini M1, Palomba A, Baroni G, et al. Diagnostic utility of PLAG1 immunohistochemical determination in salivary gland tumors. Appl Immunohistochem Mol Morphol 2014；22：390-394.
16) Gnepp DR. Mucinous myoepithelioma, a recently described new myoepithelioma variant. Head Neck Pathol 2013；7：S85-S89.
17) 山科光庄：基底細胞腺腫．森永正二郎，高田隆，長尾俊孝（編），腫瘍病理鑑別診断アトラス頭頸部腫瘍Ⅰ，文光堂，pp132-136，2015.
18) 長尾孝一：唾液腺腫瘍の鑑別診断 (3)．病理と臨床 1987；5：197-203.
19) Tian Z, Hu Y, Wang L, et al. An unusuall cribriform variant of salivary basal cell tumours：a clinicopathological study of 22 cases. Histopathology 2012；61：921-929.
20) Dardick I, Daley TD, van Nostrand AW. Basal cell adenoma with myoepithelial cell-derived "stroma"：a new major salivary gland tumor entity. Head Neck Surg 1986；8：257-267.
21) Kawahara A, Harada H. Abe H, et al. Nuclear β-catenin expression in basal cell adenomas of salivary gland. J Oral Pathol Med 2011；40：460-466.
22) 島尾義也：ワルチン腫瘍．森永正二郎，高田　隆，長尾俊孝（編），腫瘍病理鑑別診断アトラス頭頸部腫瘍Ⅰ，文光堂，pp137-142，2015.
23) Kotwall CA. Smoking as an etiologic factor in the development of Warthin's tumor of the parotid gland. Am J Surg 1992；164：646-647.

24) Horiuchi M, Yasuda S, Shohtsu A, et al. Four cases of Warthin's tumor of the parotid gland detected with FDG PET. Ann Nucl Med 1998；12：47-50.
25) Weiss LM, Brodsky GL. Adenolymphoma with massive necrosis and squamous metaplasia. Acta Pathol Jpn 1984；34：1469-1474.
26) Park CK, Manning JT Jr, Battifora H, et al. Follicle center lymphoma and Warthin tumor involving the same anatomic site. Report of two cases and review of the literature. Am J Clin Pathol 2000；113：113-119.
27) Honda K, Kashima K, Daa T, et al. Clonal analysis of the epithelial component of Warthin's tumor. Hum Pathol 2000；31：1377-1380.
28) 今村和章：オンコサイトーマ．森永正二郎，高田　隆，長尾俊孝（編），腫瘍病理鑑別診断アトラス 頭頸部腫瘍 I，文光堂，pp143-146，2015．
29) Brandwein MS, Huvos AG. Oncocytic tumors of major salivary glands. A study of 68 cases with follow-up of 44 patients. Am J Surg Pathol 1991；15：514-528.
30) Ellis GL. "Clear cell" oncocytoma of salivary gland. Hum Pathol 1988；19：862-867.
31) Sørensen M, Baunsgaard P, Frederiksen P, et al. Multifocal adenomatous oncocytic hyperplasia of the parotid gland (unusual clear cell variant in two female siblings.). Pathol Res Pract 1986；181：254-259.
32) Gnepp DR, Cheuk W, Chan JKC, et al. "Lymphadenomas：sebaceous and non-sebaceous". In：Barnes L, Eveson JW, Reichart P, et al (eds), World Health Organization Classificatino of Tumours；Pathology and Genetics of Head and Neck Tumours. IARC Press, Lyon, p269, 2005.
33) Ellis GL, Auclair PL. "Cystadenoma". In：AFIP Atlas of Tumor Pathology, 4th Series. ARP Press, Washington DC, pp117-123, 2008.
34) 森永正二郎：リンパ腺腫（脂腺型，非脂腺型）．森永正二郎，高田　隆，長尾俊孝（編），腫瘍病理鑑別診断アトラス 頭頸部腫瘍 I，文光堂，pp152-155，2015．
35) 長尾俊孝：その他の良性腫瘍．日本唾液腺学会（編），唾液腺腫瘍アトラス，金原出版，pp74-80，2005．
36) Kusafuka K, Ueno T, Kurihara K, et al. Cystadenoma of the palate：immunohistochemistry of mucins. Pathol Int 2008；58：524-528.
37) 橋本升彦，井上　孝：導管乳頭腫．森永正二郎，高田　隆，長尾俊孝（編），腫瘍病理鑑別診断アトラス 頭頸部腫瘍 I，文光堂，pp156-158，2015．
38) Brannon RB, Sciubba JJ, Giulani M. Ductal papillomas of salivary gland origin：A report of 19 cases and a review of the literature. Oral Surg Oral Med Oral Pathol Oral Radiol Endod 2001；92：68-77.
39) Gnepp DR. Sebaceus adenoma. In：Barnes L, Eveson JW, Raichart P, et al (eds) World Health Organization Classification of Tumours；Pathology and Genetics of Head and Neck Tumours. IARC Press, Lyon, p268,2005.
40) 大内知之：細管状腺腫．森永正二郎，高田　隆，長尾俊孝（編）：腫瘍病理鑑別診断アトラス 頭頸部腫瘍 I，文光堂，p147-149，2015．
41) Ferreiro JA. Immunohistochemical analysis of salivary gland canalicular adenoma. Oral Surg Oral Med Oral Pathol 1994；78：761-765.
42) Smith BC, Ellis GL, Slater LJ, et al. Sclerosing polycystic adenosis of major salivary glands. A clinicopathologic analysis of nine cases. Am J Surg Pathol 1996；20：161-170.
43) Manojlovic S, Virag M, Milenovic A, et al. Sclerosing polycystic adenosis of parotid gland：a unique report of two cases occurring in two sisters. Pathol Res Pract 2014；210：342-345.
44) Canas Marques R, Félix A. Invasive carcinoma arising from sclerosing polycystic adenosis of the salivary gland. Virchows Arch 2014；464：621-625.
45) Sato S, Kishino M, Ogawa Y, et al. Multifocal nodular oncocytic hyperplasia of bilateral parotid glands：A case report with a histological variant of clear cells. Pathol Res Pract 2011；207：452-455.
46) Palmer TJ, Gleeson MJ, Eveson JW, et al. Oncocytic adenomas and oncocytic hyperplasia of salivary glands：a clinicopathological study of 26 cases. Histopathology 16：487-493, 1990.
47) Schwartz IS, Feldman M. Diffuse multinodular oncocytoma ("oncocytosis") of the parotid gland. Cancer 1969；23：636-640.
48) Ellis GL. "Clear cell" oncocytoma of salivary gland. Hum Pathol 1988；19：862-867.

49) Giansanti JS, Baker GO, Waldron CA. Intraoral, mucinous, minor salivary gland lesions presenting clinically as tumors. Oral Surg Oral Med Oral Pathol 1971；32：918-922.
50) Barrett AW, Speight PM. Adenomatoid hyperplasia of oral minor salivary glands. Oral Surg Oral Med Oral Pathol Oral Radiol Endod 1995；79：482-487.
51) Arafat A, Brannon RB, Ellis GL：Adenomatoid hyperplasia of mucous salivary glands. Oral Surg Oral Med Oral Pathol 1981；52：51-55.
52) Buchner A, Merrell PW, Carpenter WM, et al. Adenomatoid hyperplasia of minor salivary glands. Oral Surg Oral Med Oral Pathol 1991；71：583-587.
53) Abrams AM, Melrose RJ, Howell FV. Necrotizing sialometaplasia. A disease simulating malignancy. Cancer 1973；32：130-135.
54) Carlson DL. Necrotizing sialometaplasia：a practical approach to the diagnosis. Arch Pathol Lab Med 2009；133：692-698.
55) Brannon RB, Fowler CB, Hartman KS. Necrotizing sialometaplasia. A clinicopathologic study of sixty-nine cases and review of the literature. Oral Surg Oral Med Oral Pathol 1991；72：317-325.
56) Di Palma S. Epithelial-myoepithelial carcinoma with co-existing multifocal intercalated duct hyperplasia of the parotid gland. Histopathology 1994；25：494-496.
57) Chetty R. Intercalated duct hyperplasia：possible relationship to epithelial-myoepithelial carcinoma and hybrid tumours of salivary gland. Histopathology 2000；37：260-263.
58) Yu GY, Donath K. Adenomatous ductal proliferation of the salivary gland. Oral Surg Oral Med Oral Pathol Oral Radiol Endod 2001；91：215-221.
59) Weinreb I, Seethala RR, Hunt JL, et al. Intercalated duct lesions of salivary gland：a morphologic spectrum from hyperplasia to adenoma. Am J Surg Pathol 2009；33：1322-1329.
60) Montalli VA, Martinez E, Tincani A, et al. Tubular variant of basal cell adenoma shares immunophenotypical features with normal intercalated ducts and is closely related to intercalated duct lesions of salivary gland. Histopathology 2014；64：880-889.
61) de Brito Monteiro BV, Bezerra TM, da Silveira ÉJ, et al. Histopathological review of 667 cases of oral mucoceles with emphasis on uncommon histopathological variations. Ann Diagn Pathol 2016；21：44-46.
62) More CB, Bhavsar K, Varma S, et al. Oral mucocele：A clinical and histopathological study. J Oral Maxillofac Pathol 18：S72-77, 2014.
63) Varnholt H, Thompson L, Pantanowitz L. Salivary gland lymphoepithelial cysts. Ear Nose Throat J 2007；86：265.
64) Elliott JN, Oertel YC. Lymphoepithelial cysts of the salivary glands. Histologic and cytologic features. Am J Clin Pathol 1990；93：39-43.
65) Wu L, Cheng J, Maruyama S, et al. Lymphoepithelial cyst of the parotid gland：its possible histopathogenesis based on clinicopathologic analysis of 64 cases. Hum Pathol 2009；40：683-692.
66) Giunta J, Cataldo E. Lymphoepithelial cysts of the oral mucosa. Oral Surg Oral Med Oral Pathol 1973；35：77-84.
67) Ryan JR, Ioachim HL, Marmer J, et al. Acquired immune deficiency syndrome-related lymphadenopathies presenting in the salivary gland lymph nodes. Arch Otolaryngol 1985；111：554-556.
68) Favia G, Capodiferro S, Scivetti M, et al. Multiple parotid lymphoepithelial cysts in patients with HIV-infection：report of two cases. Oral Dis 2004；10：151-154.
69) Maiorano E, Favia G, Viale G. Lymphoepithelial cysts of salivary glands：an immunohistochemical study of HIV-related and HIV-unrelated lesions. Hum Pathol 1998；29：260-265.
70) Takeda Y, Yamamoto H. Salivary duct cyst：its frequency in a certain Japanese population group (Tohoku districts), with special reference to adenomatous proliferation of the epithelial lining. J Oral Sci 2001；43：9-13.
71) Seifert G. Mucoepidermoid carcinoma in a salivary duct cyst of the parotid gland. Contribution to the development of tumours in salivary gland cysts. Pathol Res Pract 1996；192：1211-1217.
72) Seifert G, Thomsen S, Donath K. Bilateral dysgenetic polycystic parotid glands. Morphological analysis and differential diagnosis of a rare disease of the salivary glands. Virchows Arch A Pathol Anat Histol 1981；

390：273-288.
73）Koudounarakis E, Willems S, Karakullukcu B. Dysgenetic polycystic disease of the minor and submandibular salivary glands. Head Neck 2016；38：E2437-E2439.
74）宮部　悟：「多形腺腫」「遺伝子検索による唾液腺腫瘍の鑑別」「組織型ごとの遺伝子異常」．森永正二郎，高田　隆，長尾俊孝（編），腫瘍病理鑑別診断アトラス 頭頸部腫瘍 I，文光堂，pp198-199，2015.
75）Katabi N, Ghossein R, Ho A, et al. Consistent PLAG1 and HMGA2 abnormalities distinguish carcinoma ex-pleomorphic adenoma from its de novo counterparts. Hum Pathol 2015；46：26-33.
76）Kusafuka K, Yamaguchi A, Kayano T, et al. Expression of bone morphogenetic proteins in salivary pleomorphic adenomas. Virchows Arch 1998；432：247-253.
77）Mastumoto Y, Sato S, Maeda T, et al. Transcription factors related to chondrogenesis in pleomorphic adenoma of the salivary gland：a mechanism of mesenchymal tissue formation. Lab Invest 2016；96：pp16-24.
78）O'Neill ID. t(11；19) translocation and CRTC1-MAML2 fusion oncogene in mucoepidermoid carcinoma. Oral Oncol 2009；45：2-9.
79）Okabe M, Miyabe S, Nagatsuka H, et al. MECT1-MAML2 fusion transcript defines a favorable subset of mucoepidermoid carcinoma. Clin Cancer Res 2006；12：3902-3907.
80）Nakayama T, Miyabe S, Okabe M, et al. Clinicopathological significance of the CRTC3-MAML2 fusion transcript in mucoepidermoid carcinoma. Mod Pathol 2009；22：1575-1581.
81）Möller E, Stenman G, Mandahl N, et al. POU5F1, encoding a key regulator of stem cell pluripotency, is fused to EWSR1 in hidradenoma of the skin and mucoepidermoid carcinoma of the salivary glands. J Pathol 2008；215：78-86.
82）Persson M, Andrén Y, Moskaluk CA, et al. Clinically significant copy number alterations and complex rearrangements of MYB and NFIB in head and neck adenoid cystic carcinoma. Genes Chromosomes Cancer 2012；51：805-817.
83）Rao PH, Roberts D, Zhao YJ, et al. Deletion of 1p32-p36 is the most frequent genetic change and poor prognostic marker in adenoid cystic carcinoma of the salivary glands. Clin Cancer Res 2008；14：5181-5187.
84）Takata T, Kudo Y, Zhao M, et al. Reduced expression of p27 (Kip1) protein in relation to salivary adenoid cystic carcinoma metastasis. Cancer 1999；86：928-935.
85）Ito Y, Ishibashi K, Masaki A, et al. Mammary analogue secretory carcinoma of salivary glands：a clinicopathologic and molecular study including 2 cases harboring ETV6-X fusion. Am J Surg Pathol 2015；39：602-610.
86）Antonescu CR, Katabi N, Zhang L, et al. EWSR1-ATF1 fusion is a novel and consistent finding in hyalinizing clear-cell carcinoma of salivary gland. Gene Chromosomes Cancer 2011；50：559-570.
87）Weinreb I, Zhang L, Tirunagari LM, et al. Novel PRKD gene rearrangements and variant fusions in cribriform adenocarcinoma of salivary gland origin. Genes Chromosomes Cancer 2014；53：845-856.
88）Luk PP, Weston JD, Yu B, et al. Salivary duct carcinoma：Clinicopathologic features, morphologic spectrum, and somatic mutations. Head Neck 2016；38 suppl 1：E1836-1847.
89）Dalin MG, Desrichard A, Katabi N, et al. Comprehensive Molecular Characterization of Salivary Duct Carcinoma Reveals Actionable Targets and Similarity to Apocrine Breast Cancer. Clin Cancer Res 2016；22：4623-4633.
90）Kusafuka K, Kawasaki T, Maeda M, et al. Salivary duct carcinoma with rhabdoid features：a salivary counterpart against pleomorphic lobular carcinoma of the breast. Histopathology 2016；Apr. 15/doi：10.1111/his.12987.
91）Stenman G. Fusion oncogenes in salivary gland tumors：molecular and clinical consequences. Head Neck Pathol 2013；7 (Suppl 1)：S12-19.
92）Hashimoto K, Yamamoto H, Shirastuchi H, et al. HER-2/neu gene amplification in carcinoma ex pleomorphic adenoma in relation to progression and prognosis：a chromogenic in-situ hybridization study. Histopathology 2012：60 (6B)：E131-142.

索引

あ行

アクアポリン	2, 95, 97
悪性腫瘍	135, 142
悪性リンパ腫	117, 134
味受容器	86, 92
アドレナリン受容体	89, 90, 94
甘味	50, 87
アミラーゼ	7, 23, 45, 67, 90
アルコール代謝関連遺伝子検査	58, 61
安静時唾液分泌量	38
アンドロゲン受容体	159, 195
アンモニア	26, 28
医行為	141
依存性輸送体	100
一酸化炭素（CO）	48, 49
遺伝子検査	58, 59, 66
遺伝子変異	150
今井の実験	95, 97
う蝕	63
うま味	88
壊死性唾液腺化生	187
壊死性ワルチン腫瘍	180
エネルギー	99, 102
エネルギー流	102
嚥下障害	132
炎症性疾患	115
オンコサイトーマ	180
オンコサイト化生	171, 186, 191, 192
オンコサイト癌	171

か行

開口分泌	2, 4
介在部導管	77, 80
概日リズム	38, 46
顎下腺	4, 73, 78
顎下腺唾液	14, 37
顎下腺唾液採取法	15
核磁気共鳴法	100, 103
拡張症	133
化生性ワルチン腫瘍	180
仮性分泌過多症	132
がま腫	118, 119, 190
ガム法	38, 54, 55
辛味（塩味）	87
カリクレイン	86, 91
顆粒導管	77, 81
カルシウム	26, 27
緩衝システム	16
顔側面部近赤外計測装置	16, 17
癌肉腫	167
顔面神経	1
顔面神経走行想定線	134
機械刺激	90, 94
機械受容器	86, 92
喫煙	179
喫煙マーカー	46
基底細胞腺癌	156
基底細胞腺腫	142, 177
木村病	117, 128, 129
ギャップ結合	73, 80
吸引カップ法	12
臼後腺	7
キュットナー腫瘍	117
頬腺	7
胸腺間質性リンパ球新生因子	129
共輸送体	99
筋上皮癌	160
筋上皮細胞	77, 80
筋上皮腫	175
グルコース	26, 27

クロモグラニンA	44, 45
経細胞成分	95, 96
経細胞輸送	107
形質細胞様細胞	173, 175
頸部多発性リンパ節腫脹	130
血液型物質	26, 27, 91
結節性オンコサイト過形成	185
ゲル内二重拡散法	68, 69
原唾液	73, 79, 95
減量手術療法	129
抗アディポフィリン抗体	164
口蓋腺	6
口蓋腺唾液	14
口蓋腺唾液採取法	13, 15
硬化性多嚢胞性腺症	184
交感神経	1
交換輸送体	99, 100
口腔乾燥症	38, 52, 55, 120
口腔乾燥症状	38, 120, 130
口腔病理医	141
口唇腺	6
高プロリンタンパク質	22, 23
興奮性神経伝達物質	93
コチニン	48, 49
コルチゾール	42, 43
混合腺	4, 78
混合唾液	10, 37
混合唾液採取	10, 11
コンパニオン診断	144

さ行

細管状腺腫	183
細菌	30, 31
サイクリックAMP	90, 94
最終唾液	73, 95, 96
再発性多形腺腫	173
細胞間分泌細管	77, 80
細胞診断	141
サクソンテスト	38, 54, 55
サルコイドーシス	117
サロゲートエンドポイント	62
酸味	87
シアログラフィー	120, 134
シェーグレン症候群	117, 120, 121, 143
耳下腺	4, 73, 78
耳下腺造影	120
耳下腺唾液	12, 14, 37
耳下腺唾液採取法	12, 14
刺激時唾液分泌量	38
脂質	28
歯周病	64, 65
歯周病の原因菌	30
篩状胞巣	158
シスタチン	86, 92
脂腺癌	163
脂腺腺腫	183
湿潤度	56, 57
脂肪腫様多形腺腫	173
充実型構造	146
充実性腫瘍	146, 151, 154, 155, 157, 167, 169
充実性腫瘤	160
重炭酸イオン	8, 25
術後摘出検体の診断	141
術中診断	141
受動輸送	101, 103
腫瘍随伴リンパ球増生	146
腫瘍類似（様）病変	142
硝子化明細胞癌	195
小舌下腺管	6
小唾液腺	2, 5
上皮筋上皮癌	154, 188
上皮成長因子	8, 86, 91
自律神経	1, 3
神経栄養因子	8
神経原性腫瘍	134

神経成長因子	86, 91	大舌下腺管	5
真性分泌過多症	132	大唾液腺	2, 5
浸透圧差	107	タイト結合	73, 79
浸透流	97	唾液	1
水分の分泌	1, 3	唾液の pH	18, 19
水分量	54, 57	唾液の成分	84
スタテリン	86, 92	唾液の分泌	1, 3
ステノン管（ステンセン管）	4, 14, 82, 116, 133	唾液管狭窄	133
ストレス	41, 43	唾液緩衝能	16, 17
ストレスマーカー	42, 45	唾液緩衝能検査	18
ストロー法	10, 11	唾液検査の特徴	38
生検診断	141	唾液腺悪性腫瘍	151
舌咽神経	1	唾液腺芽腫	172
舌下腺	5, 73, 78	唾液腺癌の組織型別悪性度分類	145
舌下腺唾液採取法	15	唾液腺腫瘍	117, 135, 136, 137
舌下部トレー	37	唾液腺腫瘍の組織型分類	145
摂食障害	118	唾液腺症	117, 118, 119
舌腺	6	唾液腺造影針	118
舌リパーゼ	86, 91	唾液腺導管癌	195
線維素性唾液管炎	116, 117, 119	唾液腺導管囊胞	192
腺癌	163, 166	唾液腺内視鏡	138
潜血	28	唾液腺の進化	110
穿刺吸引細胞診	136, 142	唾液腺の神経支配	73, 78
穿刺吸引術	130	唾液腺の分枝形態形成	108
腺腫様過形成	186	唾液タンパク質	1
腺腫様導管増殖症	188	唾液中の亜鉛	50, 51
線条部導管	77, 81	唾液分泌	85
全唾液	37	唾液分泌異常	41
腺房細胞癌	146	唾液分泌過多症	131
腺様囊胞癌	142, 144, 151	唾液分泌促進作用	124
組織学的悪性度判定	143	唾液分泌速度	16, 18, 73, 85
組織学的分化度	149	唾液分泌量	16, 17
組織診断	141	多型腺癌	152, 195
		多形腺腫	134, 142, 172
		多形腺腫由来癌	142, 144, 161, 195
		多項目唾液検査用装置	56, 57

た行

タール	48, 49	唾石	138
大細胞型神経内分泌癌	170	唾石症	117, 133

多嚢胞性疾患	193
単一唾液	12
炭酸	8
タンパク質	20, 21, 86
タンパク質の分泌	2, 4
ダンベル型腫瘍	135
超音波検査	135
沈降電気泳動法	68, 69
通性嫌気性グラム陰性桿菌	31
通性嫌気性グラム陰性球菌	31
通性嫌気性グラム陽性桿菌	30, 31
通性嫌気性グラム陽性球菌	30, 32
低分化癌	169
デスモゾーム	73, 80
転移性多形腺腫	173
電気味覚検査法	50, 51
デンタルプラーク	30, 32
導管	73, 79
導管内癌	165
導管内乳頭腫	183
糖タンパク質	86, 90
吐出液	28
吐唾法	38, 54, 55
ドライマウス	52, 53
ドライマウスの検査	54
ドライマウスマーカー	52

な行

内反性導管乳頭腫	183
軟骨細胞様細胞	173
難治性疾患	115
軟部好酸球性肉芽腫症	128
ニールス・ステンセン	82
苦味	88
ニコチン	48, 49
二重環採唾器	37
二相性腫瘍	167
日内変動	10

乳腺相似分泌癌	147, 194
乳頭状唾液腺腺腫	182
乳頭嚢胞構造	148
尿管結石摘出用バスケット	139
粘液溢出現象	189
粘液産生性筋上皮腫	176
粘液腺癌	167
粘液染色	169
粘液貯留嚢胞	189
粘液嚢胞	130, 189
粘液瘤	189
粘表皮癌	142, 144, 149
能動輸送	101, 103
嚢胞腺癌	164, 182

は行

パートナー遺伝子	194
バイオフィルム	30, 32
バイオマーカー	56, 59
排出導管	77, 81
排泄導管	4
ハイドロキシアパタイト	8, 9, 26
パブロフ	87
バルトリン管	6, 78
パロチン	8, 9
反射性唾液	93
非腫瘍性病変	116
微小嚢胞状構造	146
肥満関連遺伝子検査	58, 61
病理医	141
副交感神経	1, 88
フッ素	26, 27
フライ症候群	133
プリン受容体	90, 94
ブルー・スターチ法	67, 69
分枝形態形成	108, 109
分子標的治療	144, 159, 194
分泌型 IgA	8, 20, 90

分泌癌	146, 147
分泌刺激	90, 105, 108
分泌終末部	73, 75, 79
分泌タンパク質	4, 105
ヘマトキシリン・エオジン染色	142
ペルオキシダーゼ	24, 25
偏性嫌気性グラム陰性桿菌	30, 31
偏性嫌気性グラム陰性球菌	30, 31
偏性嫌気性グラム陽性桿菌	31
偏性嫌気性グラム陽性球菌	30, 31
扁平上皮化生	169, 173, 187, 192
扁平上皮癌	150, 168
傍細胞成分	95, 96
傍細胞輸送	107
胞巣状増殖	149, 181
ポリエチレンカテーテル法	12, 13

ま行

味覚	50, 51, 87
味覚障害	50, 53
味覚マーカー	50
ミクリッツ病	117, 124, 127
水チャネル	2, 95
ミトコンドリア	69, 81, 180, 181, 186
ミュータンスレンサ球菌	34, 64
無機成分	24, 25, 27
無刺激唾液	93
ムスカリン作動薬	120, 124
ムスカリン受容体	88, 90, 94
ムチカルミン染色	150
ムチン	7, 8, 20
無痛性可動性腫瘤	161
明細胞癌	155
メラトニン	46, 47, 58
免疫染色	146, 152, 153, 163, 164, 169
面疱壊死	159

や行

輸送体	98, 99
抑制性神経伝達物質	93

ら行

ラクトフェリン	20, 23
リゾチーム	24, 25
リビナス管	6
流涎症	131
リン核磁気共鳴法	100
リンパ球性間質	170
リンパ上皮癌	170
リンパ上皮性嚢胞	190
リンパ腺腫	182
レッドコンプレックス	32
レンサ球菌	30, 32
漏洩像	120, 123
ローマン反応	100, 102
ロール法	10, 11
濾紙ディスク法	50, 51
濾胞状構造	148

わ行

ワーキングチャネル	139
ワッテ法	54, 57
ワトソン管	4
ワルチン腫瘍	134, 135, 142, 179
ワルトン管	74, 116, 133

A

α-amylase	90
ABO 式血液型	68, 69, 71
acinic cell carcinoma	146
active transport	103
adenocarcinoma NOS	166
adenoid cystic carcinoma	151

adenomatoid hyperplasia	186	epithelial-myoepithelial carcinoma	154
adenomatous ductal proliferation	188	*ETV6-NTRK3* 遺伝子	148
adrenergic receptor	89, 94	*EWSR1-ATF1* 融合遺伝子	156
apple-tree appearance	120, 123	excretory duct：ED	77, 81
aquaporin：AQP	97		

B

basal cell adenocarcinoma	156
basal cell adenoma	177
blue dot tumor	146
buccal gland	6

F

fibrous sialodochitis	116, 119
final saliva	73, 95, 96
fine needle aspiration：FNA	130
first bite syndrome	133
FISH 法	148
follicular	148
Frey syndrome	133

C

Ca^{2+} 動員	89, 93
canalicular adenoma	183
carcinoma ex pleomorphic adenoma	161
carcinosarcoma	167
chew-and-spit	37
clear cell carcinoma	155
Cl^- チャネル	90, 98
CRTC1-MAML2 融合遺伝子	150
cyclic AMP：cAMP	94
cystadenocarcinoma	164
cystadenoma	182
cytological uniformity	153

G

gap junction	73, 80
GCDFP-15	159
glycoprotein	86, 90
granular duct：GD	77, 81

H

H_2CO_3	8, 25
HAART 療法	130
HCO_3^-	24, 25
Her2 遺伝子	144, 195
histological diversity	153
HIV 関連唾液腺疾患	129, 131, 191
HUMARA 法	175, 180
hyalinizing clear cell carcinoma	156
hypersalivation	131

D

desmosome	73, 80
direct sequence 法	148
drooling	131
duct	71, 79

E

EB ウイルス	170
EGF	81, 86
enlargement	133
eosinophilic granuloma	129
epidermal growth factor：EGF	8, 91

I

IgA	81, 86
IgG4 関連疾患包括診断基準	125
IgG4 関連唾液腺病変	124, 125
IgG4 関連ミクリッツ病の診断基準	127
inflammatory disease	115
intercalated duct：ID	77, 80

intercellular canaliculi	*77, 80*
intraductal carcinoma	*165*
intraductal papilloma	*183*
invasive micropapillary variant	*159*
inverted ductal papilloma	*183*
Ivan Petrovich Pavlov	*87*

K

K⁺チャネル	*98*
Ki-67	*144, 158, 160, 163*
Kimura disease	*129*
Kussmaul Disease	*119*

L

labial gland	*6, 73*
lacuna cell	*174*
LCNEC	*170*
LD	*23*
lingual gland	*6*
Lohman reaction	*102*
lymphadenom	*182*
lymphoepithelial carcinoma	*170*
lymphoepithelial cyst	*190*

M

MALTリンパ腫	*122, 143*
*MAML2*遺伝子	*180, 194*
mammary analogue secretory carcinoma： MASC	*147, 194*
mechanoreceptor	*86, 92*
microcystic pattern	*146*
mixed gland	*78*
mucinous adenocarcinoma	*167*
mucinous myoepithelioma	*176*
mucin-rich variant	*159*
mucocele	*189*
mucoepidermoid carcinoma	*149*
mucosa-associated lymphoid tissue	*122*
mucous cyst	*189*
mucous extravasation phenomenon	*189*
mucous retention cyst	*189*
muscarinic receptor	*88, 94*
myoepithelioma	*175*
myoepithelial carcinoma	*160*
myoepithelial cell：MEC	*77, 80*

N

N/C比	*157, 163, 169, 172*
NANC (non-adrenergic, non-cholinergic neuron)	*89*
necrotizing sialometaplasia	*187*
nerve growth factor：NGF	*8, 91, 110*
Nicolavs Stenonivs	*82*
NMR	*100, 103*
nodular oncocytic hyperplasia	*185*

O

oncocytic carcinoma	*171*
oncocytoma	*180*

P

P-31 NMR	*100, 102*
p53	*163, 194*
palatine gland	*6*
papillary-cystic	*148*
paracellular transport	*107*
parotid gland	*4, 9, 78*
passive transport	*103*
PCR法	*64, 142*
PET	*136, 179*
*PLAG1*遺伝子	*175, 194*
plasmacytoid cell	*173*
pleomorphic adenoma	*172*
polycystic disease	*193*
polymorphous adenocarcinoma	*152*
poorly differentiated carcinoma	*169*

primary saliva	*73, 79, 95*
PRKD1 遺伝子	*153, 195*
ptyalism	*131*
purinergic receptor	*90, 94*

R

ranula	*119, 190*
retromolar gland	*7*
Roman-bridge 様構造	*158*
RT-PCR	*142*
Rubin-Holt の分類	*122*

S

S-100 タンパク	*149, 152, 153, 178*
salivary duct cyst	*192*
salivary duct stenosis	*133*
salivary gland tumor	*137*
sarcomatoid variant	*159*
sclerosing polycystic adenosis	*184*
sebaceous adenocarcinoma	*163*
sebaceous adenoma	*183*
secretory carcinoma	*147*
secretory endpiece	*73, 79*
sialadenoma papilliferum	*182*
sialadenosis	*119*
sialendoscope	*116, 138*
sialism	*131*
sialoblastoma	*172*
sialodochitis fibrinosa	*116, 119*
sialorrhea	*131*
sialosis	*119*
sIgA	*8, 9, 45, 90*
Sjögren syndrome	*121*
SNARE タンパク質	*106*
solid patten	*146*
squamous cell carcinoma	*168*
stimulated whole saliva：SWS	*38*
stone extractor	*139*
striated duct：SD	*77, 81*
sublingual gland	*5, 78*
submandibular gland	*4, 78*
S-Y 式カップ	*14*

T

taste receptor	*92*
thymic stromal lymphopoietin：TSLP	*129*
tight junction	*73, 79*
TMEM16A	*98*
transcellular transport	*107*
tumor-associated lymphoid proliferation： TALP	*146*

U・V・W

unstimulated whole saliva：UWS	*38*
visual analog scale（VAS）法	*38*
Warthin tumor	*179*

徹底レクチャー 唾液・唾液腺	定価(本体 5,000円+税)

2016 年 12 月 24 日　第 1 版第 1 刷発行

編　集　日本唾液腺学会

発行者　福村　直樹

発行所　金原出版株式会社
〒113-0034 東京都文京区湯島 2-31-14
電話　編集(03)3811-7162
　　　営業(03)3811-7184
FAX　　(03)3813-0288
振替口座　00120-4-151494
http://www.kanehara-shuppan.co.jp/

© 日本唾液腺学会，2016
検印省略
Printed in Japan

ISBN 978-4-307-03055-7

印刷・製本／永和印刷
カバー・表紙デザイン／近藤企画

JCOPY ＜(社)出版者著作権管理機構 委託出版物＞
本書の無断複製は著作権法上での例外を除き禁じられています．複製される場合は，そのつど事前に，(社)出版者著作権管理機構（電話 03-3513-6969，FAX 03-3513-6979，e-mail：info@jcopy.or.jp）の許諾を得てください．

小社は捺印または貼付紙をもって定価を変更致しません．
乱丁，落丁のものはお買上げ書店または小社にてお取り替え致します．